ISBN 978-3-662-24135-6   ISBN 978-3-662-26247-4 (eBook)
DOI 10.1007/978-3-662-26247-4

Vorwort.

Die folgende Schrift setzt sich zum Ziel, die umstrittene Frage der Gemeingefährlichkeit auf klinisch-analytischem Wege zu lösen.

Die Krankengeschichten, aus denen die Auszüge veröffentlicht sind, stammen aus der Gr. Universitätsklinik für psychische und nervöse Krankheiten zu Gießen und sind vielfach schon im Hinblick auf die eventuelle Behandlung dieses Themas geführt, die Strafanstaltsakten aus der Zellenstrafanstalt Butzbach. Zur Herstellung der Nachträge wurde mir von allen Anstalten, in erster Linie den hessischen Landes- und hessen-nassauischen Provinzial-Heil- und Pflegeanstalten, die entsprechenden Krankengeschichten bereitwilligst zur Verfügung gestellt. Fast alle Heimatbehörden, die ich um Auskunft über entlassene Kranke bat, sandten ausführliche Berichte.

Allen Anstaltsdirektoren und Verwaltungsbehörden spreche ich meinen ergebensten Dank für ihr Entgegenkommen aus; ganz besonders danke ich Herrn Geheimrat Sommer für die Anregung zu der Arbeit und die Unterstützung, die er mir hat zuteil werden lassen.

Inhaltsverzeichnis.

Einleitung.

Immer mehr Stimmen werden laut, welche verlangen, daß gemeingefährliche Menschen, mögen sie geistesgesund oder geisteskrank sein, solange unschädlich gemacht werden, bis man annehmen kann, daß sie in der Freiheit keinen Schaden mehr anrichten werden. Es ist klar, daß die Entfernung einer Person aus der menschlichen Gesellschaft dieses einzelne Individuum schwer schädigt. Man muß sich also in jedem einzelnen Falle die Frage vorlegen: Werden die Mitmenschen dadurch, daß eine Person unter ihnen verweilt, derart durch diese geschädigt, daß die Interessen der Person zurückstehen müssen? Um diese Frage beantworten zu können, müssen wir versuchen, uns darüber klar zu werden, was der Ausdruck Gemeingefährlichkeit bedeutet. Er ist, wie Hübner mit Recht sagt, „weder ein medizinischer noch ein juristischer". Er ist der Polizeisprache entnommen. — Unser geltendes Strafrecht gibt ihm eine ganz andere Bedeutung, als wir es heutzutage tun; es spricht in seinem 27. Abschnitt von „gemeingefährlichen Vergehen und Verbrechen" und versteht darunter solche Delikte, die an sich eine besonders große Gefahr darstellen, wie Brandstiftung, Gefährdung eines Zuges. Der Vorentwurf zu einem deutschen Strafgesetzbuch hat daher auch diese Bezeichnung fallen gelassen. Im Gegensatz zum geltenden Strafrecht verstehen wir, wie schon Feuerbach im Jahre 1800, unter „gemeingefährlich", einen Zustand, in dem sich ein Mensch befindet. Das eine ist natürlich selbstverständlich, daß die Gesellschaft über dem Einzelnen steht. Näcke (1912) sagt darüber in einem seiner letzten Aufsätze: „Die Humanitätsduselei ist von wahrhafter Humanität weit entfernt. Sie berücksichtigt mehr das Individuum als das allgemeine Wohl und zeigt sich schon dadurch als moralisch minderwertig".

Um die Frage: wer ist gemeingefährlich? beantworten zu können, müssen wir sie in zwei Fragen zerlegen:

1. Welche Voraussetzungen müssen gegeben sein,

2. Welche Handlungen müssen befürchtet werden, um einen Menschen für gemeingefährlich erklären zu können?

Betrachten wir zunächst die geltenden Bestimmungen und die neuen Vorschläge.

Die zurzeit geltenden und in Entwürfen vorgeschlagenen Bestimmungen, sowie eine Anzahl veröffentlichter Erklärungen über die Gemeingefährlichkeit.

1. Kapitel.

Welche Voraussetzungen müssen gegeben sein?

Diese Frage ist besonders wichtig für die geistesgesunden Verbrecher; denn für die Geisteskranken genügt im allgemeinen ihre Geisteskrankheit als Voraussetzung für ihre Internierung.

Unser geltendes Strafrecht kennt eine Strafschärfung bei Rückfall nur für einige Eigentumsdelikte: Diebstahl, Raub, Hehlerei, Betrug und Bettel. Man darf wohl annehmen, daß diese vom Gesetzgeber herausgegriffen wurden, weil sie am häufigsten vorkommen, die Täter also in gewissem Grade für die Allgemeinheit besonders gefährlich sind. Einen ganz ähnlichen Standpunkt vertritt Oba, wenn er sagt, die Gemeingefährlichkeit liege in erster Linie in der wiederholten Begehung von Verbrechen; die Delikte, die den größten Prozentsatz bildeten und in der Regel sehr oft begangen würden, seien für die Allgemeinheit am schädlichsten, die Täter also am gemeingefährlichsten.

Von vielen wurde es als eine große Lücke empfunden, daß nur der Rückfall, nicht aber andere Umstände, für besonders schwere Bestrafung ausschlaggebend sein solle. Kitzinger sagt in seiner Bearbeitung der Verhandlungen der I. K. V.: „Der Rückfall hat zweifellos im Strafrecht nur die Bedeutung eines äußeren Symptomes schwerer Verschuldung oder größerer sozialer Gefährlichkeit des Täters und zwar eines nach der positiven wie negativen Seite hin leicht trügerischen Symptomes. Begreiflich daher die Versuche, von dem äußerlich und ungenügend unterscheidenden Symptom zu einem inneren und wesentlichen Unterschied unter den Straftätern und dadurch zu einer verschiedenartigen Behandlung dieser selbst vorzudringen". Man stieß aber auf erhebliche Schwierigkeiten, als man diese anderen Umstände genauer begrenzen wollte. Aschaffenburg (1908) spricht von psychologischer Eigenart, die durch Ergründen der Gesamtpersönlichkeit vom Entscheidenden erkannt werden muß. Mittermaier (1908) verlangt, daß der gemeingefährliche Verbrecher 3 selbständige Verbrechen oder Vergehen begangen hat und nach seinen Taten, der ihnen zugrunde liegenden Triebfeder und der in ihnen sich offenbarenden Gesinnung erhebliche Straftaten wieder begehen wird. v. Liszt (1904) hält folgende Punkte für besonders beachtenswert: das bisherige Verhalten, bereits begangene strafbare Handlungen, auch Äußerungen, Drohungen und Vorbereitungen. Ähnlich drückt sich Garçon aus. Jaspar wünscht, daß der Richter diejenigen Verbrecher als gefährlich erklären könne, welche 1. unter Berücksichtigung des Vorlebens, ererbter Eigenschaften, Vorstrafen, 2. durch ihre Lebensart, 3. durch die Natur der begangenen Straftaten eine besondere Gefahr für die Gesellschaft bilden. Im Anschluß daran und die Referate von Garçon, v. Liszt und van Hamel, welcher, ebenso wie Prins, entweder aus einem gewissen Rückfall oder aus einem besonders schweren Verbrechen die Gemeingefährlichkeit gefolgert wissen will, beschloß die I. K. V. 1910: „Das Gesetz muß bestimmte Maßnahmen der sozialen Sicherung gegenüber den Verbrechern ergreifen, welche gemeingefährlich sind, sei es infolge ihrer Rückfälligkeit, sei es infolge ihrer Lebensgewohnheiten, welche vom Gesetz zu definieren sind, sei es infolge ihrer Anlage und ihrer Lebensführung, wie sie durch die Begehung einer im Gesetz vorgesehenen Straftat in die Erscheinung getreten sind.“ Wir sehen, daß in diesem Beschluß in gewissen Fällen auf den Rückfall ganz verzichtet wird. 1913 stellte sich die I. K. V. auf Antrag Nabakoffs auf den Standpunkt: formelle Merkmale des Rückfalls mit subjektiver Wertung. Auch in den Beschlüssen des D. J. T. wird auf die Rückfälligkeit nicht verzichtet.

Unser V. E. legt, ebenso wie der G. E. noch das Hauptgewicht auf den Rückfall; den Ausdruck „gemeingefährlich“ kennt er überhaupt nicht. Er bestimmt in § 89, daß diejenigen Verbrecher zu besonders langen Zuchthausstrafen verurteilt werden sollen, die mehrfach zu erheblichen Freiheitsstrafen verurteilt worden sind und nun aufs neue ein Verbrechen oder vorsätzliches Vergehen, „das ihn in Verbindung mit seinen Vorstrafen als gewerbs- oder gewohnheitsmäßigen Verbrecher erscheinen läßt“, begangen hat. In der Begründung heißt es, daß gerade dieses letzte Erfordernis zum Ausdruck bringe, daß der Rückfall an sich nicht genüge, daß er vielmehr seinen Grund in der verbrecherischen Gesinnung, in einem eingewurzelten Hange zum Verbrechen haben müsse. Das allgemeine bürgerliche Strafgesetzbuch für das Königreich Norwegen vom 22. Mai 1902 geht in § 65 weiter als unser V. E.; bei einer großen Zahl von Verbrechen kann das Gericht beschließen, „den Geschworenen die Frage vorzulegen, ob der Täter in Anbetracht der Beschaffenheit der Verbrechen, der ihnen zugrunde liegenden Triebfeder oder der in ihnen sich offenbarenden Gesinnung, als besonders gefährlich für die menschliche Gesellschaft oder für das Leben, die Gesundheit oder das Wohl einzelner angesehen werden muß“. Auch der österreichische Entwurf spricht von „gefährlich“ und „gemeingefährlich“. In seinem § 43 verlangt er, daß in jedem Falle die Gefährlichkeit geprüft werde: „Die Strafe ist nach dem Verschulden und der Gefährlichkeit des Täters zu bemessen“. Unter gewissen Umständen kann beim dritten Rückfall nach den Bestimmungen des § 38 Verwahrung eintreten, wenn den Täter seine Verbrechen als gemeingefährlich erscheinen lassen und anzunehmen ist, er werde sich von weiteren strafbaren Handlungen nicht abhalten lassen.

Aus der Begründung zu diesem Entwurf geht hervor, worauf Birkmeyer (1914) hingewiesen hat, daß für die Gemeingefährlichkeit folgende Kriterien in Betracht kommen: Der Lebenswandel des Täters, die Eigenart der Tat, die Vielheit der Verbrechensbegehung, die Motive und gewisse Eigenschaften des Täters, sein Verhalten nach der Tat.

In Ungarn besteht noch ein eigenes Gesetz ,,Über die Bestrafung der gemeingefährlichen Arbeitsscheuen" von 1913. Dort werden zu den gemeingefährlichen hauptsächlich solche Individuen gezählt, die infolge ihrer besonderen Eigenschaften selbst unter normalen Umständen auf den geringsten Reiz mit widerrechtlichen Handlungen reagieren. Die Fassung erinnert an die Definition des gemeingefährlichen Gewohnheitsverbrechers durch Liepmann (1907); er hält ihn für einen Menschen, ,,der durch wiederholte Verbrechen gezeigt hat, daß ihn auch geringe Motive zum Verbrechen bestimmen".

Zwischen den geistesgesunden und geisteskranken stehen die geistig minderwertigen Gemeingefährlichen. Für sie wird nach Kahl (1908) der Grund der Gemeingefährlichkeit in der Tatsache der wiederholten Begehung strafbarer Handlungen oder in der Natur ihres chronisch krankhaften Zustandes liegt. Während der englische Entwurf zur Verwahrung geistig Minderwertiger sich nur nach dem Zustande des Individuums richtet, verlangt das niederländische Psychopathengesetz die Übertretung des Strafgesetzes.

Wie schon oben erwähnt, wird allgemein anerkannt, daß bei Geisteskranken die Voraussetzung für die Gemeingefährlichkeit lediglich in der Erkrankung selbst liegt; die Gegenwart ist maßgebend und sämtliche Gesetze und Verordnungen, die für die Irrenanstalten gegeben sind, drücken sich dementsprechend aus. Nur die Ordnung für die königlichen Sächsischen Heil- und Pflegeanstalten spricht merkwürdigerweise in der Vergangenheit; sie verlangt in § 14 zwar keine Straftat des Geisteskranken, aber immerhin, daß er früher sich oder anderen gefährlich oder für die öffentliche Ordnung störend war. Für folgenden Fall würde also die Bestimmung nicht einschlägig sein:

H. U., Maurer, geb. 27. VI. 1895, aufg. 14. VI. 13. Eine Schwester ist in einer Irrenanstalt, eine andere war nervös. U. war ein tüchtiger, fleißiger Arbeiter. Von Februar 1913 an dumpfes Gefühl im Kopfe, hatte im März einen Unfall, fiel auf den Nacken, seitdem stärkere Kopfschmerzen, Schwerfälligkeit im Denken, Mangel an Lebensfreude. Seit Pfingsten 1913 sah er alle möglichen Erscheinungen am Himmel, hörte Vogelstimmen und glaubte, daß die Leute ihn ausschelten, ohne jedoch etwas Bestimmtes darüber angeben zu können. Er verhielt sich still und geordnet. — Auf Veranlassung der Krankenkasse wurde er hier aufgenommen. Anfangs war er zugänglich, freundlich und ruhig. Anfang 1914 wurde er erregt, zerriß sein Bettzeug und griff ohne Grund ganz plötzlich Ärzte und Pfleger an; die Sinnestäuschungen nahmen zu. Mitte April 1914 erfolgte die Verlegung in eine Irrenanstalt.

Die Strafgesetze oder Entwürfe zu Strafgesetzen, welche Bestimmungen über Sicherungen gegen Geisteskranke aufgenommen haben, müssen natürlich die Begehung irgend einer Straftat voraussetzen; sie führen aber keine bestimmten Straftaten an; nur das neue russische Strafgesetz verlangt in § 39 daß bei Personen, die einen Mord, eine sehr schwere Körperverletzung, eine Vergewaltigung oder eine Brandstiftung begangen oder versucht haben, die Unterbringung in eine Anstalt erfolgt.

2. Kapitel.

Welche Handlungen müssen befürchtet werden?

Hier liegt die Schwierigkeit der Beantwortung der Frage gerade umgekehrt, wie im vorigen Kapitel. Bei Geistesgesunden wird ein neues Delikt erwartet, wenn die im ersten Kapitel besprochenen Voraussetzungen gegeben sind, wenigstens was die Gesetze betrifft, die sich an den Rückfall und nicht an die Gefährlichkeit des Täters halten. Es ist nicht nötig sich darüber Gedanken zu machen, ob der Verbrecher noch tatsächlich Delikte begehen wird. Nur bei den wenigen Gesetzen, die die Gefährlichkeit des Täters mit in Betracht ziehen, muß man natürlich versuchen, auch einen Blick in die Zukunft zu werfen. Bei Birkmeyer lesen wir, daß schon Feuerbach die Wahrscheinlichkeit erneuter Rechtsverletzung verlangte, ebenso Storch. Mittermaier (1908) erwartet von einem gemeingefährlichen Verbrecher, daß er andauernd neue erhebliche Taten wiederbegeht. Aschaffenburg sagt (1908): „Als gemeingefährlich... werden wir nur denjenigen auffassen dürfen, dessen psychologische... Eigenart mit der größten Wahrscheinlichkeit erwarten läßt, daß er nicht in der Freiheit leben kann, ohne mit dem Strafgesetz in Konflikt zu kommen“. In den erläuternden Bemerkungen zum österreichischen Strafgesetzentwurf heißt es S. 95: „Auf Grund dieser Untersuchungen nunmehr vorausblickend, wird sich dem Richter das Maß der Gefährlichkeit des Täters ergeben“. Nach dem ungarischen Strafgesetzbuch fürchtet man für die menschliche Gesellschaft, das Leben, die Gesundheit oder das Wohl einzelner (§ 65). Zukunftsfragen zu entscheiden, ist für den Richter immer besonders schwer. Aschaffenburg (1908) glaubt daher: „Es läßt sich eben deshalb der Begriff des gemeingefährlichen Verbrechers nicht gesetzestechnisch verwertbar definieren, weil es sich um eine Zukunftsfrage handelt“.

Die Preußischen Ministerialerlasse, die Entlassung von gefährlichen Geisteskranken betreffend, vom 15. VI. 01, 16. XII. 01 und 20. V. 04 sprechen von „gemeingefährlich“, ohne zu erklären, was darunter verstanden werden soll. Die meisten Provinzialverwaltungen folgen diesem Beispiele; nur einige geben Definitionen, die wir später erwähnen werden. Auch im Bayerischen Polizeistrafgesetzbuch Art. 80 II und im neuen Russischen Strafgesetzbuch vom 22. März 03 § 39 finden wir keine Erläuterung des Begriffes. Sie fehlt ferner in den Bedingungen der Lübecker, Elsässer und Lothringischen Anstalten, sowie den Gesetzen und Verordnungen außerdeutscher Staaten, z. B. Nieder-Österreichs und Basel.

Auch die Umschreibung im V. E.: „Wenn es die öffentliche Sicherheit erfordert“ gibt uns keine genügenden Anhaltspunkte, ebensowenig der Ausdruck „Rechtssicherheit“ der vom G. E. und von Aschaffenburg (1912) gebraucht wird.

Ein wenig genauer ist der Vorentwurf zu einem Schweizerischen Strafgesetzbuch; er spricht von einer „Gefahr für die öffentliche Sicherheit und das gemeine Wohl“. Es folgen die Bestimmungen von Sachsen-Meiningen mit „gemeingefährlich und gemeinlästig“, das Statut von Mecklenburg-Schwerin mit „gemeingefährlich und anstößig“, der Entwurf zum Österreichischen Strafgesetzbuch mit „besonders gefährlich für die Sittlichkeit oder für die Sicherheit der Person oder des Vermögens (gemeingefährlich)“. Leppmann (1910) empfiehlt statt der Ausdrucksweise des V. E. die des Allgemeinen Preußischen Landrechtes: „Wer die Sicherheit der einzelnen Person gefährdet oder der Ruhe und Behaglichkeit einer solchen Person lästig wird.“ Hübner hält diejenigen für gemeingefährlich, die zur Verübung von schweren Verbrechen neigen. Die Auffassung des Preußischen Oberverwaltungsgerichtes über die Gemeingefährlichkeit ist sehr weit; in der von Moeli mitgeteilten Entscheidung vom 6. VI. 13 heißt es: „Eine Gemeingefährlichkeit ist im allgemeinen dann anzunehmen, wenn ein öffentliches Interesse an der Unterbringung des Geisteskranken in eine Anstalt obwaltet. Das Vorliegen eines solchen wird stets dann anzuerkennen sein, wenn von dem Kranken eine Störung der öffentlichen Ruhe, Sicherheit und Ordnung oder eine Gefährdung von Rechtsgütern anderer Personen zu befürchten ist".

Eine große Anzahl Bestimmungen umfassen auch die Suicidgefahr. Der englische Entwurf zur Verwahrung geistig Minderwertiger spricht von einer „Quelle von Elend und Schaden für sich oder Gefahr für die Allgemeinheit". In den Reglements, bzw. Verordnungen von Westpreußen, Hamburg und Bremen findet man „für sich oder andere gefährlich", bei v. Liszt (1906): „für sich, ihre Umgebung oder für die Gesellschaft gefährlich", im Reglement der Stadt Berlin: „für sich, ihre Umgebung und die öffentliche Sicherheit gefährlich", in den Bestimmungen von Zürich „für sich oder die öffentliche Sicherheit gefährlich", in der Preußischen Ministerial-Anweisung für Privatanstalten § 12: „für sich oder andere gefährlich oder für die öffentliche Ordnung störend", wie Moeli (1906) mitteilt, im Statut von Württemberg, ähnlich wie in dem von Braunschweig: „für sich oder andere gefährlich, oder für die öffentliche Sittlichkeit anstößig", in dem Reglement für Hannover: „Gefahren für ihn selbst, Gefahren oder Belästigung für das Gemeinwesen, Gefahren oder ungewöhnliche Belästigungen für seine nächste Umgebung". Das Badische Irrengesetz und das Hessische Regulativ enthält besondere Bestimmungen für Geisteskranke, „die für sich selbst oder andere Personen oder für das Eigentum gefährlich oder für die öffentliche Sittlichkeit anstößig oder in bezug auf Aufsicht, Schutz, Verpflegung oder ärztlichen Beistand verwahrlost und gefährdet sind". Einen ganz ähnlichen Passus enthält das Anhalter Statut, welches damit die Ausdrücke „gemeingefährlich, gemeinschädlich, gemeinlästig" nochmals erklärt. Das Schlesische Reglement drückt sich folgendermaßen aus: „. . . ., wenn dieser tobsüchtige Anfälle hat, in denen er bei der ihm gelassenen Freiheit der persönlichen Sicherheit seiner Umgebung gefährlich werden kann, oder sich selbst nach dem Leben trachtet und eine fortwährende Überwachung zur Abwendung eines Selbstmordes notwendig ist, oder wenn der Kranke so unreinlich ist, daß seine Pflege lästig und störend für die Umgebung wird, oder wenn er die öffentliche Ruhe, Ordnung und Sicherheit in einem solchen Grade stört, daß er aus dringenden polizeilichen Rücksichten in besonderem Gewahrsam und unter fortwährender Aufsicht gehalten werden muß". Schultze (1912) zählt folgende Rechtsgüter auf, deren Verletzung durch Geisteskranke verhindert werden muß: Leben, Gesundheit, materielle Güter, Ehre, Sittlichkeit. Auch Belästigungen durch Lärmen und Unreinlichkeit sollen zur Internierung führen können. „Die Befürchtung der Begehung einer antisozialen Handlung muß aber auch begründet sein. Weder darf eine unmittelbar bevorstehende, gewissermaßen schon hereinbrechende Gefahr gefordert werden, noch auch genügt jede bloß mögliche, noch in weiter Ferne liegende Gefahr."

Einen neuen Gesichtspunkt führen, wie Mittermaier für Geistesgesunde, Nemeth und Rothamel an, nämlich eine gewisse Dauer des Gefahrzustandes. Nemeth verlangt, daß der Kranke die persönliche und Vermögenssicherheit ständig und in höherem Grade gefährdet" und Rothamel, daß er nicht nur Werte zerstört, „sondern daß diese Zerstörung eine fortschreitende ist und weiter um sich greift, wenn keine Abwehrmaßregeln getroffen werden".

Aschaffenburg (1908) hat Recht, wenn er alle diese verschiedenen Verordnungen ein buntscheckiges Bild nennt. Cramer (1905) hält eine exakte, kurze Abgrenzung des Begriffes „Gemeingefährlichkeit" für unmöglich, Pandy schreibt: „. . . . doch ist solch eine Gemeingefährlichkeit — wie dies allen Irrenärzten bekannt — kaum definierbar und in einem Beschlusse der nordostdeutschen Psychiaterversammlung heißt es: „Gemeingefährlichkeit kann nur unter Berücksichtigung aller Einzelheiten des Falles als vorliegend anerkannt werden. Eine für alle Fälle passende Definition zu liefern, ist unmöglich".

Endlich sei noch auf die Ansicht von Schultze (1911) hingewiesen; er sagt: „Ein zutreffendes Urteil ist nur zu erzielen, wenn es gelingt, der ganzen geistigen Persönlichkeit gerecht zu werden . . .", ferner: „Ich stellte, sofern ich mich in der mündlichen Verhandlung darüber (über die Gemeingefährlichkeit) äußern sollte, meist die Gegenfrage, was unter Gemeingefährlichkeit zu verstehen sei. Eine befriedigende Antwort habe ich nicht erwartet, aber auch nicht erhalten".

II. Abschnitt.

Besprechung der Gemeingefährlichen an Hand von Krankengeschichten und Strafanstaltsakten.

Wir wollen zunächst eine größere Anzahl Krankengeschichten sowie Strafanstaltsakten mitteilen und auf das Wesentliche kurz hinweisen, dann versuchen auf Grund der Ergebnisse eine Gruppierung der Gemeingefährlichen vorzunehmen, die als Grundlage für die im IV. Abschnitte zu besprechenden Behandlungsarten dienen soll.

Zum Verständnis der folgenden Krankengeschichten sei bemerkt, daß zur Aufnahme eines Kranken in die Klinik — abgesehen von dringenden Fällen — erforderlich sind: ein Aufnahmeantrag, eine Kostenzusicherung und ein ärztliches Zeugnis; nach der Aufnahme wird regelmäßig von der zuständigen Bürgermeisterei eine Erklärung über die Personalien und Vermögensverhältnisse des Kranken eingeholt (Formular 2); zum Schlusse sind darin folgende beiden Fragen gestellt: ,,Sind der Bürgermeisterei abgesehen von den Angaben der Angehörigen noch Tatsachen bekannt, welche das Vorhandensein von Geistesstörung beweisen?" ,,Sind der Bürgermeisterei speziell Tatsachen bekannt, welche den Kranken gemeingefährlich erscheinen lassen?" Außerdem steht der Klinik auf Grund des § 5 ihres Regulativs das Recht zu, Zeugenvernehmungen etc. zu verlangen; der einschlägige Absatz lautet: ,,Falls die Aufnahme wegen Gemeingefährlichkeit des Kranken erfolgen soll, ist infolge amtlich eingezogener Erkundigungen (Zeugenvernehmungen etc.) die Art und Weise der Gemeingefährlichkeit, unabhängig von dem ärztlichen Zeugnis, eingehend zu bezeugen".

Über die Entlassung eines Kranken bestimmt § 29 des Regulativs folgendes: ,, . . . Ebenso steht die Entscheidung Großherzoglichem Ministerium des Innern und der Justiz in denjenigen Fällen zu, in welchen seitens des Vertreters des Kranken die Entlassung verlangt wird, der Direktor der Klinik aber im Interesse des Kranken selbst oder der Öffentlichkeit sich gegen die Entlassung aussprechen zu müssen glaubt".

1. Kapitel.

Gemeingefährlichkeit infolge von Sinnestäuschungen.

Fall 1. Q. N., Bierbrauer, geb. 27. VI. 1874, aufg. 19. II. 10. Keine erbliche Belastung, N. lernte ziemlich schlecht. Diente 1896—98. In den letzten Monaten viel gewandert. Er wurde wegen eines plötzlich auf der Straße ausgebrochenen Tobsuchtsanfalls verhaftet und auf Antrag des Kreisamts am 19. II. 10 in die Klinik aufgenommen; in dem kreisärztlichen Zeugnis heißt es, daß N. ständig Stimmen höre, die ihm frühere Vergehungen vorhalten und ihm zu heiraten befehlen. Er greife die Aufseher an und müsse als stark gemeingefährlich bezeichnet werden. Hier war er zeitweise sehr erregt, zeigte große Neigung zu impulsiven Handlungen, griff die Pfleger an, hielt an seinen Wahnideen fest und halluzinierte stark. Am 3. V. 10 wurde er in eine Landes-Irrenanstalt überführt; er befindet sich noch dort. Zeitweise ist er sehr erregt, zerstörungssüchtig, aggressiv und erotisch.

Fall 2. L. U., Gärtner, geb. 5. XI. 83, aufg. 3. X. 08. Unehelich geboren; Mutter starb früh. Seit Sommer 1908 paranoische Ideen. Verfolgte ein Mädchen mit Liebesanträgen, bedrohte es mit Halsabschneiden und Totstechen, wie aus den Polizeiakten zu ersehen. Fühlte sich von ferne von dem Mädchen und deren Vater beeinflußt; glaubte, beide seien an einer vor 3 Jahren durchgemachten schweren Erkrankung schuld. Schrieb an den Vater: „Gehen Sie nur zur Polizei, ich werde doch dann gerufen, dann zeig' ich Euch mal, ob ich mich von Euch in einen Erstickungstod muß treiben lassen. Denn was das Kunstmedizinstudentchen mit mir $3/4$ Jahre treibt, verschwindet, wenn ich in der Wirtschaft sitze, wo sie sich aufhält . . .“ U. wurde am 3. X. 08 auf Antrag der Bürgermeisterei wegen Gemeingefährlichkeit aufgenommen. Ein kurzes ärztliches Zeugnis war mitgegeben. Hier äußerte U. die Wahnideen nicht mehr mit derselben Bestimmtheit, wie draußen, hielt aber doch an ihnen fest. Am 7. I. 09 erfolgte die Überführung in eine Irrenanstalt, in der er sich noch befindet.

Im ersten Falle handelt es sich um Gehörs- im zweiten um Gefühlshalluzinationen. Natürlich bestehen neben den Sinnestäuschungen auch Wahnideen; es mußte aber in diesen und den folgenden Fällen angenommen werden, daß die Gemeingefährlichkeit gerade durch die Sinnestäuschungen hervorgerufen wurde. In Fall 1 und 2 scheinen die Behörden so früh wie möglich eingegriffen zu haben. Da keine wesentliche Besserung in dem Zustande der Kranken eintrat und sich Angehörige nicht um sie kümmerten, wurde die Frage nach der Entlassung natürlich garnicht aufgeworfen.

Fall 3. G. B., Spezereikrämer, geb. 14. X. 66, aufg. I.: 11. V. 06. II.: 30. VI. 06. Der Vater des Kranken soll mißtrauisch sein; ein Bruder der Mutter ist geisteskrank, der eigene Bruder leidet an Dementia paranoides, die Schwester an Epilepsie; eins von den 4 Kindern des Bruders ist taubstumm und idiotisch. Die eigenen Kinder sind gesund. B. lernte das Schlosserhandwerk und war dann etwa 9 Jahre auf einem überseeischen Dampfer als Maschinist. Hierauf betrieb er in O. zunächst eine Wirtschaft und später ein Spezereigeschäft. 1900 heiratete er. Im 23. Lebensjahre versuchte er zweimal sich zu erhängen, da er angeblich an einer schmerzhaften inneren Krankheit litt. Am 5. V. 06 rief er plötzlich abends „Feuer“, „Hilfe“. Er geriet in große Aufregung, weil sein ganzes Haus in Flammen stehe, und wollte sich zum Fenster hinaus retten. Schon kurze Zeit vorher glaubte er, er sei einer Sekte in die Hände gefallen, eine Mörderbande wolle ihn umbringen. Im ärztlichen Fragebogen ist die Frage nach der Gemeingefährlichkeit bejaht; der Schluß lautet: „Die sofortige Aufnahme in eine Irrenanstalt ist für seine Heilung und im Interesse der Hausinsassen dringend geboten“. Den Antrag auf Aufnahme stellte die Bürgermeisterei.

In der Klinik machte B. einen gehemmten Eindruck, sprach langsam und flüsternd, war schlecht orientiert. Später wurde er etwas freier, sprach aber von einem Klub, der ihn in die Klinik geschafft habe, von elektrischen Beeinflussungen usw. Seiner Frau sagte er, er rede nicht von seinen Sachen, damit man ihn hinauslasse. Am 17. Juni wurde er gegen Revers entlassen.

Schon am 30. Juni wurde B. der Klinik auf Antrag der Bürgermeisterei mit einem kreisärztlichen Zeugnis, in welchem die Erkrankung und Gemeingefährlichkeit bescheinigt war, wieder zugeführt. Er hatte häufig gedroht, er werde eine gewisse Frau Sch., die Vorstand des Vereins „Frauenschutz“ sei, umbringen, er glaubte, in seinem Laden hockten nachts Frauen, um zu beraten, wie sie ihre Männer fortschaffen könnten. Bei der Überführung in die Klinik widersetzte er sich zunächst sehr und machte auf dem Bahnhofe einen Fluchtversuch. In der Klinik war er ruhig, willig und freundlich, hielt mit paranoiden Andeutungen zurück. Auf Veranlassung der Klinik wurde die Ehefrau durch die Bürgermeisterei protokollarisch vernommen; sie gab am 5. VII. 06 an, am 5. V. 06 habe ihr Mann gegen Abend plötzlich laut zum Fenster hinaus gerufen: Hilfe, Hilfe, es brennt. Im Bett habe er so zu toben angefangen, daß er ins Krankenhaus habe gebracht werden müssen und von dort in die Klinik. Nach seiner Entlassung sei er zunächst einige Tage bei seiner Schwester gewesen. „Von O. kam mein Mann am 25. Juni abends 6 Uhr wieder zu mir. Dienstag Morgen begann mein Mann mit Drohungen, indem er aussprach, er wolle die Frau Sch., einen Kaufmann R. umbringen, auch mich, wenn er wüßte, daß ich Schuld hätte, daß er fortgekommen wäre. Ferner behauptete er, in O. bestände ein Verein von Frauen, der den Zweck verfolge, die Männer zu ermorden; die Frauen verdienten sich ihr Geld damit, sie würden die Männer vergiften. Die Frau Sch. wollte mein Mann an einen Baum aufhängen, oder ihr die Zunge aus dem Halse schneiden, weil er sagte, sie sei die Hauptperson in dem Vorstand dieses Frauenvereins. Den Spezereihändler R. wollte mein Mann über den Haufen schießen, wenn er ihn sähe, er wollte Rache ausüben, und wenn er selbst ins Zuchthaus käme, ... Beim Essen oder Trinken glaubte mein Mann stets, er solle vergiftet werden und mußte meine Schwägerin und ich stets von demselben Essen kosten". — Die Schwester der Ehefrau bestätigte obige Angaben. Kurz vor der Überführung in eine Landes-Irrenanstalt am 22. IX. 06 machte er einen Selbstmordversuch. Dort verhielt er sich ruhig; auf seine Frau war er sehr schlecht zu sprechen. Bei einem Besuche des Vaters am 16. X. 06 teilte dieser mit, er traue der Frau und ihren Angaben nicht recht, er wolle es einmal mit seinem Sohn versuchen. Am 14. XI. 06 wurde er dem Vater mitgegeben mit der ausdrücklichen Bedingung, daß er bei ihm wohne und bleibe. — Er ist jetzt zu Hause, nach Angabe seiner Familie hat sich sein Gesundheitszustand erheblich gebessert.

Fall 4. L. M., Feuerwerksleutnant, geb. den 14. I. 73, aufg. 26. VIII. 02. Der Vater war reizbar, hatte oft mit seiner Frau und den Kindern Streit; die Mutter des Vaters war ähnlich; ein Bruder des Vaters ist verlumpt. M. war 1901 syphilitisch infiziert worden. Die psychische Erkrankung begann ganz plötzlich; er selbst gab darüber an, er habe am 25. VIII. geglaubt, daß fremde Leute ihn verfolgten und sein Leben gefährdet sei. Infolgedessen habe er sich am 26. entschlossen, das Kasino des x. Regiments in H. aufzusuchen und um Schutz zu bitten; er habe dort zwei Offiziere angetroffen, die ihn zunächst beruhigt hätten. Bald sei aber die Angst von neuem ausgebrochen, er habe sich kurzer Hand einen Revolver und Patronen gekauft und auf den Zug gesetzt, um nach L. zu seiner vorgesetzten Behörde zu fahren. In N. stiegen zwei Herrn zu ihm ins Abteil. Einer von ihnen berichtete uns, L. habe sie zunächst in eigentümlicher Weise fortwährend angesehen, dann habe er plötzlich einen geladenen Revolver aus der Tasche gezogen und auf seinen Schoß gelegt; kurz darauf habe er ihn auf sie gerichtet und dabei gesagt, der Revolver sei mit 6 scharfen Patronen geladen. Da Zureden nichts geholfen habe, seien er und der andere Herr ausgestiegen und hätten das Zugpersonal benachrichtigt. In G. wurde M. von der Polizei in Empfang genommen; erst dem Bezirkskommandeur gelang es, den Revolver ausgehändigt zu erhalten. Er brachte M. dann auch in die Klinik und berichtete folgendes: „Beim Betreten des Zimmers des Stationsvorstehers fand ich M. mit gespanntem Revolver in der Hand an der gegenüberliegenden Türe stehen, ich ging rasch auf ihn zu und sagte, er solle sich doch beruhigen, er habe nichts zu fürchten und solle mir den Revolver geben. Er erwiderte: „Wenn der Herr Major mir das sagen, ist es gut" und übergab mir den gespannten Revolver, den ich mit 6 scharfen Patronen geladen fand. . . . Im Wagen war M. anfangs ruhig, später aber, sich immer ängstlicher und scheuer umsehend und fragend, versuchte er fortwährend im Wagen den Säbel zu ziehen, um sich der Verfolger zu erwehren. Er sprach von seiner Frau, die gestorben sei, und bedauerte den Revolver abgegeben zu haben, sonst wäre er jetzt schon bei ihr . . . . Als er den Wagen zum Eintritt in die Klinik verlassen sollte, mußte er mit Hilfe von Schutzleuten und Kutschern entwaffnet werden; er trat und schlug derart um sich, daß er von ungefähr acht Personen in das Haus getragen werden mußte".

M. war in der Klinik, in die er auf Antrag der Bürgermeisterei mit einer kreisärztlichen Bescheinigung aufgenommen wurde, zunächst ganz verwirrt und redete nur von seinen Verfolgern. Am 2. Tage war er schon klarer; er gab an, er habe in dem Abteil der Eisenbahn alles mögliche gesehen, auch seine frühere Braut; deswegen habe er den Revolver aus der Tasche gezogen. Während der letzten Tage habe er mehr als sonst getrunken. Abends machte er mit einem Bettuch mehrere Male einen Suicidversuch. Als am 3. Tage die Eltern kamen, war er sehr erregt und meinte, sie wollten ihn vor seiner Hinrichtung noch einmal sehen. Am 4. Tage trat eine sichtliche Besserung ein; er erinnerte sich ziemlich genau an alle Vorgänge, nur wußte er nicht, wie er aus dem Wagen in die Klinik gebracht worden war. Am 2. IX. fuhr er gebessert mit seinen Eltern nach Hause.

Schon am 8. X. bekam M. wieder einen Tobsuchtsanfall, so daß er in eine Privatanstalt gebracht werden mußte. Anfangs schrie er laut um Hilfe, weil er sterben müsse. Einige Stunden später wurde er ruhiger und gab an, er werde schon seit Wochen verfolgt; er habe eine göttliche Mission zu erfüllen; er wolle die Welt aus den Banden der Sünde befreien. Fortwährend höre er Gottes Stimme, z. B. „Sei verschwiegen, treu und wahr". M. wollte sterben, weil er andere Menschen unglücklich mache; er betete sehr viel. Am 16. X. trat eine erhebliche Beruhigung ein, so daß er am 18. auf die offene Station verlegt werden konnte. Kurz darauf trat eine schwere Depression auf. Erst im Februar 1903 besserte sich der Zustand, wenn auch das Hören von Stimmen noch zeitweise auftrat. Am 4. IV. 03 wurde er gebessert den Eltern mitgegeben zwecks Überführung in eine Landesanstalt, wo er am 8. IV. eintraf. Zeitweise war seine Stimmung gedrückt, doch fühlte er sich im allgemeinen so wohl, daß er schriftliche Arbeiten für die Anstalt ausführen konnte. Am 12. XII. 03 wurde er beurlaubt. Seine Schwester hatte sich bereit erklärt, ihn zu sich zu nehmen und in ihrer Holzhandlung zu beschäftigen. Aber schon am 19. wurde M. zurückgebracht, da er Beeinträchtigungs- und Verfolgungsideen geäußert und im Geschäft alles verkehrt gemacht hatte. In der Anstalt lebte er sich rasch wieder ein, war ruhig, geordnet, meist freundlich und zugänglich.

Am 14. V. 04 wurde M. wieder beurlaubt. Seitdem scheint er sich draußen verhältnismäßig gut gehalten zu haben. Bis 1910 sandte er jeden Weihnachten Geld für die Kranken an die Anstalt.

In Fall 3 und 4 traten ganz plötzlich Angstzustände auf, die die Internierung notwendig machten. Es ist nur fraglich, ob in Fall 4 die beiden Offiziere nicht einen Arzt hätten zuziehen und dieser für die Verbringung in eine Anstalt hätte sorgen müssen. Andererseits muß man bedenken, daß M. vor den Offizieren wohl kaum seine Sinnestäuschungen und Wahnideen erzählt hat, daß es also sehr wohl möglich ist, daß die Offiziere nicht an eine Geistesstörung, sondern nur an eine Aufregung dachten. Jedenfalls glaubten sie, M. beruhigt zu haben. Nachdem M. seinen Revolver gezogen hatte, war eine bessere Lösung der Angelegenheit kaum mehr möglich.

In beiden Fällen kümmerten sich die Angehörigen sehr viel um die Kranken; lediglich deswegen erfolgte ihre Entlassung, obwohl eine genügende Besserung nicht vorlag. Nun lag in Fall 4 die Sache insofern anders als in Fall 3, als die Eltern ihren Sohn in die Heimat bringen wollten und der Erregungszustand soweit abgeblaßt war, daß die Überführung ohne allzu großes Risiko gestattet werden konnte. In Fall 3 dissimulierte der Kranke. Obwohl es den Ärzten bekannt war, entließen sie ihn doch, allerdings gegen Revers. Um diesen Fall richtig zu beurteilen, muß man erwägen, daß B. vor der Einweisung in die Klinik nur einen Erregungszustand hatte, in dem er sehr ängstlich war, aber keine Drohungen ausstieß. In der Klinik wurden Sinnestäuschungen festgestellt; wie er draußen auf sie reagieren würde, konnte man vermuten aber nicht beweisen. Dazu kam, daß die Frau die Entlassung dringend wünschte.

Besonders bemerkenswert an beiden Fällen ist, daß die Angehörigen immer wieder eine Entlassung durchsetzen konnten und sich der Zustand der Kranken schließlich so besserte, daß es für sie möglich war, draußen zu leben. In Fall 3 wurde bei der letzten Entlassung ausdrücklich zur Bedingung gemacht, daß der Kranke nicht zu seiner Frau, sondern zu seinem Vater gehe, was anscheinend von gutem Erfolg war.

Fall 5. I. N., Bahnarbeiter, geb. 25. X. 82, aufg. 30. IV. 09. Vater war Trinker, Mutter geisteskrank. Die ersten Zeichen geistiger Störung machten sich bei N. im Sommer 1908 bei einer militärischen Übung bemerkbar. Im November 08 hörte er auf zu arbeiten.

Geschmacks-, Geruchs- und Gefühlshalluzinationen beherrschten das Krankheitsbild. Nach einigen ruhigen Monaten trat am 30. IV. 09 plötzlich ein Erregungszustand auf; er behauptete, man wolle ihm die paar Tropfen Blut, die er noch habe, aussaugen; er warf Küchengeschirr zum Fenster hinaus und bedrohte seine Angehörigen mit einem Messer. Er wurde am gleichen Tage noch zur Klinik gebracht und auf Antrag des Kreisamtes aufgenommen. Auf unsere Anfrage bestätigte die Bürgermeisterei die oben gemachten Angaben, fügte hinzu, daß die Leute, die ihn in die Klinik verbringen sollten, nur mit eigener Lebensgefahr seiner habhaft werden konnten. Hier war N. in der Regel ruhig; oft stand er stundenlang in starrer, unnatürlicher Haltung; zeitweise war er sehr widerstrebend. Am 3. XI. 09 wurde er in eine Irrenanstalt überführt, wo er am 2. XI. 11 starb.

Fall 6. N. S., Portefeuiller, geb. 7. XII. 79, aufg. 23. I. 1911. Ein Bruder erschoß sich wegen einer Liebschaft. S. soll Lues gehabt haben. Arbeitete von 1905—1908 in Madrid; kam von dort erregt und voll von Verfolgungsideen zurück. Fühlte sich seit einer Erbteilung im Herbst 1910 von seinen Geschwistern benachteiligt, gehaßt und verfolgt. Hatte am 22. I. 11 seine Angehörigen in höchst gefährlicher Weise mit einem geladenen Revolver bedroht, wie aus dem vom Kreisarzt ausgefüllten ärztlichen Fragebogen zu entnehmen war. Er mußte von der Polizei festgenommen werden; am folgenden Tage wurde er auf Antrag der Bürgermeisterei in die Klinik aufgenommen. Hier trat keine Änderung ein; er verhielt sich sehr feindselig und äußerte einmal, er höre rufen: „Schieß drauf los, es ist Mord, es dringt auf Mord". Am 28. II. 11 wurde S. in eine Irrenanstalt überführt, wo er sich noch befindet. Die Wahnideen und Halluzinationen bestehen unverändert fort; zeitweise drohend.

Fall 7. K. H., Eisengießer, geb. 14. III. 58, aufg. 18. I. 01. Pat. war unehelich geboren. Sein Stiefvater war Trinker und lebte lange Zeit von seiner Frau getrennt. H. lernte gut, kam nach der Schulzeit 4 Jahre in die Lehre und arbeitete dann an sehr vielen Stellen, meist als Taglöhner. 1888 hatte er den ersten Anfall. Von 1892—1896 war er 6 mal, dann wieder von Ende 1896 bis Mitte 1897 in einer Anstalt. In den letzten zwei Jahren war H. dem Trunke ergeben; Mitte 1899 wurde er wegen Delirium tremens behandelt. Am 12. August 1899 verletzte er seine Frau durch 6 Messerstiche und wurde daraufhin in das städtische Krankenhaus und eineinhalb Jahre später von dort in die Klinik gebracht auf Antrag der Bürgermeisterei, die ihn aber in ihrer Erklärung auf Formular 2 als nicht gemeingefährlich bezeichnete. Hier erzählte er, er habe gemerkt, daß jemand bei seiner Frau gewesen sei: „An dem ganzen Tun und Treiben habe ich's ihr angesehen". Da sei er auf den unglücklichen Gedanken gekommen, sie zu stechen. H. brachte auch manche paranoische Ideen vor, die sich auf frühere Zeiten bezogen. So erzählte er von seiner Behandlung im Krankenhaus in Darmstadt 1899: „Die Ärzte haben mich nicht ordentlich behandelt. Na, Sie wissen ja; ich kann ihnen nicht alles so offen sagen. Die Ärzte sind geführt worden — durch irgend etwas. Es ist ihnen alles vorgeschrieben worden, daß sie nicht durften handeln, wie sie wollten. Später habe ich das alles besser gesehen". In letzter Zeit glaubte H. sich durch elektrische Ströme beeinflußt. In der Klinik äußerte er einmal, was das hier für eine Mode sei, daß die Leute nach Tisch gegeißelt würden. Er wurde in eine Irrenanstalt gebracht, wo er sich noch befindet; er bringt noch immer zahlreiche, verworrene Größen- und Beeinträchtigungsideen vor, halluziniert, wird leicht heftig und neigt zu plötzlichen Gewalttaten.

Fall 8. F. X., Dienstmädchen, geb. 8. II. 50, aufg. 25. VII. 99. Keine erbliche Belastung. X. war als Kind sehr leicht erregt, heftig und widerspenstig, lernte gut. Seit 1897 Verfolgungs- und Größenideen; X. war zeitweise sehr laut und lästig, mißtrauisch und unverträglich. Am 22. XII. 98 meldeten Nachbarn der X. auf der Bürgermeisterei, X. habe seit 2 Tagen wieder Tobsuchtsanfälle; in der vorigen Nacht habe sie alles, was in ihrer Nähe gewesen sei, kurz und klein geschlagen; auch sei sie mit einem brennenden Licht im ganzen Hause, sogar auf dem Speicher und in der Scheune herumgelaufen, so daß die ganze Nachbarschaft Angst habe, sie könne das Haus in Brand stecken. „Wir halten es im Interesse der öffentlichen Sicherheit für durchaus angebracht, wenn die Tobsüchtige in einer Anstalt untergebracht wird". Die Aufnahme in die Klinik erfolgte aber erst am 25. VII. 99 auf Antrag des Kreisamtes und auf Grund eines vom Kreisarzt ausgefüllten Fragebogens. Hier halluzinierte die Kranke stark und äußerte andauernd Wahnideen; sie war gewöhnlich sehr unruhig und zu keiner Arbeit zu bewegen. Am 30. VI. 1900 wurde sie in eine Irrenanstalt überführt, wo sie fleißig arbeitete; dabei sprach sie dauernd verworrenes Zeug. Sie starb in der Anstalt am 25. XI. 12.

In den letzten 4 Fällen war Geistesstörung und auch Gemeingefährlichkeit schon lange vor der Einweisung in die Klinik erkennbar. Bei Fall 5 ließen sich die Angehörigen wohl durch die zwischendurch eingetretenen ruhigen Zeiten verleiten, die Überführung in eine Anstalt hinauszuschieben. Bei allen 4 Kranken kam die Umgebung erst sehr spät zu der Einsicht, daß ein Halten in der Freiheit unmöglich sei; in Fall 5 und 6 mußte vorher eine recht energische Bedrohung von seiten des Kranken erfolgen; in Fall 7 kam es sogar zur Körperverletzung; in Fall 8 handelt es sich teils um Affekthandlungen, teils um unüberlegte Handlungen, die aber sicher auch durch Sinnestäuschungen hervorgerufen wurden und nicht minder gefährlich waren. Auffallend ist, daß bei Fall 7 die Bürgermeisterei H. nicht für gemeingefährlich erklärte; es lag wohl daran, daß die Körperverletzung $1^1/_2$ Jahr zurücklag. Die Sinnestäuschungen und Wahnideen blieben in allen Fällen bestehen, so daß an eine Entlassung nicht gedacht werden konnte.

Fall 9. M. J., Ziegeleiarbeiter, geb. 19. I. 1854, aufg. 17. III. 99. J. war als Kind leicht aufbrausend und rechthaberisch; er lernte gut. Er will nie krank gewesen und glücklich verheiratet sein. Die jetzige Erkrankung begann am 1. I. 99. Er geriet in der Sylvesternacht, nachdem er getrunken hatte, mit anderen in Streit, weil er Neckereien, die ihm gar nicht galten, auf sich bezog. Seitdem schlief er jede Nacht unruhig. Oft erzählte er abends, welchen Spott er habe erdulden müssen selbst von Leuten, die er gar nicht kenne; es werde ihm nachgesagt, er treibe Unzucht mit Tieren, er habe die Brände in H. angesteckt und verwahre gestohlene Sachen im Hause. Zuweilen verlangte er nach einem Revolver, um seine Feinde und dann sich selbst zu erschießen. Nach Fastnacht wollte er sich eine Stelle suchen, wo er ganz allein für sich arbeiten könnte; er kam aber nicht dazu, da er wegen Kopfschmerzen und Müdigkeit zu Hause bleiben mußte. Einige Tage vor der Aufnahme verschlimmerte sich der Zustand erheblich; J. glaubte, daß jemand draußen sei, verlangte dringend nach einem Revolver und wanderte im Hause umher; er verweigerte die Nahrung, weil seine Mitarbeiter ihm ein Pulver hineingemengt hätten. Den Antrag zur Aufnahme in eine geschlossene Anstalt stellte das Kreisamt; der ärztliche Fragebogen wurde nachträglich vom Kreisarzt übersandt.

In der Klinik war J. mißtrauisch, er hielt an seinen Wahnideen fest, wollte aber nicht näher darauf eingehen. Er drängte sehr heraus und wurde schließlich am 26. IV. entlassen, nachdem er versprochen hatte, ruhig seiner Wege gehen zu wollen. Sein Bruder wurde darauf aufmerksam gemacht, daß er noch der Aufsicht bedürfe. Auf eine Anfrage bei der zuständigen Bürgermeisterei hin wurde uns mitgeteilt, daß J. jetzt ein recht braver, ordentlicher, fleißiger Mann sei.

Fall 10. K. N., Steuerkommissär, geb. 22. X. 62, aufg. I.: 16. XII. 99. II. 22. VIII. 1900. N. war schon in der letzten Zeit seines Dienstes merkwürdig, konnte sich nicht gut mit seinen Mitarbeitern vertragen. Er soll viel getrunken haben. Die psychische Erkrankung trat plötzlich auf mit Verfolgungsideen und Angst. Er ging von G. nach G.; plötzlich hörte er zwei Verfolger hinter sich rufen: „Wir haben ihn, er kann uns nicht entgehen". Darauf schoß er mit einem Revolver mehrere Male auf seine vermeintlichen Feinde. Tatsächlich handelte es sich um eine militärische Wache. Nach Angabe der Bürgermeisterei, welche auch den Aufnahmeantrag stellte, hatte N. kurz vorher sein Büropersonal aus dem Hause gejagt, in dem er sie mit Totschießen bedrohte und mit einem geladenen Revolver, den er immer bei sich trug, seiner Drohung Geltung zu verschaffen suchte. Der ärztliche Fragebogen wurde vom Kreisarzt ausgestellt.

In der Klinik gab N. zu, daß er in den letzten Jahren viel getrunken habe; von 1894 an sei er zunehmend reizbar und nervös geworden. Vor kurzem hätte man alle möglichen Sachen gegen ihn vorgebracht, Unzucht mit Männern und Kindern, Kuppelei, Abtreibung, er sei aber vom Schwurgericht freigesprochen worden. An dem Morgen, an dem er nach Gießen gegangen sei, hätten ihm die Sozialdemokraten schon telegraphiert, wenn er nicht nachgebe, werde er zum Fenster hinausgeworfen. Auf dem Weg hätten Landleute laut geschrieen: Der Steuerkommissär N. ist zum Sozialismus übergegangen. Zum Schlusse habe er von Soldaten eingefangen werden sollen; daraufhin habe er geschossen. Allmählich wurde N. ruhiger, 10 Tage nach der Aufnahme sah er angeblich ein, daß er sich geirrt habe; meinte, wenn ihm das schon in G. gesagt worden wäre, wäre es nicht so weit gekommen. Bis zuletzt war N. noch ziemlich scheu und labil. Am 19. I. 1900 wurde er entlassen.

Schon am 22. VIII. kam er freiwillig wieder her, nachdem er in der Zwischenzeit pensioniert worden war. Er erklärte, er komme wieder an den Trunk, sei so ängstlich, seine Angehörigen wüßten nichts von seinem Hiersein. Anfangs habe er gar nicht getrunken und sich sehr wohl dabei gefühlt, durch die Aufregungen bei der Pensionierung sei er wieder ans Trinken gekommen. Damit es kein Unglück gebe, habe er die Klinik wieder aufgesucht. Hier erholte er sich wieder ziemlich rasch und wurde auf seinen Wunsch am 6. IX. entlassen. Er ist jetzt wieder auf einem Steuerkommissariat beschäftigt.

Fall 11. G. T., Fräser, geb. 29. VII. 64, aufg. 21. VIII. 06. Hat gut gelernt. War ein fleißiger Arbeiter und guter Familienvater. Hatte nur Samstags häufig einen Rausch. War von jeher etwas menschenscheu. Seit 1904 paranoide Äußerungen, Erregungen, Zornanfälle, unmotiviertes Lachen, Vorsichhinstarren. Bedrohte die Frau mit Umbringen. In der Nacht vor der Aufnahme wollte er sie ganz ohne Grund mit einem schweren Hammer schlagen; er verfolgte sie über den Hof mit den Worten: „Ich bringe das Mensch um". Die Polizei mußte einschreiten. T. wurde auf Antrag der Bürgermeisterei und auf Grund eines ausführlichen kreisärztlichen Zeugnisses als gemeingefährlicher Geisteskranker aufgenommen. Hier gab er an, seine Frau stehe mit allen Höheren in Verbindung, sie bekomme von diesen alles eingeblasen, was für ihn verderblich sei, sie arbeitete mit der Polizei gegen ihn usw. Gehörshalluzinationen wurden von T. zugegeben. Am 20. IX. 06 wurde er in eine Irrenanstalt überführt. Er arbeitete dort fleißig und regelmäßig; die Sinnestäuschungen nahmen ab, die Verblödung zu. Am 9. II. 07 wurde er versuchsweise nach Hause entlassen.

Das zuständige Bürgermeisteramt antwortete auf unser Ersuchen um Auskunft folgendes: „T. wohnt mit seiner Ehefrau bei seinem Schwiegersohn. Er arbeitet in einer Schuhfabrik mit einem wöchentlichen Verdienst von 8—14 Mark. Er kann nicht mehr verdienen, weil er nicht selbständig arbeiten kann. Nach Entlassung aus der Anstalt ist er wohl etwas ruhiger geworden, jedoch wenn er nicht bei seiner Frau wäre, und dieselbe so nachgiebig sei, müßte er in einer Anstalt verpflegt werden. Er ist noch sehr nervös und leicht reizbar".

In den beiden ersten Fällen handelt es sich um zwei Trinker. — Während man bei ausgesprochenen Geisteskranken nicht verstehen kann, warum die Angehörigen oft so lange mit der Überführung in eine Anstalt zögern, liegt die Sache bei Trinkern anders. Es treten doch immer wieder Zeiten auf, in denen die Leute geordnet sind. Die Angehörigen hoffen jedesmal wieder, daß die Trunksucht durch die eigene Energie überwunden werden kann. In Fall 9 hatte J. schon mehrfach nach einem Revolver verlangt, in Fall 10. N. sein Büropersonal mit einem geladenen Revolver bedroht und trotzdem erfolgte keine Internierung.

Die Sinnestäuschungen treten nach längerer Abstinenz natürlich zurück; dann tritt regelmäßig die Frage an den Psychiater heran, wann er den Trinker entlassen darf. J. war 40, N. 34 Tage in der Klinik. N. kam nach einem halben Jahre noch einmal freiwillig zurück, nachdem er große Aufregungen gehabt hatte, weil er einen Rückfall befürchtete; er blieb nochmals 14 Tage. In beiden Fällen war die Entlassung von Erfolg begleitet.

Aus Fall 11 wollen wir vor allem das eine entnehmen, daß die Angehörigen viel dazu beitragen können, die Gemeingefährlichkeit eines Kranken zu verhindern.

Fall 12. B. X., Lithograph, geb. 30. IV. 79, aufg. 13. II. 99. Der Vater der Mutter soll geisteskrank gewesen sein. Die Erkrankung des X. begann 1897; er wurde verschlossen, reizbar, später äußerte er Wahnideen, glaubte, er würde verfolgt, war zeitweise sehr erregt, hatte Angst, dachte an Selbstmord. Schließlich äußerte er, er wolle zum Fenster hinausspringen und ein paar totschlagen. Er wurde auf Antrag der Ortskrankenkasse mit einem ärztlichen vom Kreisarzt bescheinigten Zeugnis in die Klinik verbracht. Nachträglich wurde eine Erklärung der Bürgermeisterei eingefordert; in dieser ist die Frage nach der Gemeingefährlichkeit verneint. Hier war er zeitweise sehr erregt, griff andere Kranke und Pfleger an, besonders wenn man etwas von ihm verlangte oder ihn beim Masturbieren störte. Er hatte Gehörs- und Geruchshalluzinationen. Am 12. XII. 99 wurde er in eine Irrenanstalt überführt, wo er dauernd Wahnideen äußerte und viel schimpfte. Auf Verlangen der Eltern wurde er am 6. V. 1900 entlassen. Er arbeitet zu Hause kaum, schimpfte oft ohne Grund, glaubte sich verfolgt. Im August 1902 trat eine Verschlimmerung ein; am 25. IX. 02 sprang er nach Angabe des Vaters plötzlich beim Essen auf, schrie: „Was muß er denn alles wissen?" und drang mit einem vorn abgerundeten Messer auf den Vater ein; er verletzte ihn leicht im Gesicht und verfolgte ihn bis auf die Straße. Am folgenden Tage wurde er wieder der Irrenanstalt zugeführt, wo er am 21. III. 06 an Tuberkulose starb. Bis 1904 war er zeitweise noch gewalttätig; dann trat infolge des körperlichen Leidens Ruhe ein.

Fall 13. N. S., Rentnerin, geb. 28. V. 76, aufg. 13. VII. 12. Angeblich keine erbliche Belastung; S. war von jeher verschlossen, menschenscheu, leicht reizbar und empfindlich. Seit Juli 1911 deutlich paranoide Symptome. S. behauptete, sie würde verfolgt und vergiftet, wollte niemand in ihr Haus lassen und verweigerte zeitweise die Nahrung. Ende Juni 1912 nahm ihre Schwester sie zu sich; dort verhielt sich S. nur während der ersten Tage ruhig, bald wurde sie sehr mißtrauisch, äußerte wieder Vergiftungsideen und drohte zum Fenster hinauszuspringen. Am 13. VII. 12 wurde sie sehr erregt, griff ihre Schwester und deren Ehemann an und mußte auf Anordnung des Arztes sofort in die Klinik gebracht werden. Den Aufnahmeantrag stellte die Schwester. Hier hatte S. Gehörs- und Geschmackshalluzinationen; die Wahnideen bestanden fort, doch hielt sich die Kranke ruhig. Am 9. IV. 13 erfolgte die Überführung in eine Irrenanstalt, aus der sie am 21. VII. 13 entlassen wurde mit Zustimmung des Vormundes. Sie hatte sich ruhig gehalten. Über ihren jetzigen Zustand konnte nichts in Erfahrung gebracht werden.

Die Aufnahme in eine geschlossene Anstalt erfolgte sehr spät; man wartete, bis das Unglück vor der Türe stand.

2. Kapitel.

Gemeingefährlichkeit infolge von Wahnideen.

Fall 14. L. C., Arbeitersfrau, geb. 12. V. 60, aufg. 28. XI. 05. Unehelich geboren. Über erbliche Belastung und Kindheit nichts bekannt. Ende Oktober 1905 begann C. den Haushalt zu vernachlässigen, den Mann zu beschimpfen, alles vor ihm zu verstecken, ihm und den Kindern nichts zu Essen zu geben; sie meint, der Mann denke, sie habe mit dem Lehrer ein Verhältnis, das sei aber nicht wahr. Es sei ihr aber recht, wenn sie von ihrem Mann geschieden werde; sie würde wohl den Lehrer heiraten, wisse aber nicht, ob er sie wolle. C. wurde auf Antrag der Bürgermeisterei am 28. XI. 05 in die Klinik aufgenommen. In dem vom Kreisarzt ausgefüllten Fragebogen heißt es: „Durch die Zerrüttung des Haushalts, die sie herbeigeführt hat, ist sie gefährlich für die Familie. Auch den guten Ruf des Lehrers hat sie gefährdet". Hier äußerte sie dauernd Wahnideen, glaubte, die Ärzte wollten sie beeinflussen, hielt sich im übrigen ruhig, mied aber den Verkehr mit andern Kranken. Am 24. I. 06 wurde sie in eine Irrenanstalt überführt, sie ist noch dort. Sie steht vollkommen unter dem Einfluß ihrer Wahnideen; ist oft erregt und drohend.

Fall 15. T. G., Fabrikarbeiterin, Prostituierte, geb. 25. VII. 68, aufg. 14. III. 98. Vater soll Alkoholist gewesen sein. Verkehrte frühzeitig sexuell, heiratete 1888, hatte 6 Kinder, von denen 4 starben. Ihr Mann verübte Ende Januar 98 Selbstmord zusammen mit einem jungen Mädchen. Von der Zeit an ergab sich G. der Prostitution. Sie entzog sich nach Möglichkeit der polizeilichen Kontrolle und widersetzte sich regelmäßig ihrer Festnahme. Wegen einer Geschlechtskrankheit wurde sie in ein Krankenhaus eingewiesen; dort bedrohte sie die Ärzte. Der Kreisarzt stellte eine hysterische Geistesstörung fest. Auf Antrag der Bürgermeisterei wurde G. in die Klinik aufgenommen. Hier äußerte sie mehrfach Wahnideen und hatte Gehörs- und Gefühlshalluzinationen. Infolgedessen wurde der Bürgermeisterei geschrieben, G. müsse in eine Landesirrenanstalt überführt werden; „es steht zu erwarten, daß die G., falls sie aus der Anstaltspflege entlassen würde, sofort ihre frühere Lebensweise wieder aufnimmt, sich der Kontrolle auf jede Weise widersetzt und sich ihr zu entziehen sucht, somit sehr leicht nach eventueller Infektion Geschlechtskrankheiten weiter verbreiten kann. Dieser Zustand involviert zweifellos eine Gemeingefährlichkeit der Kranken. Dazu kommt noch, daß die Zulassung einer chronisch geisteskranken Frau zur gewerbsmäßigen Prostitution nicht wohl angängig ist". Am 15. VII. 98 erfolgte die Überführung in eine Irrenanstalt, wo sie sich noch befindet. Im allgemeinen ist sie ruhig und stumpf; nur zeitweise wird sie infolge ihrer Wahnideen erregt und aggressiv.

Als in Fall 14 der Kreisarzt das Zeugnis ausstellte, konnte er anscheinend noch keine Handlung anführen, welche die Kranke besonders gefährlich erscheinen lassen mußte. Es handelte sich lediglich um die Zerrüttung des Haushalts und die Gefährdung des guten Rufes eines Menschen; dieses würde für manche Anstalten kein Grund zur Aufnahme wegen Gemeingefährlichkeit darstellen. Das Zeugnis hätte auch folgendermaßen ausgestellt werden können: „G. kann infolge ihrer Wahnideen sehr leicht gemeingefährlich werden". Tatsächlich war später der Wahnideen wegen an eine Entlassung nicht zu denken.

Fall 15 ist vor allem dadurch interessant, daß die Ansteckungsgefahr mit Geschlechtskrankheit lediglich den Tatbestand der Gemeingefährlichkeit darstellte.

Fall 16. H. H., Hilfsweichensteller, geb. 28. XI. 81, aufg. 6. I. 13. Vater war leicht erregt. Das Vorleben des H. bot nichts Besonderes. In der letzten Zeit war er streitsüchtiger als sonst. Mitte Dezember 1912 machte er Bemerkungen, als ob er sich verfolgt fühle. Verfolgungsideen und Angstgefühl traten immer deutlicher auf; dazu kamen Eifersuchtsideen und Selbstmordgedanken. Auf Antrag der Frau wurde er am 6. I. 13 in die Klinik aufgenommen. Das ärztliche Zeugnis lautete: „Es ist mir leider nicht gelungen, den Patienten zu einer Aufnahme in die Klinik zu bewegen; er war nur zu überreden, sich wenigstens einmal in der Klinik untersuchen zu lassen. Er ist an einer Psychose erkrankt. Die Krankheit äußert sich in Halluzinationen und Verfolgungsideen. Ich halte die Aufnahme für notwendig und hoffe, daß es gelingt, ihn ohne Zwang dazu zu bewegen". In der Klinik blieb die Psychose unverändert bestehen; die Wahnideen richteten sich auch gegen die Ärzte. Da H. sehr nach Hause drängte, wurde ein kreisärztliches Zeugnis eingefordert. Schon am 2. II. 13 holte die Frau den Kranken ab; sie unterzeichnete, daß sie ihren Mann gegen den ärztlichen Rat mitnehme, die volle Verantwortung trage und wisse, daß er seiner Umgebung gefährlich werden könne. Am Schlusse der Krankengeschichte steht: „Bruder und Ehefrau des Kranken scheinen die ärztliche Warnung ziemlich leicht zu nehmen". — Nach Angabe der Bürgermeisterei versieht H. seinen Dienst wieder und ist anscheinend gesund.

Fall 17. F. G., Bauschreiber, geb. 28. IV. 71, aufg. 6. I. 05. G. heiratete 1897; nach Angabe der Frau war er schon vor der Ehe eifersüchtig und mißtrauisch; im ersten Jahre der Ehe habe er einmal den Revolver auf sie gerichtet. Er war sehr reizbar, schimpfte viel auf seine Vorgesetzten, lief vom Büro fort, um seine Frau zu kontrollieren, die er immer im Verdacht sexueller Ausschweifungen hatte. Die Anfälle von Eifersucht sollen periodisch aufgetreten sein, oft nach einer äußeren wahnhaft gedeuteten Beobachtung. G. äußerte, er wolle seine Frau kalt machen; wenn sie ihn verlasse, bringe er zuerst sie, dann seine Schwiegereltern und endlich sich selbst um. G. zeigte stets wenig Interesse und mied den Verkehr mit anderen Menschen. Den Antrag zur Aufnahme in die Klinik stellte das Kreisamt. Das ärztliche Zeugnis fertigte der Kreisarzt aus. In beiden wurde auf die Gemeingefährlichkeit hingewiesen.

Hier war G. in der Regel heiter und ruhig; er zeigte eine auffallende Stumpfheit. Er hielt an der Ansicht fest, daß seine Frau ihm früher untreu war. Hie und da äußerte er, einige Ärzte schienen auf der Seite seiner Frau zu stehen. Nur einmal war er erregt und äußerte, wenn die Herren glaubten, daß man ihm Gift einflößen könnte, und untereinander sagten, daß hier seine Grabstätte sein sollte, so wären sie sehr im Irrtum. Er hätte geglaubt, bis Ende Januar entlassen werden zu können, aber jetzt sehe er ein, daß andere Gründe hinter der Sache sein müßten. Hier könnte man keinem Menschen trauen.

Am 8. IV. wurde G. von seinem Schwiegervater gegen Revers und unter Hinweis darauf, daß das Zusammenleben mit seiner Frau sehr bedenklich sei, abgeholt und seiner vorgesetzten Behörde geschrieben, daß er sich drei Monate lang ruhig verhalten habe und man annehmen dürfe, daß er auch außerhalb einer Anstalt einer Beschäftigung werde nachgehen können, zumal, wenn etwas Rücksicht auf seine geistige Beschaffenheit genommen werde. Auf eine Anfrage bei der Bürgermeisterei wurde uns mitgeteilt, daß G. bei einem Rechtsanwalt beschäftigt und nichts Nachteiliges bekannt sei.

Fall 18. H. B., praktischer Arzt, geb. 28. I. 65, aufg. 6. VI. 11. Die Eltern starben früh. B. war stets nervös und reizbar. 1904 oder 1905 hatte er einen Beleidigungsprozeß mit einem Assessor; er wurde für geisteskrank erklärt und nicht verurteilt. Nach dem Prozeß praktizierte er weiter. In den letzten Jahren äußerte er mehrfach seiner Frau gegenüber, daß die Leute ihm nicht wohlwollten. Zuletzt war er oft erregt und schimpfte öffentlich auf mehrere ihm bekannte Personen. Auf Antrag des Kreisamtes, in welchem auf die Gemeingefährlichkeit hingewiesen wurde, wurde B. in die Klinik aufgenommen. Der ärztliche Fragebogen wurde vom Kreisarzt ausgestellt und in ihm bescheinigt, daß B. gemeingefährlich sei. Daraufhin ersuchte die Klinik das Kreisamt um protokollarische Vernehmung von Zeugen zum Beweise der Gemeingefährlichkeit. Zugleich wurde mitgeteilt, daß B. sich in der Klinik sehr besonnen benehme und die ihm zur Last gelegten Handlungen, die aus den folgenden Zeugenaussagen ersichtlich sind, motiviere oder bestreite.

Der Bürgermeister des Heimatortes sagte aus, daß B. ihm vor zwei Jahren einmal zugerufen habe: „Du Seckel, ich werd' es Euch zeigen", er sei dabei sehr aufgeregt gewesen. Sonst habe er ihn nie beschimpft. Eine Zeitlang sei B. sein Hausarzt gewesen, er sei aber nicht regelmäßig zu seinen Patienten gekommen. Frau S. erklärte, schon 1908 habe B. einmal in ihr Küchenfenster hereingerufen: „Niederträchtiges Weibsbild. Sie sind das schlechteste Weib, das mir je vorgekommen ist. Sie schreiben anonyme Briefe" usw. Seitdem habe er sie oft beschimpft. Einige Wochen danach sei B. ihr begegnet; er habe gesagt, man nehme mir mein Geschäft ab, worauf sie entgegnet habe, wenn er seine Frau nicht gekriegt hätte, hätte er nichts. Daraufhin habe er sie mit der flachen Hand ins Gesicht geschlagen, daß sie hingefallen sei. Eine andere Nachbarin hat diesen Vorfall mitangesehen aber nichts Besonderes an B. wahrgenommen; sie war auch stets mit ihm als ihrem Hausarzt zufrieden. Auch ein Kaufmann F. war mit der ärztlichen Tätigkeit des B. sehr zufrieden. Ein Kollege, Dr. E., erklärte, daß Frau S. als freche und ungezogene Person bekannt sei und B. zweifellos so lange gereizt und geärgert habe, bis auch ein anderer die Selbstbeherrschung verloren hätte. B. sei zwar leicht aufgeregt und leide an gewissen fixen Ideen, er sei aber ungefährlich und bedürfe nicht der Anstaltsbehandlung. Der Amtsgerichtsrat M. sagte aus, B. äußere seit etwa einem Jahre gegen ihn Verfolgungsideen; er scheine ein Verfahren, das gegen seinen Schwiegervater wegen Sittlichkeitsverbrechen geschwebt habe, und einen Konkurs, in dem er Geld verloren habe, mit ihm in Verbindung zu bringen. Beides liege aber 7—9 Jahre zurück. Seine feindselige Gesinnung habe sich zunächst durch Unterlassen des Grüßens, dann durch Schimpfen geäußert. Kurz vor dem Vorfalle mit Frau S. habe B. vor seinem Fenster in höchster Aufregung mit einem Stock herumgefuchtelt und geschrieen: Pfui, Teufel, Familie ins Unglück gestürzt, Blutschande über mein Haus gebracht. Der Zeuge glaubte, daß B. damals zu allem fähig gewesen sei. Er soll am gleichen Tage geäußert haben, die Kugel für Frau S. sei schon geladen, nachher kämen noch andere dran. Der Zeuge hält B. zum mindesten in seinem Heimatsort für unbedingt gemeingefährlich.

Auf diese Protokolle hin wurde dem Kreisamte von der Klinik mitgeteilt: „Nach Ihrem Schreiben vom 24. VII. 11 haben die Vernehmungen nichts ergeben, was die Annahme einer Gemeingefährlichkeit des Pat. außerhalb O. gerechtfertigt. In der Tat beschränken sich seine Wahnideen auf Personen aus O., während eine Einbeziehung speziell seiner hiesigen Umgebung in die Wahnideen nicht erfolgt ist. Herr Dr. B. beabsichtigt, im Einverständnis mit seiner Frau, sein Haus in O. zu verkaufen und von dort wegzuziehen. Wir fragen ergebenst an, ob Sie unter diesen Voraussetzungen damit einverstanden sind, daß Herr Dr. B. probeweise entlassen wird". Da das Kreisamt gegen die Entlassung nichts einzuwenden hatte, wurde B. am 18. IX. 11 von seiner Frau abgeholt. Sie verlegten ihren Wohnsitz nach einem anderen Orte.

Nach zufällig erhaltenen Mitteilungen des Ärztevereins soll B. im Herbst 1913 sehr erregt gewesen sein und Verfolgungs- und Beeinträchtigungsideen geäußert haben. Vom zuständigen Bürgermeisteramt wurde uns dagegen mitgeteilt, daß B. eine gute Praxis habe, einen ruhigen Eindruck mache und keine Zeichen geistiger Störung bei ihm bemerkbar seien.

Fall 19. S. C., cand. med., geb. 28. I. 83, aufg. 11. IX. 13. Die Mutter und ihre Familie ist sehr nervös. Zwei Schwestern waren wegen hysterischer Störungen kurze Zeit in einer psychiatrischen Klinik. C. wurde nachts in die Klinik verbracht, weil er sich weigerte, das Praktikantenzimmer einer Klinik zu verlassen und drohte gefährlich zu werden, nachdem er vorher das Personal belästigt und die Ärzte schlecht gemacht hatte. Das Zeugnis über die Notwendigkeit der Aufnahme und die Gemeingefährlichkeit stellte ein Arzt der anderen Klinik aus. In unserer Klinik war C. ruhig und höflich; er äußerte auch hier die Ideen, mit denen er sich in der letzten Zeit dauernd beschäftigte, daß er von den Juden verfolgt werde und diese an allem Unglück, das ihn und seine Familie betroffen habe, schuld seien. Schon am 12. IX. mußte er entlassen werden, da die Bürgermeisterei trotz unseres Ersuchens keinen Aufnahmeantrag stellte. Am folgenden Tage wurde er von dem Direktor, im Einvernehmen mit dem Oberarzte der Klinik, welcher C. aufgenommen hatte, sowie dem stellvertretenden Direktor der anderen Klinik, folgendes schriftlich festgelegt:

„1. Cand. med. C. leidet zweifellos an Wahnideen, so daß er im psychischen Sinne als geisteskrank anzusehen ist.

2. Sein Verhalten in der . . . Klinik in . . . ist aus völlig verkehrten Rechtsideen entsprungen, die mit seinen krankhaften Vorstellungen zusammenhängen. Eine Berechtigung zu seinem weiteren Aufenthalt in dem betreffenden Zimmer der . . . klinik lag in keiner Weise mehr vor und der Direktor dieser Klinik mußte unter den gegebenen Umständen jedenfalls auf seine sofortige Entfernung dringen. Diese hätte sich von seiten der . . . .klinik nur durch polizeiliche Sistierung bewerkstelligen lassen. Bei dieser Sachlage war die vorläufige Unterbringung in der psychiatrischen Klinik, die ohne Gewalt durch Herrn Oberarzt . . . . bewerkstelligt werden konnte, entschieden indiziert.

3. Im übrigen hat sich bei der längeren Exploration des Herrn C. durch den Unterzeichneten herausgestellt, daß der psychische Zustand desselben in allen Einzelheiten genau so ist, wie er sich schon im vorigen Sommer für den Unterzeichneten bei persönlicher Bekanntschaft mit dem Herrn C. herausgestellt hat und wie er wahrscheinlich schon seit langem besteht. Es bestehen neben den Wahnideen in bezug auf die Verfolgung durch die Juden deutliche Selbstüberschätzungsideen mit einem stark euphorischen Wesen, welches einen geradezu hypomanischen Typ zeigt.

4. Bei der ganzen Sachlage war zwar einerseits die vorläufige Überführung in die Klinik durchaus notwendig, andererseits liegt zu einer jetzt schon einsetzenden dauernden Zurückhaltung eine Veranlassung nicht vor. C. wurde daher am 12. IX. mittags nach Besprechung der Sachlage mit den oben genannten Herren aus der Klinik entlassen.

5. Es ist möglich, daß die Notwendigkeit vorübergehender oder dauernder Internierung bei S. später eintritt.“

Am gleichen Tage wurde S. behördlich in eine Irrenanstalt eingewiesen, aus der er vom Vater am 17. X. gegen Revers abgeholt wurde.

C. verfaßte vor, während und nach dem Aufenthalt in der Klinik Briefe, die er zum Teil drucken ließ und auf der Straße verteilte. Ein Brief an einen Oberst vom 1. VIII. 13 fängt folgendermaßen an: „Gestatten Sie, sehr geehrter Herr Oberst, daß ein Kandidat der Medizin . . . . schutzsuchend vor einer einflußreichen jüdischen Klique mit der Bitte um Rat sich an Ihre Güte wendet, da Sie als Bundeswart des antisemitischen Hammerbundes die Zusammenhänge durchschauen werden“. In einem Briefe an die Staatsanwaltschaft vom 6. X. 13 heißt es: „Eingehende Erhebungen der . . . . Staatsanwaltschaft bei . . . . in meiner Sache gegen den jüdischen Oberarzt N. und gegen die anderen Ärzte werden die tieferen Zusammenhänge ergeben, daß noch schlimmer seit Jahren gegen mich von seiten einer zu mächtig gewordenen israelitischen Klique gearbeitet wurde. Grund: Die Juden befürchten unrichtigerweise in mir, dem in Wirklichkeit sein ärztlicher Beruf mehr am Herzen liegt, einen erfolgreichen antisemitischen Führer, weil ich öfters in Versammlungen sprach, die Folgen der Verjudung als nationale Gefahr bei Kollegen und Ministerien wiederholt mit Beweisen vortrug, Oktober 1912 die Resolution von 2000 . . . . Medizinern als Ausdruck eines in Großstädten bereits verzweifelt gewordenen — der deutsche Prof. Y. und sein erster Assistent helfen ganz unerhört den Russen — Ankämpfens einer deutschen Studentenschaft gegen eine slavisch-jüdische Invasion im . . . . Ministerium erfolgreich vertrat. Die Tatsache, daß in meiner Heimatstadt besonders Juden durch Verführen von Töchtern deutscher Familien, deutscher Ehefrauen straflos Selbstmorde und anderes Familienleid, so auch in meiner Familie, verursachen dürfen, ist mit ein Grund, warum ich den Täuschungen von seiten der Judenschaft entgegenzuarbeiten suche. Es geht aber nicht an, wie die Judenschaft es erstrebt, die 250 000 öffentliche deutsche Antisemiten und die 10 Millionen heimliche Antisemiten einfach für verrückt zu erklären, weil sie die Überzeugung haben, daß die frühere Zeit gerechter und wirksamer als die heutige Zeit mit ihren kostspieligen und kraftraubenden Konkursen und . . . Prozessen sich der Judenplage erwehrte — die Überzeugung haben, daß mehr Leute vom Schlage des X. auf medizinischem Gebiete tätig und einflußreich sind, als die deutsche Allgemeinheit ahnt, und hundertmal mehr Schaden stiften als geisteskranke Mörder; die Überzeugung, daß die medizinischen getauften und ungetauften Juden nur deshalb so hohen Einfluß gewinnen, weil Leute vom Schlage der leichtgläubigen Opfer des X. gerade in der Medizin als Autoritäten merkwürdigerweise zahlreicher sind, als auf anderen Gebieten deutscher Arbeit. Von Nutzen für die Allgemeinheit ist es, wenn die Staatsanwaltschaft und die Regierung in meiner Sache sehen muß, wie diese Opfer die Leute vom Schlage des X. loben und ihnen helfen, bevor ihnen die Augen durch die Früchte der Betätigung geöffnet werden. Für mich waren diese Früchte von Nutzen; ich lernte viel dadurch fürs Leben. Da es mir ferner gelang, auch im . . . . den Anschlag gegen mich zu durchkreuzen, wäre die Sache nicht schlimm. Ich möchte aber endlich meine Ruhe haben vor den fortwährenden Quälereien und für wichtigere Sachen arbeiten, als für Abwehr derselben. Diese Ruhe bekomme ich, wenn durchs Gericht mittelst scharfer Bestrafung des Dr. N. und der anderen Angeklagten im Interesse der Allgemeinheit ein Exempel zur Warnung für andere statuiert wird.

Daher bitte ich die Königl. Staatsanwaltschaft unter Beifügung der Nr. . . . der Kreuzzeitung als Beweismittels, daß Psychiater heutzutage es wagen dürfen sogar über einen Gerichtsbeschluß sich hinwegzusetzen, um zu verhindern, daß die Außenwelt sich mit dem angeblich kranken Oberleutnant X. in der . . . . Irrenanstalt befasse, womöglichst eingehende Erhebungen in meiner Sache auch am . . . . Bezirksamt, . . . Universitätsamt etc. zu veranstalten. Zu diesem Zwecke bitte ich, die vom . . . . Ministerium, Abteilung für ärztliche Staatsprüfung, geforderten und daselbst liegenden Universitätsprüfungszeugnisse, Studienpapiere und schriftlichen Lebenslauf als wichtiges Beweismittel, daß ich fleißig und erfolgreich studierte, einsehen und den Notschrei eines deutschen Mediziners auch im Interesse der Allgemeinheit erhören zu wollen. S. C. cand. med."

Inzwischen hatte die Staatsanwaltschaft unter dem 18. IX. 13 bei der Klinik einen Bericht über die Vorgänge, die zur Aufnahme und Entlassung des C. führten, eingefordert, da C. wegen widerrechtlicher Freiheitsberaubung Strafantrag gestellt hatte. Es wurden daraufhin der Staatsanwaltschaft das Einweisungszeugnis und die oben mitgeteilte Feststellung mit der nötigen Erklärung mitgeteilt.

Später erfuhren wir, daß C. in einer Irrenanstalt famuliert habe; es war dort nur aufgefallen, daß er recht selbstbewußt alle möglichen weltverbessernden Ideen, besonders auch hinsichtlich des akademischen Unterrichtes und der praktischen Ausübung der Medizin gemacht hat; man hielt ihn für einen Psychopathen, aber nicht für einen Geisteskranken. Nachträglich erhielt der Direktor der Anstalt von C. einen Brief, in dem er Äußerungen tat, die sehr den Verdacht eines Verfolgungswahns erwecken mußten. Kürzlich wurde uns von einer Anstalt hier in der Nähe mitgeteilt, C. sei dort gewesen und habe sich um eine Famulusstelle beworben. Finanziell scheint es C. und seiner Familie recht schlecht zu gehen.

Fall 20. G. L., Friseur, geb. 19. VI. 81, aufg. 14. VIII. 05. Die Mutter ist in einer Irrenanstalt; eine Schwester war geisteskrank. Über die Jugend des L. konnte nichts ermittelt werden. Er wurde Friseur und arbeitete angeblich gut. Anfang 1905 litt er an Angstgefühl, Zittern und Kopfweh; seitdem war er nervös. Er wurde auf Antrag der Krankenkasse, versehen mit einem kreisärztlichen Zeugnis der Klinik überwiesen; in diesem Zeugnis heißt es, daß L. gemeingefährlich sei; es wurde daher die Bürgermeisterei ersucht, die Gemeingefährlichkeit durch Zeugen zu beweisen. Am 1. IX. 05 gab der Meister des L. folgendes zu Protokoll: „Am 14. August dieses Jahres machte mich Dr. F. darauf aufmerksam, daß mein Gehilfe L. schon etlichemal bei ihm gewesen sei und ob ich nichts an ihm bemerkt hätte. Ich stellte L. zur Rede . . . Er antwortete hierauf: „Sie sehen den blauen Dunst doch nicht, Sie kennen dies nicht, wo wollen Sie dies herkennen, Sie sind ein Esel. So wird die Welt regiert, die Leute im Hinterhaus hypnotisieren auch; ich sehe meinen Tod vor Augen. Haben Sie am Samstag, als der Schutzmann gekommen ist, nichts bemerkt? Da wurde es mir ganz schwarz vor den Augen". Ich sagte ihm: „aber Mensch, wenn Sie jemand den Hals abgeschnitten hätten", worauf L. antwortete: „da hätt' ich auch nichts dafür gekonnt". Handlungen, die auf Gemeingefährlichkeit schließen lassen habe ich nicht beobachtet".

Auf das Protokoll hin wurde der Bürgermeisterei geschrieben, daß die Gemeingefährlichkeit nicht hinreichend begründet sei und L. etwa am 20. IX. entlassen würde, wenn nicht weitere Bedenken geltend gemacht würden. Tatsächlich wurde er nicht entlassen, da es immer klarer wurde, daß es sich um einen paranoischen Prozeß handelte, und da der Beruf des Kranken eine besondere Vorsicht für geboten erscheinen ließ. Nachdem er Ende November stärker ängstlich erregt und mißtrauisch geworden war, sich oft sogar sehr ablehnend verhielt, wurde er am 8. XII. in eine Irrenanstalt überführt. Dort war er zeitweise erregt, mißtrauisch und wenig zugänglich. Auf Wunsch seines Bruders wurde er am 20. X. 06 auf 14 Tage zu diesem beurlaubt. Er kam nicht wieder zurück. Am 9. X. 12 bat der Bruder das Armenamt, L. in eine Pflegeanstalt verbringen zu lassen, was am 3. XII. 13 wegen Schwachsinns erfolgte; er ist noch dort.

Es ist nicht immer leicht festzustellen, ob eine Einweisung in eine geschlossene Anstalt rechtzeitig erfolgt ist oder nicht; in Fall 17 waren zweifellos früher schon Eifersuchtsideen aufgetreten, man entschloß sich aber erst zur Internierung als G. drohte; in Fall 18 wartete man Handlungen ab, die allerdings keinen Schaden anrichteten. Dieser Fall liegt überhaupt ganz eigenartig. Mehrere Jahre vor der Aufnahme in die Klinik wurde B. in einem Beleidigungsprozeß wegen Geisteskrankheit freigesprochen. Damals litt B. also schon an Beeinträchtigungsideen, die nun nicht mehr aufhörten, aber sich auch nicht wesentlich steigerten; jedenfalls konnte er seinem Berufe als praktischer Arzt nachgehen. Nur im Frühjahr 1911 ließ er sich hinreißen, eine Frau zu schlagen; dieses bewirkte seine Internierung. Von seiten der Klinik wurde damals ein Ausweg gesucht, da die Gemeingefährlichkeit nicht so hochgradig erschien, daß eine dauernde Zurückhaltung angebracht war. Er wurde darin gefunden, daß B. seinen Wohnsitz wechselte. Tatsächlich ist B. zurzeit in der Lage, seinem Berufe nachzugehen, wenn die Störung auch nicht ganz geschwunden ist. Der Gegensatz zwischen den Angaben des Ärztevereins und der Bürgermeisterei ist nicht verwunderlich. B. wird von den Ärzten noch für krank gehalten, von der Verwaltungsbehörde aber für sozial möglich. Diese Auskunft muß uns aber doch das eine zu bedenken geben, daß Laien sicher nicht immer die geeigneten Personen sind, um entlassene Geisteskranke zu beaufsichtigen.

Bei Fall 16 ist auszusetzen, daß in dem ärztlichen Zeugnis die Aufnahme als freiwillig hingestellt wurde; das genügt bei einem derartigen Kranken unter keinen Umständen. In der Klinik wurde die Prognose ungünstig gestellt; trotzdem entschloß man sich dazu, ihn auf Drängen der Frau gegen Revers zu entlassen. Im Gegensatz zur gestellten Prognose hat H. sich draußen gut gehalten; seit der Entlassung ist aber erst wenig mehr als ein Jahr verflossen. Die Zukunft wird lehren müssen, ob die schlechte Prognosestellung berechtigt war.

Auch bei Fall 19 werden wir sehr gespannt sein dürfen, was die Zukunft uns bringen wird. Wird die Erkrankung so günstig verlaufen, wie in Fall 17? Wir wollen die wichtigsten Punkte zunächst einmal herausgreifen. C. ist Mediziner und steht vor seinem Staatsexamen; er wohnte kurze Zeit als Praktikant in einer Klinik, belästigte das Personal und machte die Ärzte schlecht, eine Handlungsweise, die zu sehr unangenehmen Folgen hätte führen können. Da sie aber nur an der einen Stelle ausgeführt und durch Entfernung des C. weitere Handlungen voraussichtlich verhindert werden konnten, wollte man C. veranlassen, die Klinik zu verlassen. C. weigerte sich aber. Infolgedessen mußte man zur zwangsweisen Internierung greifen. Die Gemeingefährlichkeit bestand also in Belästigung, Verleumdung und Hausfriedensbruch. Der Klinik genügte dieses, der Verwaltungsbehörde aber zunächst nicht; denn sie stellte den von uns gewünschten Aufnahmeantrag nicht. Die Folge war die Entlassung des S. aus der Klinik. Erst am folgenden Tage entschloß sich die Bürgermeisterei, C. in eine Anstalt einzuweisen. Vielleicht bewog sie dazu der Umstand, daß sie von den Briefen des C., die teilweise von ihm gedruckt und verbreitet worden waren und die häßlichsten Verleumdungen enthielten, Kenntnis erhalten hatte.

Die Frage ist nun die, ob C. dauernd in einer geschlossenen Anstalt festgehalten werden müßte. Würde die nötige Aufsicht außerhalb der Anstalt nicht genügen? Ist zu erwarten, daß er sich fügen wird? Wird er in seinen antisemitischen Bestrebungen und Abwehrmaßregeln fortfahren und, wenn die bisher angewandten Mittel weiter versagen, zu neuen noch gefährlicheren Mitteln greifen?

Was wird geschehen, wenn er zum medizinischen Staatsexamen nicht zugelassen wird?

Tatsächlich wurde C. aus der Anstalt vom Vater gegen Revers abgeholt, es scheint aber dem Vater nicht möglich gewesen zu sein, die erwünschte Aufsicht dauernd auszuüben.

In Fall 20 war die Frage, ob Gemeingefährlichkeit vorliege oder nicht, schwer zu entscheiden; sie wurde zunächst bejaht im Hinblick auf den Beruf des Kranken und die sich während des Aufenthaltes in der Klinik mehr und mehr entwickelnden Wahnideen. Die Erfahrung hat gelehrt, daß der Kranke unter Aufsicht draußen ganz gut leben konnte; er war etwa 7 Jahre bei seinem Bruder. Er scheint dann so erheblich verblödet zu sein, daß die Aufnahme in eine Pflegeanstalt erforderlich war.

Fall 21. X. J., Taglöhner, geb. 17. XII. 68, aufg. I.: 4. II. 13, II.: 25. II. 13, III.: 25. IV. 13. Eltern an Lungenerkrankungen gestorben. J. war ein mäßiger Schüler. Später wanderte er viel, bis er 1891 eine gute Stelle erhielt, in der er 14 Jahre blieb. 1911 Gallensteinoperation. In der letzten Zeit vor der am 4. II. 13 freiwillig erfolgten Aufnahme in der Klinik war J. deprimiert, lebensmüde, reizbar und eifersüchtig. Hier erholte er sich rasch, wurde munter und zuversichtlich. Am 12. II. wurde er entlassen. Am 19. II. hatte J. mit seinem Schwiegersohn, von dem er glaubte, daß er mit seiner Frau verkehre, einen derart heftigen Wortwechsel, daß ein Schutzmann eingreifen mußte. Die Aufnahme in der hiesigen Heil- und Pflegeanstalt wurde abgelehnt wegen Fehlens der nötigen Papiere, und da J. keinen geistesgestörten Eindruck mache. Es wurde darauf der Kreisarzt zugezogen, welcher sich von der Geistesstörung des J. auch nicht überzeugen konnte, er ließ sich aber von J. versprechen, daß er zu seinem Bruder nach Bielefeld reisen werde. Da die Reise unterblieb und J. weitere Handlungen vornahm, die immer mehr auf eine geistige Störung hinwiesen, stellte der Kreisarzt das Zeugnis, daß J. geistesgestört und gemeingefährlich sei, aus. Er wurde auf Antrag der Bürgermeisterei am 25. II. 13 aufgenommen. Auf unser Ersuchen wurde zwecks Feststellung der Gemeingefährlichkeit Zeugen vernommen. Ein Nachbar erklärte, am 18. II. habe J. mit dem Kopf eine Schranktür eingerannt, am 19. II. einen Selbstmordversuch durch Erhängen gemacht; in einer Nacht sei die ganze Familie vor ihm geflüchtet, er habe geschrieen: „Wenn ich den erwische, der muß sterben", damit habe er seinen Schwiegersohn gemeint. Der Zeuge glaubte, J. würde sicher noch Unheil angerichtet haben, wenn er nicht rechtzeitig in die Klinik gebracht worden sei. Der älteste Schwiegersohn und ein Schwager des J. sagten aus, J. habe mehrfach Eifersuchtsideen geäußert, die sich stets auf seine Frau und seinen jüngsten Schwiegersohn bezogen hätten; aus Blicken und Kreidestrichen habe er die bedenklichsten Schlüsse gezogen. Der Arzt, der J. zwei Jahre behandelte, hielt ihn nicht für gemeingefährlich. Frau J. gab an, 3 Tage nach der Entlassung aus der Klinik sei es gut gegangen; dann habe ihren Mann eine große Angst geplagt, er habe nicht allein sein wollen, sei stets in ihrer Nähe geblieben; dann seien nachts die Erregungszustände mit Eifersuchtsideen aufgetreten; er habe gedroht, die ganze Familie und dann sich selbst umzubringen. In einer Nacht habe er sie gegen die Wand geworfen und sich dann auf seinen Schwiegersohn gestürzt, so daß sie alle hätten flüchten müssen. Bald darauf habe er sich in den Keller begeben und sich dort aufgehängt; als sie ihn losgemacht habe, sei er schon bewußtlos gewesen. In der Klinik wurde J. ruhiger, er bereute seine Handlungen, behauptete, er habe sich nur aufgehängt, um seine Frau einzuschüchtern, gab zu, daß seine Eifersuchtsideen unbegründet seien. Am 12. III. wurde er von seinen Angehörigen abgeholt. Er zog zunächst zu seiner ältesten Tochter, versöhnte sich dann aber vollkommen mit seiner Frau und kehrte zu ihr zurück. Bald jedoch traten die alten Erscheinungen wieder auf, so daß er am 25. IV. wieder in die Klinik aufgenommen werden mußte. Die Ehefrau stellte den Antrag; ein kurzes ärztliches Zeugnis wurde beigebracht. Er war bald soweit, daß er im Garten beschäftigt werden konnte. Er entfernte sich am 12. VI. von der Arbeit. Bald darauf verübte er Selbstmord durch Erhängen.

Fall 22. L. M., Schmiedemeister, geb. 12. II. 59, aufg. I.: 16. V. 99, II.: 25. XII. 99, III.: 5. VIII. 01. M. hatte im Sommer 98 Typhus. Am 14. V. 99 äußerte er, nachdem er einige Tage vorher schon sehr schweigsam gewesen war, religiöse Ideen, betete laut. Am 15. V. steigerte sich die Erregung; M. schrie, predigte, entkleidete sich, schlug mit einem Stock auf die Leute ein und warf mit einem Holzscheit Fensterscheiben ein. Dann wurde er plötzlich schweigsam, in sich gekehrt und äußerte Selbstmordideen. Er wurde auf Antrag der Bürgermeisterei mit einem vom Hausarzte ausgefüllten Fragebogen der Klinik überwiesen. Hier beruhigte sich M. allmählich; anfangs traten die ängstlichen Erregungszustände mit großer Heftigkeit auf, nach und nach blaßten sie ab. Am 14. VI. konnte er vom Anfall geheilt entlassen werden.

Schon am 25. XII. wurde er wieder gebracht. Dieses Mal stellte die Ehefrau den Antrag auf Aufnahme; ein kreisärztliches Zeugnis wurde von der Klinik aus eingefordert. Einige Tage vor Weihnachten war er wieder ängstlich geworden. Er fühlte selbst, daß er wieder krank werde und verlangte in die Klinik zurück, was auch ausgeführt wurde. Hier wurde er bald sehr erregt und agressiv, dann apathisch. Zeitweise äußerte er Verfolgungsideen. Anfang April 1900 wurde er ein wenig zugänglicher, die Depression hielt aber an. Am 14. IV. 00 holte seine Frau ihn gegen Revers ab.

Die dritte Aufnahme erfolgte am 5. VIII. 01. Diesesmal erfolgte die Einweisung durch die Bürgermeisterei; der Fragebogen wurde vom Kreisarzt ausgefüllt. M. wurde von 2 bewaffneten Gendarmen und 2 Zivilisten gebracht. Bis Fastnacht 1901 hatte er angeblich nichts Auffälliges geboten. Dann ließ er mit der Arbeit nach und war gereizt. Seit Pfingsten war er bösartig und drohte mit Gewalttaten. Es wurden auf unsere Veranlassung von der Bürgermeisterei Zeugen vernommen, um über die Gemeingefährlichkeit genauere Angaben zu erhalten; die Ehefrau sagte aus: „Der Zustand meines Mannes war besonders in den letzten 4 Wochen so, daß ich mich vor ihm fürchten mußte. Tag und Nacht war er unruhig. So erklärte er täglich, meine Mutter habe ihm Leichengift gegeben. Aus diesem Grunde ging er, so oft er meiner Mutter ansichtig wurde, auf dieselbe los und wollte sie anpacken und zum Fenster hinausstürzen. Dies wurde nur durch mein Dazwischenkommen verhütet. In den letzten 4 Wochen schlief er allein oben in einer Kammer, da er erklärte, ich, meine Mutter, meine Kinder trachteten ihm nach dem Leben. Auch auf seinen Bruder und den Sohn des Bürgermeisters hatte er diesen Verdacht. In seinem Bett hatte er hier 4 dicke Steine liegen, um sie jedem, der hereinkam, an den Kopf zu werfen. Mich bedrohte er mit einem dicken Stock; auch hat er mich einmal blutig geschlagen. Jedenfalls hatten wir, d. h. ich und meine Kinder, solche Angst vor ihm, daß wir nachts die Türe verschlossen und verbarrikadierten. Auch konnten wir kaum schlafen und legten uns meist mit den Kleidern auf's Bett vor Angst, er täte uns etwas zu Leid." Diese Angaben wurden von der Schwiegermutter und den Kindern des M. bestätigt. Die anderen Zeugen, darunter der Bürgermeister gaben an, daß M. sie bedroht, einzelne auch geschlagen habe, jedermann sei ihm aus dem Wege gegangen. — In der Klinik äußerte er immer wieder Verfolgungsideen und meinte auf Fragen, das sei doch ganz bekannt. Hie und da war er sehr erregt; oft stand er abseits, sprach für sich oder drohte und schimpfte zum Fenster hinaus. Am 27. XI. wurde M. in eine Irrenanstalt überführt wo er am 3. V. 13 starb. Er äußerte noch bis zuletzt die gleichen Verfolgungsideen; war bis zum Beginn einer körperlichen Krankheit ein eifriger Gartenarbeiter und in den letzten Jahren nicht mehr gewalttätig.

Fall 23. L. E., Landwirt, geb. 13. I. 67, aufg. I: 16. VII. 96, II: 23. VI. 97. Vater machte einen dementen Eindruck. E. erkrankte zum ersten Male 1891; er arbeitete immer das Entgegengesetzte von dem, was der Vater haben wollte, wurde leicht gereizt und wollte sich sogar einmal am Vater vergreifen. Seit Februar 1896 arbeitete er fast gar nichts mehr, ging nicht mehr heraus, brütete vor sich hin, hatte zeitweise große Angst vor Schwarzen, die ihm nach seinen Angaben erschienen waren; behauptete, er habe alle bis auf zwei umgebracht. In der Klinik, in die er auf Antrag der Angehörigen gebracht worden war, gab E. auf einfache Fragen richtig Auskunft. Er zeigte wenig Interesse für seine Umgebung, verlangte sehr nach Hause. Die Nahrungsaufnahme war schlecht. In Haltung, Bewegung und Gesprächen bestand eine gewisse Stereotypie. E. weinte viel. Er behauptete, er sei nur auf Betreiben seines Schwagers, der den väterlichen Hof erhalten hatte, hierher gekommen. Zeitweise war er nicht zu bewegen, sein Hemd anzulassen. Es bestand große Neigung zum Entweichen. Gegen Ende des Aufenthaltes wurde das Benehmen des E. ein wenig freier und natürlicher, die Nahrungsaufnahme besser. Die Entlassung nach Hause erfolgte gegen Revers am 20. II. 97 auf Wunsch des Vaters.

Am 13. Juni 97 ersuchte der Schwager des E. die Bürgermeisterei, diesen wieder in eine Anstalt bringen zu lassen, weil er eine Gefahr für die Angehörigen und Nachbaren sei. Er lief nachts umher, verschloß sich in sein Zimmer und drohte dem, der ihm zu nahe kommen wollte. Gegen seinen Schwager und seine Schwester ging er einmal mit einem Messer so energisch vor, daß sein Schwager ihn mit einem Stuhle über den Kopf schlagen mußte, um nicht selbst gestochen zu werden. Ein anderes Mal hätte er seine Schwester fast erwürgt. Der Aufnahmeantrag der Bürgermeisterei wurde abgelehnt wegen Überfüllung der Klinik, trotzdem wurde E. am 22. VI., gebunden, auf einem Handwagen liegend, gebracht und auf Antrag der Angehörigen aufgenommen.

In der Klinik bot er ein ganz ähnliches Bild wie beim ersten Aufenthalt; nur war er zeitweise erregter, unverträglicher und schimpfte laut. Am 16. November wurde er in eine Irrenanstalt überführt, wo er sich noch befindet.

Fall 24. C. C., Portefeuiller, geb. 29. XI. 78, aufg. 22. V. 07. C. war als Kind lebhaft, oft eigensinnig und in der Schule wenig eifrig. Er diente von 1900—1903 und führte sich gut. Vom 23. April bis 19. Juli 1906 war er in einer psychiatrischen Klinik wegen eines Depressionszustandes; er machte sich Vorwürfe, die nicht begründet waren, hatte Angst, äußerte hypochondrische Wahnideen. Im April 1907 brach die Erkrankung von neuem aus. C. wurde putzsüchtig, machte sich auffallende Frisuren, behauptete, er sei mehr als der Kaiser, hielt das Essen für vergiftet, verbrannte noch brauchbare Kleidungsstücke, bot auf der Straße einem Vorübergehenden ein Hemd und eine Unterhose zum Kaufe an, arbeitete nicht mehr, belästigte auf der Straße Personen, die ihm angeblich nicht genügend ausgewichen waren. Im ärztlichen Fragebogen heißt es: „Der Kranke bedarf zu seiner Heilung und zum Schutze seiner Person und seiner Angehörigen der sofortigen Aufnahme in eine Irrenanstalt". C. wurde auf Antrag seines Bruders aufgenommen. In der Klinik geriet C. nicht selten in Kollision mit anderen Kranken infolge paranoischer Mißdeutung harmloser Äußerungen; er drohte hie und da tätlich zu werden. Zeitweise machte er einen ganz gleichgültigen Eindruck und kümmerte sich nicht um seine Umgebung. Seine Sprechweise war maniriert; oft predigte er mit Pathos und sang Kirchenlieder. Haare und Bart ließ er sich nicht schneiden. C. erklärte, er strebe nach dem Richtigen, Höheren. Am 18. Juni wurde er probeweise auf die offene Abteilung verlegt, weil er sich mehrere Tage ruhig und geordnet verhalten hatte; doch mußte er am 6. Juli schon wieder auf die geschlossene Abteilung zurückgebracht werden, da er sehr störend wurde; er stritt mit anderen Kranken, sang und predigte laut. Am 10. Juli hatte er einen heftigen Erregungszustand ohne äußere Ursache; er schrie laut, schlug um sich und verunreinigte das Zimmer. Am 9. August wurde er in eine Irrenanstalt überführt. Dort war er anfangs zeitweise erregt, wurde aber nach und nach ruhiger, so daß er verhältnismäßig selbständig im Freien arbeiten konnte. Auf Wunsch der Angehörigen wurde er am 2. X. 08 entlassen, aber schon am 29. III. 09 wiedergebracht. Er war acht Wochen in einer Lederfabrik Zuschneider gewesen, hatte dann seine Arbeit falsch gemacht, das Leder zerschnitten und war entlassen worden. Zu Hause pfiff und sang er, malte stundenlang Bilder; behauptete, sein Vater habe noch ein geheimes Vermögen, der müsse auch büßen. Einem kleinen Neffen machte er vor, wie man sich aufhänge. Kleidungsgegenstände zerschnitt und verbrannte er. Er befindet sich jetzt noch in der Anstalt, ist leidlich ruhig, stumpf, zerfahren, albern.

Fall 25. H. X., Landwirt, geb. 13. I. 65, aufg. I.: 4. II. 05, II.: 23. III. 06. Der Vater soll im Alter geistesgestört, ein Bruder ein Trinker gewesen sein. X. war bis zum Beginn der Geisteskrankheit fleißig und solide. Aus dem ärztlichen Zeugnis geht hervor, daß das Leiden mit Schlaflosigkeit, Unruhe, Angst und Verstimmung begonnen hat. Am 3. II. wurde X. erregt und aggressiv, was auch vom Bürgermeister bescheinigt wurde. Er bedrohte seine Hausgenossen, vor allem seine Frau, die einige Tage zuvor geboren hatte.

In der Klinik, in die er auf Antrag der Bürgermeisterei aufgenommen wurde, äußerte X. Verfolgungsideen, die aber nach und nach abblaßten. Von Ende März an war er ganz ruhig und meinte selbst, er habe eine falsche Idee im Kopfe gehabt. Am 25. VI. 05 wurde er nach Hause entlassen. Am Ende der Krankengeschichte heißt es: „Als sozial möglich mit der Frau in die Heimat entlassen. Dürfte später einmal wieder Objekt der Anstaltspflege werden".

Diese Vermutung bestätigte sich sehr bald. Am 22. III. 06 schoß X. auf einen vorübergehenden Handelsmann, nachdem er schon vorher mehrfach in seinen Hof geschossen hatte, weil er glaubte, er werde verfolgt, wie aus dem ärztlichen Zeugnis und dem Antrag der Bürgermeisterei hervorgeht. Dieses Mal war X. in der Klinik zeitweise erregt; er behauptete, der Mann, auf den er geschossen habe, sei Schuld, daß in seiner Wirtschaft manches fehlgeschlagen sei. Am 4. VII. 06 wurde er in eine Irrenanstalt überführt.

Fall 26. X. C., Gymnasiast, geb. 12. II. 78, aufg. I.: 17. XII. 96, II.: 30. IX. 97. Sein Vater ist tot, galt als Hypochonder; die Mutter starb im Wochenbett, eine Schwester soll leicht reizbar sein. C. rückte im Gymnasium bis zur Unterprima regelmäßig auf; dann blieb er sitzen. Er masturbierte nach seiner Angabe vom 11. Jahre an, rauchte sehr viel und trank früher täglich 1—2 Liter Bier und $\frac{1}{4}$ Liter Wein, in der letzten Zeit weniger. Seit kurzem glaubte C. sich von allen Seiten beobachtet; er hörte, wie man ihm auf der Straße zurief: „Der ist verrückt". Er konsultierte einen ihm unbekannten Arzt, klagte über Kopfschmerzen, Schwindel, Husten, Stuhlbeschwerden und erzählte, er glaube von der Haushälterin seines Onkels, bei dem er wohne, vergiftet worden zu sein.

In der Klinik war C. ruhig und gab gut Auskunft; anfangs hielt er an seinen Wahnideen fest, später gab er die Unwahrscheinlichkeit derselben zu. Am 22. Dezember wurde er auf Wunsch des Onkels entlassen. Schon nach einigen Tagen lieh er sich einen Revolver, gab ihn auf Veranlassung des Onkels wieder zurück, kaufte sich dann aber selbst einen. Trotzdem die alte Haushälterin nicht mehr da war, äußerte C. sehr bald wieder Vergiftungsideen. Er wurde in einer Privatanstalt untergebracht. Mitte August wurde er von dort entlassen. Der Leiter der Anstalt schrieb darüber: „Es war uns nicht möglich, ihn zu veranlassen, die Antwort auf ein Telegramm abzuwarten . . . . Nichts verfing bei ihm, er hatte nur spitze, grobe Antworten . . . ." C. wandte sich nach Berlin und schrieb von dort aus mehrmals hierher; er drohte in den Briefen mit dem Staatsanwalt, falls die Entmündigungsfrage nicht sofort erledigt würde, er verlangte eine Erklärung, daß der Mündigkeitserklärung nichts im Wege stehe.

Am 29. September 1897 wurde er verhaftet, weil er auf der Fahrt von B. nach G., bei der er in einem Abteil I. Klasse saß, dem Schaffner, welcher seine Fahrkarte verlangte, einen Revolver entgegenhielt. Am folgenden Tage wurde er wieder in die Klinik verbracht, nachdem er im Polizeigefängnis übernachtet hatte. Er erklärte die Sache mit dem Revolver folgendermaßen: „Seit einigen Tagen wohne er in B. und mache von dort aus Radtouren; zu seinem Schutze habe er sich den Revolver gekauft. Am fraglichen Tage sei er nach B. geradelt, habe, da es dunkel geworden sei, die Bahn benutzen wollen, habe aber kein Geld gehabt. Als nun der Schaffner gekommen sei, habe er ihm den ungeladenen Revolver, den einzigen Gegenstand von Wert, den er bei sich gehabt habe, als Pfand hingehalten. Der Onkel des C. gab bei seiner protokollarischen Vernehmung an, am 26. XII. 96 habe sein Neffe einen Revolver seiner Schwester, Ende Januar 97 dem Oberarzt der Anstalt, in der er sich damals befand, auf Zureden abgegeben. Am 20. VIII. 96 habe er sich wieder einen Revolver mit 50 Patronen gekauft, sei aber nicht zu bewegen gewesen, ihn auszuliefern, weil er den Revolver gebrauche, es seien zu viel Anarchisten auf der Welt. In der Klinik war C. erregt und gereizt, verwahrte sich dauernd gegen seine Inhaftierung, wollte den Pfleger überreden, ihm die Türe zu öffnen. Er deutete an, daß er glaube, die Ärzte steckten mit seinen Verwandten unter einer Decke, wünschte gerichtlich vernommen zu werden, sagte einem Pfleger, die Ärzte hätten sich des Hoch- und Landesverrates schuldig gemacht, es sei für ihn ein kleines, sie ins Gefängnis zu bringen. Am 14. X. 97 wurde er in eine Landesirrenanstalt überführt, wo er 1902 an Tuberkulose starb. Auch dort hatte er immer wieder Beeinträchtigungsideen geäußert; zeitweise lachte und grimassierte er viel; die Erregungszustände wurden nach und nach seltener und weniger heftig; bis kurz vor seinem Tode beschäftigte er sich noch mit der Aufhebung der Entmündigung.

Fall 27. X. N., Kaufmann, geb. 10. V. 78, aufg. 9. XI. 03. Die Mutter ist nervös. N. hatte auf der Fahrt von H. her plötzlich die Notleine gezogen und das Personal mit einem Revolver bedroht. Der Überführung in die Klinik setzte er den heftigsten Widerstand entgegen; den Aufnahmeantrag stellte die Bürgermeisterei unter Hinzufügung eines kurzen Berichtes der Schutzleute, die N. festgenommen hatten; der ärztliche Fragebogen wurde von dem Kreisarzt ausgefertigt. Hier gab N. an, man habe ihm Gift in die Speisen getan, sein Urin rieche so stark, daß alle Leute in seiner Umgebung sich die Nase zuhielten. Er war sehr ängstlich und verlangte andauernd die Zusicherung, daß er nicht umgebracht werde. Schon nach einigen Tagen ließen die Verfolgungsideen nach; doch wichen sie nicht ganz. Solange N. in der Klinik war, blieb er mißtrauisch, äußerte Bedenken, roch an den Speisen und ließ auch hie und da in Gesprächen seine Wahnideen durchblicken. Am 3. XII. wurde er von seinen Eltern in ihre Heimat nach H. mitgenommen. Es wurde ihnen bedeutet, daß ihr Sohn unbedingt der Anstaltspflege bedürfe und gemeingefährlich sei. Sie brachten ihn schon am folgenden Tage in eine Privatanstalt bei H., aus der er gegen den Willen der Ärzte unter Hinweis auf die schlimmen Folgen, welche die Entlassung nach sich ziehen könne, vom Vater am 10. I. 04 abgeholt wurde, um den Versuch zu machen, ihn zu Hause zu halten. Schon am 9. II. erwies sich die Aufnahme in eine geschlossene Anstalt als unbedingt nötig, da er infolge seiner Wahnideen und der großen Reizbarkeit für seine Umgebung wieder gefährlich wurde. Er wurde in eine öffentliche Irrenanstalt verbracht, wo er sich noch befindet. Er ist stark verblödet, hat hie und da ganz plötzlich auftretende und ebenso rasch wieder vorübergehende heftige Erregungszustände und halluziniert noch sehr.

Fall 28. B. G., Gärtner, geb. 21. III. 79, aufg. I.: 5. V. 96, II.: 7. VIII. 01, III.: 14. IX. 10, IV.: 12. VI. 12. Der Vater trank zeitweise stark, war dann erregt, mißhandelte seine Frau und machte einen geistesgestörten Eindruck. G. zeigte seit seinem 14. Lebensjahre zeitweise Anfälle von geistiger Störung; er wurde sehr erregt, zerriß seine Kleider und griff seine Umgebung an. Von Februar 1894 bis Februar 1895 war er in einer Privatanstalt. Am 5. Mai 96 wurde er auf Antrag seiner Angehörigen in die Klinik aufgenommen. Im ärztlichen ausführlichen Zeugnis heißt es: „Unverträglich, mißtrauisch, bedrohte die Umgebung mit dem Messer . . . . Bekommt Zornaffekte, entkleidet sich, hat Neigung zum Zerstören". G. beruhigte sich hier ziemlich rasch, bekam dann Ende Mai noch einen kurzen Erregungszustand und wurde am 26. VII. 96 vom Anfall genesen entlassen. Die zweite Aufnahme erfolgte auf Antrag der Bürgermeisterei am 7. VIII. 01. Ein kurzes ärztliches Zeugnis besagt, daß G. zu Zerstörung neigt und seine Anwesenheit im Krankenhaus mit direkter Gefahr für die Bewohner verknüpft ist. Hier war er anfangs äußerst erregt; nach und nach trat Beruhigung ein; er wurde im Garten beschäftigt und am 11. XII. 01 in Remission nach Hause entlassen. Am 14. IX. 10 wurde G. zum dritten Mal aufgenommen; er soll in der Zwischenzeit ruhig und fleißig gewesen sein. Am 10. IX. hatte er den ganzen Tag getrunken und seitdem war er erregt; am 12. IX. demolierte er seine Wohnung, lief im Hemd auf die Straße. Er wurde mit einem kurzen ärztlichen Zeugnis auf Veranlassung der Ortskrankenkasse hier aufgenommen. Hier war er länger als früher erregt, griff die Pfleger an und zerriß seine Kleider. Ende November beruhigte er sich; für die Erregungszustände hatte er keine Erinnerung. Am 3. XII. 10 wurde er in eine Irrenanstalt überführt, wo er etwa ein Jahr blieb; dann verbrachte er einige Monate in seiner Heimat. In den letzten Tagen vor der vierten Aufnahme, die am 12. VI. 12 erfolgte, besuchte er wieder oft Wirtshäuser. Er wurde erregt, kletterte auf die Dächer, griff seine Umgebung mit einer Heugabel an, so daß er in Schutzhaft genommen werden mußte. Er sah Mäuse, zitterte stark und war schlaflos. Er wurde hier auf Antrag der Ortskrankenkasse mit einem kurzen ärztlichen Zeugnis aufgenommen und bot den gleichen heftigen Erregungszustand wie beim 3. Aufenthalt. Er wurde am 11. VII. 12 in eine Irrenanstalt überführt, wo er bis zum 16. III. 13 blieb. Er hatte sich dort in der Gärtnerei recht nützlich gemacht. Er wurde zunächst zu seinem Bruder entlassen.

Fall 29. H. S., ohne Beruf, geb. 2. X. 72, aufg. 9. I. 04. Vater ist etwas nervös, ebenso eine Schwester der Mutter. S. war in der Schule leicht zerstreut, machte aber 1892 das Abiturientenexamen. Er studierte anfangs alte Sprachen, dann Jura bis 1895. Zu der Zeit zeigte sich bei ihm eine gewisse Haltlosigkeit; er trieb Dinge, die für seine Zukunft nicht taugten, dichtete, musizierte, schwärmte für Theater; dabei trank er gern und viel; schon morgens früh nahm er Alkohol zu sich. Von 1895—97 war er in einer Privatanstalt, gebessert kam er nach Hause. 1898 ging er nach Heidelberg; dort trank er wieder, so daß er zu Hause gehalten und das Studium aufgegeben werden mußte. Er war harmlos und lebte in den Tag hinein. Über die Zukunft hatte er ganz unklare Anschauungen. Sylvester 1904 trank er zu Hause $^1/_2$ Liter Arrak; daraufhin wurde er aufgeregt. Auf seinen Wunsch machte ihm seine Mutter Glühwein. Als er noch mehr verlangte und dieses ihm abgeschlagen wurde, zog er einen Revolver aus der Tasche und bedrohte einen anwesenden Herrn, der geraten hatte, ihm nicht mehr Alkohol zu geben. Der Herr entfernte sich sofort und S. spielte noch bis 1 Uhr nachts Klavier. Der Herr meldete den Vorfall bei der Polizei; infolgedessen wurde S. ins Krankenhaus und von dort in unsere Klinik verbracht; den Aufnahmeantrag stellte der Vater.

Im Krankenhause äußerte er Verfolgungsideen und schlug mehrere Scheiben ein. Er soll auch versucht haben, sich die Adern aufzuschneiden. In der Klinik gab er an, oft große Angst zu haben; anfangs war er noch leicht benommen. Er will zeitweise Stimmen hören, „eine Summe unbestimmter Stimmen"; in solchen Zuständen habe er getrunken. Am 9. II. 04 wurde er nach Hause entlassen und ihm der Rat erteilt, vollkommen abstinent zu leben. 1908 wurde er wegen Trunksucht entmündigt, 1910—12 in einer Irrenanstalt verpflegt. Am 22. XI. 13 mußte er, da er Tag für Tag betrunken war und auf Verwarnungen nicht reagierte, wieder in eine Irrenanstalt überführt werden, er befindet sich noch dort. Mit dem Strafgesetz soll er nicht in Konflikt gekommen sein; er drohte aber gewalttätig zu werden, als er von seiner beabsichtigten Internierung hörte. In der Anstalt hält er sich gut, ist aber von sich eingenommen und neckt gern die Mitkranken.

Fall 30. J. T., Wirt und Schlosser, geb. 24. IX. 54, aufg. 24. XI. 05. Mutter ist tiefsinnig, eine Schwester nervenleidend. T. erlernte die Schlosserei und war in Kaiserslautern, Warschau, Paris und anderen Städten, zuletzt seit 1890 in O. tätig; er soll damals schon viel getrunken haben. Seit 1904 betrieb er nebenher eine Gastwirtschaft. Er arbeitete früher regelmäßig und sorgte ausreichend für seine Familie. Seit 1903 war T. leicht unzufrieden, hatte häufig Räusche und unterbrach ohne Grund die Arbeit. Auch nüchtern war er sehr reizbar. Kurze Zeit vor der Aufnahme war T. von dem Wahne beherrscht, seine Frau sei ihm untreu. Er beschimpfte Frau und Kinder vor den Gästen mit unflätigen Ausdrücken, zerschlug Geschirr und trat Türen ein, äußerte die Absicht, er wolle sich erhängen. In dem vom Kreisarzte ausgestellten Fragebogen heißt es: „Gemeingefährlich für den Familienfrieden, für die Sittlichkeit der Kinder und durch den maßlos gesteigerten Geschlechtstrieb für die Gesundheit seiner Frau". — Er hat auch schon mit dem offenen Messer gedroht: „Wer mir zu nahe kommt, den steche ich zusammen".

Die Aufnahme in die Klinik erfolgte auf Antrag der Bürgermeisterei. Hier beruhigte T. sich bald, hielt aber an der Idee fest, daß seine Frau ihn hintergangen habe; getrunken habe er nur, wenn er gereizt worden sei. Versprach, sich zu Hause ruhig zu verhalten und der Frau alles zu verzeihen. Am 19. XII. wurde die Bürgermeisterei ersucht, über die Gemeingefährlichkeit Erhebungen anzustellen, und zugleich mitgeteilt, daß eine Entlassung des T. in Erwägung zu ziehen sei. Da das Schreiben unbeantwortet blieb, wurde T. am 27. XII. gebessert nach Hause entlassen. Eine Anfrage bei der Heimatbehörde ergab: „T. bekommt alle 4—5 Wochen Anfälle und bleibt dann kurze Zeit von der Arbeit fort. In der letzten Zeit waren die Anfälle so stark, daß die Ehefrau den Antrag auf Aufnahme in eine Anstalt stellen wollte, zumal T. dann nicht weiß, was er tut und seine Umgebung bedroht. Nach 2—3 Tagen tritt dann immer wieder Besserung ein."

Fall 31. H. B., Büroschreiber, geb. 10. V. 72, aufg. I.: 11. I. 02, II.: 11. III. 02. Mutter in einer Irrenanstalt, leidet an Größenideen; ein Bruder ist dort gestorben, litt auch an Größenwahn. B. diente, kapitulierte und war zwei Jahre Sanitätsunteroffizier, wurde dienstuntauglich infolge eines Bronchialkatarrhs. Er war dann in kaufmännischen Büros tätig, aber auch oft stellenlos. B. hielt es schon Jahre lang in keiner Stelle längere Zeit aus. Vor zwei Jahren hielt er sich für den Auserwählten der Tochter seines Prinzipals, eines Geh. Kommerzienrats. Er glaubte, die Dame habe ihm durch Winken und Deuten ihre Zuneigung verraten. Er verschaffte sich Zutritt zu seinem Prinzipal und bat um die Hand seiner Tochter. Nach seiner Entlassung glaubte er, aus einem ganz belanglosen Briefe eines Stellenvermittlers herauszulesen, daß er die Heiratsangelegenheit wieder betreiben solle. Der ärztliche Fragebogen enthält den Vermerk: „Gemeingefährlichkeit ist durch die Untersuchung nicht festgestellt worden".

In die Klinik kam er freiwillig; er hielt an seiner Ansicht fest; er wollte nach seiner Entlassung seinen früheren Prinzipal nochmals um die Hand seiner Tochter bitten oder von ihm eine Entschädigung von 100 000 Mark verlangen. Am 1. III. wurde B. entlassen.

„Bei der Unmöglichkeit, ihn nach dem jetzt bestehenden Modus der freiwilligen Aufnahme länger zu halten, Entlassung, obwohl an der Diagnose Paranoia kein Zweifel sein kann. Verdacht auf Gemeingefährlichkeit besteht zurzeit nicht".

Die zweite Aufnahme erfolgte wieder freiwillig, trotzdem die Bürgermeisterei um Aufnahmeantrag, kreisärztliches Zeugnis und Gemeingefährlichkeitsprotokoll ersucht worden war; letzteres wurde nachträglich (unter dem 28. III. 02) geschickt und lautet: „daß wir den B. für gemeingefährlich halten. Derselbe ist zu verschiedenen Zeiten unberechtigt in die Fabrik von K. O. eingedrungen und hat sich dort in einer Weise gebärdet, daß polizeiliche Hilfe nachgesucht wurde. B. hatte bei einem solchen Eindringen gegen Herrn N., Schwiegersohn des Herrn O., eine drohende Haltung angenommen. Herr N. war damals sogar auf einen tätlichen Angriff gefaßt. Auch auf dem Polizeiamt zeigte sich B. in einer Weise, die alles von ihm erwarten ließ. Er erging sich wiederholt in dunklen Drohungen und war nur zu beruhigen, wenn man ihm Hoffnung auf Erfüllung seiner Wünsche machte".

In der Klinik brachte B. immer wieder die gleichen Wahnideen vor wie früher, er hielt sich von den anderen Kranken fern, da sie ihm nicht ebenbürtig zu sein schienen. Der Gedanke, daß die Tochter seines früheren Prinzipals seine Frau werden müsse, trat am Schlusse seines Aufenthalts in der Klinik noch gefestigter hervor; so fragte er kurz vor der Transferierung, ob seine Frau ihn nicht besuchen könne; auf die Erwiderung, er habe doch keine Frau, entgegnete er, daß Fräulein O. doch jetzt so gut wie seine Frau sei, das sei ja doch gleich. Am 6. Juni 1902 wurde B. in eine klösterliche Anstalt überführt, wo er sich noch befindet. Anfangs war er leicht erregt und lästig; nach und nach wurde er stumpfer. Immer wieder bringt er konfuse Größenideen vor. Einfache Arbeiten verrichtet er gut.

Fall 32. B. C., Taglöhnersfrau, geb. 8. X. 62, aufg. I.: 19. X. 03, II.: 26. I. 04 III.: 28. XII. 06. Angeblich keine erbliche Belastung. Ehe bis zum Frühjahr 1903 glücklich; dann traten Eifersuchtsideen auf; C. glaubte, ihr Mann habe sexuellen Verkehr mit der eigenen Tochter und anderen Frauen. Es kam zu einer gerichtlichen Verhandlung, durch die die Schuldlosigkeit des Ehemannes erwiesen wurde. C. beruhigte sich aber nicht, machte dem Manne dauernd Vorwürfe, vernachlässigte den Haushalt und versuchte sich das Leben zu nehmen. Am 19. X. 03 wurde C. auf Grund eines ausführlichen ärztlichen Zeugnisses in die Klinik aufgenommen. Sie beruhigte sich bald und gab selbst zu, krank gewesen zu sein und ihrem Mann Unrecht getan zu haben. Am 20. XII. 03 wurde sie probeweise entlassen, am 26. I. 04 aber schon wieder vom Ehemanne gebracht mit einem neuen ärztlichen Zeugnis. Sie hatte auf Grund der alsbald wieder aufgetretenen Wahnideen dem Ehemann daheim und in der Öffentlichkeit Szenen gemacht, ihn tätlich angegriffen und nachts gelärmt, so daß die Nachbarschaft geweckt wurde. Hier hielt sich C. leidlich; doch hielt sie dieses Mal an ihren Wahnideen fest. Trotzdem wurde sie am 10. IV. 04 von ihrem Manne wieder abgeholt. Sie hielt sich zunächst zu Hause verhältnismäßig gut. Im Juni 06 fragte das zuständige Kreisamt an, ob C. aufgenommen werden könne; sie sei bayerische Staatsangehörige und solle später in eine bayerische Anstalt überführt werden. Die Aufnahme wurde abgelehnt und ersucht, die Kranke sofort in eine bayerische Anstalt zu verbringen. Die bayerische Behörde (Bezirksamt) lehnte die Übernahme aber ab mit folgender Begründung: „Eine, wenn auch nur vorübergehende Unterbringung der C. in eine bayerische Irrenanstalt erscheint nur statthaft entweder mit deren Einwilligung oder aber, wenn die Voraussetzungen zur polizeilichen Verwahrung nach Art. 80 Pol. St. G. B. gegeben sind, d. i. wenn durch die C. die öffentliche Sicherheit oder Sittlichkeit gefährdet würde". Dafür liege aber kein genügender Grund vor. „Die C. hat weder Angriffe gegen Personen oder fremdes Eigentum verübt, noch ist ihre Gemeingefährlichkeit in anderer Weise festgestellt, auch hat sie die öffentliche Sicherheit nicht verletzt, denn die Ausflüsse ihrer immerhin nur zeitweiligen sexuellen Erregungen, von welchen das Zeugnis des praktischen Arztes Dr. C. spricht, spielten sich nicht in der Öffentlichkeit ab . . . . Die allerdings nicht zu leugnenden schädlichen Einflüsse und Folgen, welche derartige Vorkommnisse auf die Entwicklung des Charakters der Kinder ausüben, reichen nicht aus zur zwangsweisen Einschaffung in eine Irrenanstalt". Die Überführung unterblieb infolge dieses Bescheides. Die Familie verzog in einen anderen hessischen Ort. Das nunmehr zuständige Kreisamt stellte im Dezember 06 den Antrag auf Aufnahme in die Klinik, die zugesagt wurde und am 28. XII. erfolgte. In dem kreisärztlichen Zeugnis heißt es: „. . . . Die Krankheit ist wieder erneut aufgetreten; C. schimpft in gemeiner Weise ihren Mann und ihre Kinder, bedroht und mißhandelt ihre Angehörigen und verlangt von dem schwächlich gebauten Mann nach dessen Angabe, so oft sie ihn sieht, . . . den Beischlaf. In der vorletzten Nacht ist sie im Hemd fortgelaufen und wollte sich ins Wasser stürzen . . . . ., auch jetzt versuchte sie noch durchs Fenster zu springen, war ganz wütend und gefährlich gegen Mann und erwachsene Söhne, die sie kaum bändigen konnten . . ." Nach Angabe des Mannes warf sie ihm tagtäglich eheliche Untreue vor und beschimpfte ihn mit „Hurenkerl, Sauhund, Schuft" im Beisein der Kinder. Ihrer 14 jährigen Tochter sagte sie unter Hinweis auf den Vater: „Da steht Dein Bursch! Gib acht, daß er Dir kein Kind macht". Fehlt etwas, so hat es der Mann „seinen Huren" hingetragen. C. geht mit einem Beil ins Bett und stellt an den Mann unmäßige sexuelle Anforderungen. Einmal traf sie ihn mit einem Schemel hinter dem Ohre. Hier verhielt sich C. ruhig, war heiter und zugänglich; sagte gleich in den ersten Tagen, ihre Eifersuchtsideen seien krankhaft gewesen, jetzt sei alles vorbei. Wurde am 1. III. in die Frauenklinik verlegt zwecks Entbindung und am 15. III. wieder aufgenommen. Stellte auch jetzt wieder alles, was vorgefallen war, als harmlos oder krankhaft hin; war stets gezwungen heiter. Wurde am 8. IX. 07 in eine Irrenanstalt überführt, wo sie sich noch befindet. Sie ist zeitweise verstimmt und weist leicht schwachsinnige Züge auf. Sie verhält sich ruhig und geordnet.

Fall 33. B. W., Stationsassistentenfrau, geb. 16. XI. 59, aufg. I.: 16. IV. 01, II.: 21. V. 01. Vater soll Trinker und jähzornig gewesen sein; er sowie einer seiner Söhne starben durch Suicid. W. heiratete mit 22 Jahren, gebar 7 mal und hatte danach noch 5 Aborte. Seit Jahren reizbar, mißtrauisch gegen Mann und Kinder. Starker sexueller Trieb. Schimpfte auf die älteste Tochter in Gegenwart der kleineren Geschwister in den gemeinsten Ausdrücken; die Vorwürfe waren ganz ungerechtfertigt. Anfang März 01 Suicidversuch, später Bedrohung des Mannes, schlug und trat nach ihm. Die Aufnahme erfolgte am 16. IV. 01 auf Antrag des Ehemannes und auf Grund eines ärztlichen Zeugnisses. W. entschuldigte auf Befragen des Arztes den Angriff auf ihren Mann damit, weil ihr Mann ihr die eheliche Treue nicht halte, er gehe seit einiger Zeit immer zu einer anderen Frau. Der Ehemann bestritt diese Angabe. In der Klinik erholte sich W. gut. Sie verhielt sich ruhig und geordnet. Am 27. IV. 01 wurde sie auf ihren und ihres Mannes Wunsch entlassen.

Am 21. V. mußte sie wieder aufgenommen werden. Die Eifersuchtsideen waren immer stärker geworden. Tag und Nacht machte sie ihrem Manne Vorwürfe; ging bei den Kollegen des Mannes und in der Nachbarschaft herum und suchte ihn schlecht zu machen. Bot Leuten Geld an, damit sie ihrem Manne aufpassen sollten; mehrere ließen sich darauf ein und hinterbrachten der Frau Liebesabenteuer des Mannes, die sie gesehen haben wollten, die aber vom Manne ganz und gar bestritten wurden. Durch die Angaben wurde die Frau noch erregter, erging sich in den schwersten Drohungen gegen die Person, mit der ihr Mann verkehrt haben sollte, spuckte sie an, schimpfte auf sie in den gemeinsten Ausdrücken und wollte einmal mit einem großen Messer bewaffnet aus dem Hause laufen, um sie umzubringen. Ferner warf sie dem Manne vor, daß er ihr Gift gegeben habe, um sie aus dem Wege zu räumen. W. mußte mit Gewalt in die Klinik gebracht werden. Hier war sie anfangs sehr deprimiert, äußerte auch noch mehrfach die Idee, ihr Mann habe sie vergiften wollen, und glaubte, manche leichte körperliche Beschwerde darauf zurückführen zu müssen. Später wurde sie ruhiger, war zufrieden und half fleißig bei der Hausarbeit. Auf Wunsch des Mannes wurde sie am 13. VI. 01 aus der Klinik entlassen; es wurde ihm ausdrücklich mitgeteilt, daß die hier eingetretene Besserung sehr wahrscheinlich nicht von Dauer sein werde.

Schon einige Tage später wurde um Wiederaufnahme nachgesucht; sie wurde zugesagt für den Fall, daß eine amtliche Beglaubigung der Gemeingefährlichkeit der W. erbracht werde. Daraufhin erfolgte nichts. Erst am 27. IX. 01 bat der Ehemann nochmals um Wiederaufnahme und am 30. IX. 01 sandte uns die Bürgermeisterei die Vernehmungsprotokolle über die Gemeingefährlichkeit vom 25. VII. sowie eine Erklärung des Kreisarztes vom 17. IX., woraufhin die Aufnahme zugesagt wurde; am 15. X. erhielten wir noch weitere Protokolle vom 3. X. Nach den Protokollen besteht kein Zweifel, daß der Ehemann keine Beziehungen zu irgend einer Frau hatte. Von Interesse sind noch die Aussagen über die Gemeingefährlichkeit und Geisteskrankheit der W., ihre Tochter erklärte: „Sie (die Mutter) hat . . . Frau B. insofern bedroht, als sie sich mit dem Messer in der Hand äußerte, wenn sie jetzt Frau B. erwische, würde sie ihr die Kehle durchschneiden. Auch meinem Vater gegenüber hat meine Mutter schon Drohungen ausgestoßen. Ich glaube aber nicht, daß sie die Drohungen ausführen wird, da sie meinen Vater zu gern hat und die Drohungen auch nur aus-

stößt, wenn sie in großer Erregung ist. Von einer Verbringung meiner Mutter in eine Irrenanstalt verspreche ich mir nicht viel, da es dann meiner Ansicht nach noch viel schlimmer
wird. Ich glaube, daß nur eine Besserung in dem Zustande meiner Mutter eintritt, wenn
ihrem Wunsche nach Versetzung meines Vaters an einen anderen Ort entsprochen würde".
Eine Nachbarin gab an: „Ich kann . . . nicht annehmen, daß Frau W. geisteskrank sein
soll", eine andere: „Ich kenne Frau W. nur als eine fleißige, sparsame Frau und kann nicht
annehmen, daß sie geistesgestört sein soll", eine dritte endlich: „Als ich Frau W. kennen
gelernt hatte, machte sie auf mich den Eindruck, als wenn sie sehr aufgeregt sei, und es
ist mir auch ihr starrer Blick aufgefallen . . . . Ich habe nie Gewicht auf ihre Klagen
gelegt." Alle drei Zeugen konnten über die Gemeingefährlichkeit nichts angeben. Die
Frau, von der Frau W. annahm, daß sie mit ihrem Mann verkehrt habe, erklärte, Frau W.
habe sie aufgefordert, bei ihr Kartoffeln zu stecken, sie sei aber nicht hingegangen. Als
sie später der Frau W. begegnet sei, habe sie sie mit den häßlichsten Ausdrücken beschimpft
und ihr erklärt: „Wären Sie damals (zum Kartoffelstecken) gekommen, ich hätte sie schon
von der Welt geschafft." Ein anderes Mal wäre Frau W. sicher tätlich geworden, wenn sie
von ihrem 16 jährigen Sohne nicht gehalten worden sei. Sie glaube, daß Frau W., wenn sie
nicht in Sicherheit komme, gegen ihren Mann und gegen sie — die Zeugin — noch tätlich
werde. In dem kreisärztlichen Zeugnis heißt es: „Frau W. fährt fort, ihren Ehemann
der Untreue zu beschuldigen, untergräbt sein Ansehen bei seinen Vorgesetzten, beantragte
seine Versetzung und, wie es schien, nicht ganz ohne Erfolg. Frau W. drohte der Frau B.
Vitriol ins Gesicht zu schütten und beauftragte ihren Sohn, solches zu holen . . . . Wir
beantragen die Aufnahme der Frau W. in eine Irrenanstalt."

Die Aufnahme erfolgte nicht, um einen Skandal zu vermeiden, da die Kranke sich
aufs äußerste widersetzte und ihre erwachsenen Kinder, sowie andere Leute ihre Partei
ergriffen.

Erst am 4. IX. 03 erfolgte die Aufnahme in eine Irrenanstalt, da Frau W. an ihren
Wahnideen festhielt. Entweichung 29. X. 03. Wiederaufnahme 14. XII. 03. Hatte zu
Hause wieder jedes Geräusch und jede Äußerung falsch ausgelegt und daraus erkennen
wollen, daß ihr Mann mit anderen Frauen verkehrte. Am 6. IX. 05 erklärten Ehemann und
Vormund, daß sie unter ihrer Verantwortung Frau W. mitnehmen wollten. Da die Bürgermeisterei sich einverstanden erklärte, wurde sie gegen ärztlichen Rat entlassen. Schon
am 1. IV. 06 wurde sie wiedergebracht, da der gleiche Zustand wie früher eingetreten war.
Ende 1907 erfolgte die Ehescheidung. W. befindet sich noch in der Anstalt, äußert massenhaft Wahnideen und ist zeitweise erregt.

Fall 34. J. T., Basaltsteinrichter, geb. 5. IX. 72, aufg. I.: 5. IV. 03, II.: 1. X. 03.
Keine erbliche Belastung. T. beschäftigte sich von jeher mehr mit religiösen als mit welt-
lichen Sachen; seit Anfang März will er die Stimme Gottes hören, welche ihm sagte, er
solle verzaubert und vom Satan versucht werden. Im kreisärztlichen Zeugnis heißt es:
„Er wehrt sich gegen die Verzauberungen, indem er ganze Nächte lang betet, von Hause
wegbleibt und den vermeintlichen Zauberern aufpaßt. Es bestehen Sinnestäuschungen
des Gesichts und Gehörs, ferner ist Katalepsie vorhanden", und weiter: „Wir halten die Aufnahme für nötig, da seine Verpflegung im Hause nicht möglich ist, und er auch aus den oben
berichteten Gründen seiner Umgebung gefährlich werden kann". T. wurde auf Antrag der
Schwester in die Klinik aufgenommen. Hier äußerte er die gleichen Verfolgungsideen
wie bisher, sowie Größenideen, war aber ruhig und später auch heiter und zufrieden, er beschäftigte sich wenig. An seinen Wahnideen hielt er bis zuletzt fest. Er wurde auf Wunsch
seiner Frau, die sich in bedrängter Lage befand, versuchsweise am 7. V. entlassen. Er
konnte sich aber nur kurze Zeit draußen halten. Der Kreisarzt bescheinigte unter dem
5. IX. 03, daß die Wiederaufnahme von T. in die Klinik dringend notwendig sei, da die
Wahnidee, daß er verzaubert werde, ihn wieder ganz beherrsche; er habe sich auf der Straße
entkleidet, sei in den Wäldern umhergeirrt und habe einen Herrn unter dem Ausrufe „Glaubst
Du an Luzifer" bedroht. Hierauf stellte der Bruder des T. den Antrag, den Kranken zu
sich zu nehmen zu dürfen. Der Kreisarzt widersprach nicht im Hinblick darauf, daß die
Klinik die Entlassung riskiert hatte, daß manchmal ein Ortswechsel die Wahnideen in den
Hintergrund drängt und daß eventuell die Arbeitskraft des Kranken noch einige Zeit seiner
Familie hätte nützen können. In dem zweiten Zeugnis vom 29. IX. heißt es nun aber
weiter: „Der Bruder kommt jedoch den übernommenen Verpflichtungen nicht nach oder
ist hierzu nicht imstande. Der Kranke hält sich seit einiger Zeit wieder in Sch. auf. Sein

Zustand hat sich . . . ganz erheblich verschlimmert . . . . Es ist ihm von seinem Hauswirt die Wohnung gekündigt . . . . Er hat gedroht: „Es soll nur einer kommen, welcher die Möbel anrührt." Bei der Untersuchung war kein Wort aus ihm herauszubringen. Er faßte das Messer, mit dem er gerade Kuchen schnitt, in die volle Faust und starrte den Unterzeichneten fortwährend an."

Am 1. X. 03 wurde T. gefesselt in Begleitung von zwei Gendarmen in Zivil zur Klinik gebracht. Den Aufnahmeantrag stellte die Bürgermeisterei. Hier bot er die gleichen Wahnideen wie bisher, wurde aber auch dieses Mal wieder ruhiger und heiterer. Am 3. XII. wurde er in eine Irrenanstalt überführt, wo er sich noch befindet. Er ist zeitweise sehr erregt, gewalttätig und erotisch, führt verworrene Reden, hat zahlreiche Größen-, Beeinträchtigungs- und Beziehungsideen.

Die Zahl der Kranken, die ohne Erfolg entlassen werden, ist leider noch sehr groß; man muß sich dann jedesmal die Frage vorlegen: Durfte die Anstalt den Kranken entlassen? Wäre ein Revers, wäre eine Anfrage bei der Verwaltungsbehörde notwendig gewesen? Sehen wir die letzten Krankengeschichten einmal daraufhin an. Bei Fall 21, 22 und 23 hatte die Klinik keine Veranlassung den Kranken beim ersten Aufenthalt länger zurückzuhalten, bei Fall 24 war eine erhebliche Besserung eingetreten, so daß man die Entlassung versuchen mußte. Bei Fall 25 und 26, der zweiten Entlassung in Fall 21 und der ersten in Fall 32 fällt auf, daß die Kranken bald selbst versicherten, ihre Ideen seien falsch gewesen; diese Äußerungen haben vielleicht Einfluß auf die Entlassungsfrage ausgeübt, wenn man ihnen auch nicht glaubte, denn X. wurde nur als sozial möglich entlassen, während bei C. und J. sicher der Einfluß der Angehörigen eine Rolle spielte. Jedenfalls hat die Zukunft gelehrt, daß in beiden Fällen die Entlassung besser unterblieben wäre.

Auf Fall 26 müssen wir noch näher eingehen; C. wurde bald nach der Entlassung aus der Klinik in einer Privatanstalt untergebracht und wurde aus dieser, ebenso wie N. in Fall 27, entlassen, obwohl die Wahnideen noch fortbestanden und — wenigstens in Fall 27 — der Kranke gemeingefährlich war. Es wäre Unrecht, deswegen auf die Privatanstalten mit Steinen werfen zu wollen; man muß sich doch vorstellen, mit welchen Schwierigkeiten sie zu kämpfen haben, vor allem auch, welches Mißtrauen im Publikum noch gegen sie besteht.

In den Fällen 28, 29 und 30 handelt es sich um Alkoholiker. Prüft man im ersteren die Intervalle, in denen G. zu Hause war und fleißig gearbeitet hat, so muß man sich fragen, ob für ihn eine dauernde Internierung angebracht gewesen wäre; andererseits muß man sich bewußt sein, daß Erregungszustände, wie sie bei G. vorgekommen sind. unbedingt unterdrückt werden müssen, bevor sie zum Ausbruche kommen. In Fall 29 waren alle Entlassungen erfolglos.

Fall 30 und 31 zeichnen sich dadurch aus, daß die Behörden der Entlassung nicht widersprachen. Bei T. schien man wieder so lange mit der Einweisung in eine Anstalt warten zu wollen, bis eine schwere Bedrohung oder gar ein Unglück geschehen war. In Fall 31 muß man sich wundern, wie schwerfällig die Behörde war; trotz unserer Vorstellungen erfolgte die Aufnahme des Kranken auf eigenen Wunsch und nicht auf Antrag der Behörde; erst sehr spät erhielten wir die Unterlagen, die wir zur Festhaltung wider Willen des Kranken nötig hatten. Auch in Fall 32 trugen die Behörden daran Schuld, daß die Kranke solange nicht in eine Irrenanstalt verbracht wurde, oder besser gesagt, die Art der Auslegung des Begriffes „gemeingefährlich". Ebenso traf in Fall 33 eine Verzögerung durch die Behörde ein, weil die Protokolle über die Gemeingefährlichkeit ziemlich spät einliefen. Die Klinik hatte sie vor der zweiten Aufnahme verlangt, weil sie im Zweifel war, ob die Kranke nicht mit Recht eifersüchtig war. Gerade an diesem Falle erkennt man die Wichtigkeit der Zeugenvernehmungen besonders gut. Dieser Fall ist auch für eine andere Frage noch lehrreich: Soll man einem Ehegatten den anderen vorenthalten, wenn er selbst prüfen will, ob er den Antrag auf Ehescheidung stellen will oder nicht? Dieser Schritt ist von einer solchen Wichtigkeit, daß wohl nur ganz schwerwiegende Gründe vorliegen müssen, um die Entlassung zu verweigern.

Nun kommen wir noch zum letzten Falle, der dadurch auffällt, daß der Kreisarzt, welcher das Zeugnis für die zweite Aufnahme ausstellen sollte, auf Bitten der Angehörigen aber noch davon Abstand nahm, sich auf die Entlassung von seiten der Klinik berief und dadurch seine Verantwortung mindern wollte. Außerdem machte er einen therapeutischen Versuch, dadurch, daß er zur Bekämpfung der Wahnideen Ortswechsel vorschlug; leider folgten die Angehörigen diesem Rate nicht.

Fall 35. K. S., Schuhmacher, geb. 3. III. 78, aufg. 19. X. 07. Eine Schwester ist geistig beschränkt. S. erlitt in der Kindheit mehrere schwere Kopfverletzungen, in der Schule lernte er mangelhaft. In der Nacht vom 25. auf 26. April 1907 schoß er mehrmals mit einem Revolver und bedrohte einen Schutzmann; einige Tage vorher hatte er einen Kutscher zu erschießen gedroht. Er wurde zu 8 Monaten und 2 Wochen Gefängnis verurteilt, obwohl aus der Vernehmung hervorging, daß S. an Wahnideen litt, auf Grund deren er die Delikte beging. Das Gericht hielt die Aussagen des S. für Simulation. Schon acht Tage nach Beginn der Strafverbüßung, am 19. X., wurde S. erregt, äußerte zahlreiche Sinnestäuschungen und Verfolgungsideen, meinte, er müsse sterben, verkroch sich hinter den Ofen, sprang wieder vor, griff seine Umgebung an und brachte sich selbst Verletzungen bei.

In der Klinik beruhigte sich S. allmählich; doch blieben die Sinnestäuschungen und Wahnideen bestehen. Auch wurde ein mäßiger Schwachsinn festgestellt. Am 25. I. 08 wurde er in eine Irrenanstalt überführt, wo er sich noch befindet. Er ist in der Regel unfreundlich, abweisend, von Wahnideen und Sinnestäuschungen beherrscht, teilnahmslos und stumpf.

Fall 36. B. B., Dienstmädchen, geb. 6. VI. 86, aufg. 2. III. 05. Eltern umherziehende Kesselflicker. Mutter epileptisch. Vater brutal. Eine Schwester imbezill, hatte Krämpfe, eine andere moralisch schwachsinnig. Muttersbruder geisteskrank, Selbstmord. B. hat seit dem 2. Lebensjahre Krämpfe, war als Kind neidisch, gehässig, eigensinnig, lernte gut, war oft zerstreut. Steckte schon in ihrem 10. Lebensjahre den Zipfel ihres Bettuches an. Später verübte sie mehrfach Brandstiftungen. Am 2. III. 05 wurde sie auf Grund des § 81 St.P.O. zur Beobachtung ihres Geisteszustandes in die Klinik aufgenommen. Sie zeigte sich als eine leicht erregbare, zeitweise leicht beeinflußbare, dann wieder absolut unlenksame Person mit starken Stimmungsschwankungen. Sie machte hier mehrere Selbstmordversuche. Einige körperliche Erscheinungen, die bei Hysterie besonders oft vorkommen, wurden festgestellt. Über die Straftaten äußerte B., sie habe Freude am Feuer, auch habe man ihr einmal befohlen, anzuzünden; sie habe nicht anders gekonnt. Während des Klinikaufenthaltes halluzinierte B. nicht. Sie wurde vom Gericht freigesprochen und am 29. VIII. 05 in eine Irrenanstalt überführt, wo sie sich noch befindet. Zeitweise ist sie verstimmt.

Fall 37. M. K., Landwirt, geb. 26. VII. 69, aufg. 2. VI. 99. Über Jugend und Vorleben ist nichts Sicheres zu erfahren. Laut eingeforderten Berichts von der Bürgermeisterei hatte er schon seit ca. 2 Monaten Verfolgungsideen; er glaubte, seine Eltern, ein Gastwirt des Heimatsortes und der behandelnde Arzt wollten ihn vergiften; ferner, es werde in seinem elterlichen Hause eingebrochen; er suchte unter dem Bett und in dem Kleiderschrank nach den Eindringlingen. Gegen die Eltern stieß er Drohungen aus, er wolle sie umbringen, ihnen bei der Arbeit im Weinberge das Genick umdrehen. Kurz vor der Aufnahme zwang er den Vater bei der Arbeit im Weinberge vor ihm zu arbeiten, obwohl dieser gerade hinter ihm beschäftigt war. Er wurde auf Antrag des Vaters mit einem kurzen ärztlichen Zeugnis in die Klinik aufgenommen und nachträglich ein kreisärztliches Zeugnis eingefordert, in welchem die Gemeingefährlichkeit bescheinigt wurde. Hier war K. sehr mißtrauisch und anfangs auch ängstlich. Er hielt an den Wahnideen, daß er von seinen Eltern und Kameraden verfolgt werde, fest. Sehr bald zog er auch seine neue Umgebung in den Kreis seiner Wahnideen. Er nahm sehr wenig Nahrung zu sich, weil sie vergiftet sei, und glaubte, die Pfleger wollten ihn umbringen. Zeitweise hörte er Stimmen, die seinen Namen riefen. Die Schulkenntnisse waren recht mäßig. Am 26. VI. 99 wurde er in eine Irrenanstalt überführt, wo er sich noch befindet. Er ist jetzt vollständig verblödet.

Fall 38. M. M., Landwirt, geb. 30. III. 57, aufg. 23. IV. 01. Der Vater war übermäßig fromm; eine Schwester war geisteskrank. M. war als Kind sehr gutmütig, er lernte sehr gut und war später ein tüchtiger Arbeiter. Er heiratete 1882 und hat 6 gesunde Kinder. 1892 hatte er eine schwere Magenkrankheit; von da ab will M. schwermütig gewesen sein. Schon 1897 erkannte seine Frau, daß er geistesgestört sei; er führte absonderliche Handlungen aus, fuhr z. B. im Februar mitten in der Nacht aufs Feld, weil er angeblich tagsüber keine Zeit dazu habe. Der Zustand verschlimmerte sich nach und nach; so stand er im Sommer 1900 nachts auf, holte sein Beil, ging in die Scheune und hielt sich dort stundenlang auf. Später fand die Frau noch mehrmals morgens das Beil in der Küche. M. gab an, daß die bösen Geister mit ihm ihr Wesen trieben; er habe nicht nur mit Menschen, sondern auch mit überirdischen Widersachern zu kämpfen, er sehe sie zwar nicht, spüre sie aber doch an ihrem Wirken. Sprechen höre er sie nicht, dagegen habe er schon die Stimme seiner Vorfahren gehört. Seit zwei Jahren war M. sexuell sehr erregt. Die vor die Bürgermeisterei geladene Frau erklärte, sie halte ihren Mann für gemeingefährlich, er habe sie bedroht und in Gegenwart des Kreisarztes gesagt, er wolle sich und ihr etwas antun; nachts gehe er immer noch ruhelos mit Beil und Messer im Hause umher. Sie verlange, daß ihr Mann eventuell zwangweise in die psychiatrische Klinik verbracht werde, da sie sich nicht mehr sicher vor ihm fühle. M. erwiderte auf die Frage des Kreisarztes, ob er denn wirklich seiner Frau etwas antun solle: „Nein, das hat Gott verboten, doch will ich mich nicht breit machen mit meinem festen Willen. Man ist schwach gegen die Verführung der bösen Geister und schnell ist so etwas geschehen, ehe man es denkt". Seine Handlungen begleitete und begründete M. in der Regel mit Bibelworten; so sagte er einmal, als er seine Kinder geschlagen hatte: „Gott sagt, wer etwas mehr liebt als mich, der ist meiner nicht wert." In der Klinik, in die er auf Antrag der Bürgermeisterei aufgenommen wurde, gab er zunächst alles zu, sprach stets mit Pathos und ließ fortwährend Sprüche aus der Bibel einfließen. Später wurde er traurig, schweigsam, zeitweise ganz ablehnend, betete viel. Beim Besuch der Frau wurde ihm vorgehalten, warum er hierhergekommen sei; darauf antwortete er kaum ein Wort und schaute düster und feindselig drein. Er beruhigte sich nach einigen Tagen und arbeitete im Haus und Garten, die anderen Kranken mied er, den Ärzten antwortete er in der letzten Zeit kaum mehr. Etwa 14 Tage lang mußte er künstlich ernährt werden. Am 27. IV. 04 wurde er in eine Landesirrenanstalt überführt, wo er am 16. I. 06 starb.

Fall 39. N. N., Buchhaltersfrau, geb. 22. IV. 55, aufg. 15. II. 97. Vater litt an Schüttellähmung. N. war nach der Pubertät den Eltern gegenüber eigensinnig und unfreundlich. Heirat mit 23 Jahren ohne Neigung; Trennung nach $5^1/_2$ Jahren; N. will während der ganzen Zeit die Kohabitation nicht zugelassen haben; sie soll homosexuell sein. Sie beantragte die Trennung der Ehe, weil sie nach dem Genuß einer Speise erkrankt sei und sie geglaubt habe, ihr Mann habe ihr Gift in die Speisen getan. N. ging damals zu ihren Eltern, nahm nach und nach die Führung des Haushalts in ihre Hand, tyrannisierte die Eltern und schlug sie sogar. Nach dem Tode des Vaters wurde es noch schlimmer; N. beschimpfte die alte Mutter mit den gemeinsten Ausdrücken, prügelte sie und bedrohte sie mit dem Tode. Schon während dieser ganzen Zeit benahm sich N. auch in anderer Beziehung merkwürdig, so lief sie manchmal einige Minuten um den Tisch, schöpfte, wenn sie trinken wollte, zunächst 51 Eimer Wasser und trank aus dem 52. In der letzten Zeit wurde die geistige Störung schlimmer; sie schimpfte auf ihre Verfolger, war sehr mißtrauisch, verschloß ihr Haus, wanderte Nachts umher, kaufte einen Revolver und trug ihn stets bei sich, um sich gegen ihre Verfolger schützen zu können. Ende 1895 hatte der Schwager der N. bei der Bürgermeisterei Anzeige erstattet, daß seine Schwägerin stets bewaffnet umhergehe. Am 18. XII. 96 flüchtete die Mutter zu ihrer anderen Tochter, nachdem N. sie mit einem Beile bedroht hatte. Infolgedessen stellte der Schwager den Antrag auf Entmündigung. N. erschien nicht zum Termin, sondern erklärte, wer ihr unter die Augen trete, kriege eine Kugel in den Leib. Einige Tage vor der Aufnahme in die Klinik suchte sie ihren Schwager, auf den sie eine große Wut hatte, mit dem Revolver in der Hand beim Bürgermeister, um ihn zu erschießen. Die Aufnahme erfolgte auf Antrag des Kreisamtes mit kreisärztlichem Zeugnis am 15. II. 97. N. erklärte hier ruhig, ihr Schwager und der Bürgermeister hätten sie aus Eigennutz hier einsperren lassen. Der Schwager sei ein ganz geriebener, schlechter Kerl. Ihre Mutter habe sich verhetzen lassen. Gab zu, schon lange einen Revolver bei sich zu haben, und erklärte: „Die Kerle kamen gestern zu mir und nahmen mir gewaltsam den Revolver ab. Ich hätte alle drei niederschießen können, natürlich in die Beine! Wenn ich meinen Schwager getroffen hätte, so wäre er schon in der Ewigkeit. Was ist denn der Kerl vor Gott noch? Ich tue ja nur ein gutes Werk so. Für meine Schwester wäre es auch gut, wenn ich ihn niedergeschossen hätte . . . . Gnade Gott jedem, den ich bei meiner Rückkehr daheim vorfinde; den schieße ich ohne Gnade nieder. Hätte ich gewußt, daß diese drei Kerle mich hierher tun würden, so hätte ich sie ins Jenseits expediert". Auf die Frage, was denn geschehen wäre, wenn sie geschossen hätte, erwiderte N.: „Dann wären die drei Kerle jetzt tot! Wenn noch andere gekommen wären, so hätte ich meine Axt genommen und so lange drauf gehauen, bis nichts mehr übrig wäre. So viele Fetzen hätte es im ganzen deutschen Reich nicht gegeben; ich will mich schon verteidigen". — N. fügte sich ganz gut in die Hausordnung, protestierte aber immer wieder gegen ihre Festhaltung. Über ihre religiösen und paranoischen Ideen sprach sie sich offen aus; nach und nach bezog sie auch ihre hiesige Umgebung in ihr Wahnsystem. Sie richtete viele Eingaben an die verschiedensten Behörden und verlangte von den Ärzten, daß sie sie ungelesen fortschickten. Am 21. V. 97 war N. sehr erregt, weil ihre Wünsche abgeschlagen worden waren; sie zerschlug ein Fenster und bewaffnete sich mit einer großen spitzen Scherbe, die ihr abgenommen wurde; dabei stieß sie gegen die Pflegerinnen Drohungen schwerster Art aus. Am 7. VIII. 97 erfolgte die Überführung in eine Irrenanstalt. Sie befindet sich noch dort und arbeitet im allgemeinen fleißig. Ihre Äußerungen sind verworren; zeitweise ist sie erregt, äußert Wahnideen und droht, gewalttätig zu werden; es kam aber bis jetzt nie zu einem Angriffe.

Fall 40. F. C., Tapezierersfrau, geb. 29. IV. 69, aufg. 25. II. 01. Angeblich keine erbliche Belastung. 4 Kinder, davon eins 1899 an Infektionskrankheit gestorben; der Tod des Kindes soll die Frau sehr angegriffen haben. Seit 1900 paranoide Ideen; behauptete ihr Mann habe das verstorbene Kind vergiftet, lief im Hemd auf die Straße, wollte aufs Dach klettern, griff zu gefährlichen Gegenständen, um sich gegen ihre vermeintlichen Verfolger zu wehren, wollte einmal ein schweres Eisenstück vom Fenster aus einem Vorübergehenden auf den Kopf werfen, drohte, die Kinder aus dem Fenster zu stürzen, kümmerte sich wenig um den Haushalt und um ihre Kinder, wollte einmal ihren Mann mit einer brennenden Lampe werfen. Am 25. II. 01 wurde C. auf Antrag ihres Mannes und auf Grund eines ausführlichen kreisärztlichen Zeugnisses, in dem auch die Gemeingefährlichkeit bescheinigt wurde, in die Klinik aufgenommen. Hier äußerte sie mehrfach Verfolgungsideen; zeitweise war sie erregt und aggressiv. Am 25. V. 01 wurde sie in eine Irrenanstalt überführt, wo sie am 19. XII. 05 starb.

Fall 41. K. S., Student, geb. 31. III. 87, aufg. 6. II. 09. Der Vater war begabt, litt seit dem Tode seiner Frau an Depression und äußerte mehrfach Selbstmordgedanken. Ein Bruder machte einen Selbstmordversuch. Ein entfernterer Verwandter litt an Geistesstörung; andere Familienmitglieder sollen nervöse Störungen gehabt haben. S. selbst war der 7. unter 13 Geschwistern, von denen 3 früh starben. Er bestand mit 19 Jahren das Abiturientenexamen. Von seinen Lehrern wurde er als fleißig, aufrichtig und gewissenhaft geschildert; der Pfarrer bezeichnete ihn als brav und fromm, als Muster eines Jünglings, geneigt geringste Verfehlungen als große Sünde anzusehen. Er war musikalisch und sportliebend. Auffallend war von jeher nur seine Verschlossenheit, er erschien immer in gedrückter Stimmung, lachte kaum mit seinen Kameraden, hatte keinen Freund. In den letzten Schuljahren soll er viel masturbiert haben. Ostern 1906 trat er — zum Teil wohl auf Wunsch seines Vaters — als Novize in ein Kloster. Das Leben dort sagte ihm nicht zu, er trat aus und studierte von Herbst 1906 an Mathematik. Auch während der Studentenzeit ging er nicht aus sich heraus; stets war er in sich versunken und machte einen schwermütigen Eindruck. Einem Professor, in dessen Hause er verkehrte, war die rührende Zuneigung zu seinem Vater aufgefallen; er hielt ihn für einen Sonderling, langsam im Nachdenken, klar im Kopf, vorsichtig im Urteil, nachsichtig für die Schwächen anderer. Herbst 1908 machte er auf andere Zeugen einen scheuen, unsicheren Eindruck; einer meinte, er habe so ausgesehen, als ob er ein schlechtes Gewissen habe. Anfang November schrieb er an ein 10 jähriges (!) verwandtes Mädchen und kurz darauf deren Mutter tieftraurige Briefe, voll von Selbstvorwürfen. Dann reiste er einige Tage umher. Mitte November schrieb er wieder an die oben genannte Frau, seine Stimmung sei verbittert; er wolle nicht warten, bis er in eine bessere komme. Der Gedanke an Gott störe ihn nicht, er lebe geradezu in Feindschaft mit ihm. Tief unglücklich mache ihn der Umstand, daß ihm sein ganzes Leben verfehlt vorkomme. Die geringste geistige Arbeit greife ihn an. Durch die Befriedigung sinnlicher Gelüste (er meint Onanie) sei er so heruntergekommen, körperlich und geistig. Es sei ihm gleich, ob er gut oder schlecht sei; noch schlechter wolle er werden. Er bete täglich zu einem anderen (scil. Teufel), daß er jeden guten Gedanken in ihm unterdrücke, bis ausgeführt sei, was er ihm eingegeben. — Nach S.'s. eigenen Aussagen hat sich die Wut gegen Gott in ihm immer mehr gesteigert; er habe um Gott zu kränken, exzessiv onaniert, und weiter sei der Gedanke in ihm aufgetaucht, Gott durch eine ungeheuerliche Tat noch eine größere Kränkung zuzufügen. Dabei dachte er daran, sich durch die Tat selbst auch den Tod zu bringen. Da er wußte, daß sein Vater sich große Sorgen um seine Kinder machte und selbst den Gedanken an Selbstmord geäußert hatte, kam S. immer mehr zu der Überzeugung, daß der Tod des Vaters nichts Schreckliches sei, ja sogar eine Erlösung von allen Plagen. Da nun aber der Tod des Vaters die Geschwister tief betrüben und die unverheirateten auch des Ernährers berauben würde, hielt S. es für richtiger, den Vater nicht allein sterben zu lassen. Anfangs will S. noch Gewissensbisse gehabt haben; sie seien aber bald geschwunden in der Erwägung, daß sein Vater und seine Geschwister durch den Tod der ewigen Seligkeit teilhaftig würden. So bereitete er den Familienmord mit ruhiger Überlegung vor und führte ihn in der Nacht vom 25. auf 26. XII. 08 an seinem Vater und 3 Geschwistern aus; zwei verschonte er, da sie nicht auf demselben Stockwerk wohnten. Nach der Tat legte er sich ins Bett und schlief ein.

Am 6. II. 09 wurde er zur Beobachtung seines Geisteszustandes in die Klinik aufgenommen. Es fiel eine hochgradige gemütliche Stumpfheit, ein Mangel an natürlichen Affektregungen und Züge von geistiger Schwäche auf. S. wurde am 19. III. 09 wieder in das Untersuchungsgefängnis gebracht und auf Grund des § 51 St.G.B. vom Schwurgericht freigesprochen. Er wurde in eine Landesanstalt überführt, wo er sich noch befindet.

Fall 42. Q. S., Müller, geb. 1. I. 57, aufg. 11. XII. 97. Die Eltern waren gesund, der Vater wurde später geisteskrank; eine Schwester (Fall 52) ist geisteskrank; ein Bruder war einmal in einer Anstalt. Die Familie führte einen langdauernden Zivilprozeß, der zu ihren Ungunsten entschieden wurde. Infolgedessen beleidigten S. und seine geisteskranke Schwester verschiedene Personen und Behörden durch Verbreiten von Plakaten mit beleidigenden Aufschriften. Als sie verhaftet werden sollten, schoß S. auf einen Gendarmen und verletzte ihn schwer. Er wurde zur Beobachtung seines Geisteszustandes in die Klinik verbracht. S. litt an Wahnideen, doch bezogen sich diese nur auf die Rechtsstreitigkeiten; es wurde als wahrscheinlich angenommen, daß er in diesem Punkte von seiner Schwester beeinflußt worden sei (induziertes Irresein). S. wurde vom Schwurgericht am 10. III. 98 gemäß § 51 St.G.B. freigesprochen. Am 5. V. 98 fand eine Verhandlung wegen Beleidigung statt, bei welcher sich herausstellte, daß die Wahnideen zugenommen hatten und sich nicht nur auf die Rechtsstreitigkeiten bezogen. S. wurde nochmals in einer Anstalt beobachtet, freigesprochen und in der Anstalt als gemeingefährlicher Geisteskranker zurückgehalten. Dort war er dauernd von Verfolgungsideen beherrscht. Am 3. I. 01 wurde er entmündigt; Mitte 1902 ging er dagegen an, jedoch ohne Erfolg.

Die verspätete Internierung kann zunächst ihren Grund haben in dem Nichterkennen der Geisteskrankheit, wie in Fall 35 und 36; in beiden kam es zu Delikten und zu Gerichtsverhandlungen, in Fall 35 sogar zur Verurteilung, obgleich der Angeklagte in der Verhandlung Wahnideen äußerte; das Gericht nahm an, der Angeklagte simuliere.

Diese Fälle sind nicht so häufig; im allgemeinen erkennt die Umgebung die Geisteskrankheit, sie scheut sich aber davor, den Kranken in einer Anstalt unterzubringen, so in Fall 37—40; in Fall 38 bestanden die Wahnideen schon 4 Jahre, ehe die Ehefrau die Bürgermeisterei um Einweisung in eine Anstalt bat. In Fall 39 mißhandelte die Kranke ihre Mutter, ging stets bewaffnet umher; trotzdem erfolgte keine Internierung, sondern lediglich der Antrag auf Ent mündigung; dadurch wurde die Kranke nur noch erregter, sie versuchte ihren Schwager, der den Antrag gestellt hatte, zu erschießen; erst jetzt entschloß man sich zur Einweisung in eine Anstalt. Sehr schwer ist Fall 41, in dem es sich nicht um typische Wahnideen, sondern mehr um Zwangsideen handelt, zu beurteilen. S. war von jeher ein Sonderling; man wunderte sich also nicht, wenn er merkwürdige Sachen machte. Erst der sehr traurige Brief, den S. an ein 10jähriges Mädchen schrieb, fiel auf; dann folgten die Selbstvorwürfe, das Zerwürfnis mit der Religion. Mehr erfuhren die Angehörigen nicht. Wäre es ihre Pflicht gewesen, damals schon einen Arzt, einen Psychiater zuzuziehen? Ich möchte diese Frage bejahen; aber nun kommt die zweite Frage: Würde S. dem Arzte seine Gedanken offenbart haben, würde es dem Arzte möglich gewesen sein, vielleicht aus Andeutungen die Absichten des S. zu erraten? Vielleicht wäre es möglich gewesen, wenn der Arzt gerade dann gerufen worden wäre, als S. Gewissensbisse hatte, zu anderen Zeiten wohl kaum. Ich habe diesen Fall unter die verspäteten Aufnahmen gerechnet, lediglich der Tat wegen. Wäre die Internierung nur einen Tag vorher erfolgt, hätte ich ihn unter die rechtzeitigen Aufnahmen rechnen müssen, ja ich hätte ihn wahrscheinlich gar nicht in diese Arbeit aufgenommen. S. hatte doch nichts Gemeingefährliches begangen oder geäußert, nur eine Stelle in einem Briefe war auffallend; er schrieb er bete, daß der Teufel jeden guten Gedanken in ihm unterdrücke, bis ausgeführt sei, was er ihm eingegeben. Hieraus auf Gemeingefährlichkeit zu schließen, wäre doch übertrieben.

Bei Fall 41 und 52, den ich vorwegnehme wegen der engen Beziehungen zu 42, handelt es sich um Geschwister, deren Existenz zusammen mit der ihrer Eltern und noch eines Bruders durch einen Prozeß vernichtet wurde. Die Zähigkeit, Unbelehrbarkeit und Gehässigkeit hätten dazu führen müssen, S. beizeiten psychiatrisch untersuchen zu lassen. Der Fall ist aber so eigen geartet, daß man nicht so ohne weiteres sein Urteil fällen darf. Wahrscheinlich wollten die Behörden nicht in den schwebenden Prozeß eingreifen dadurch, daß sie S. internierten; ferner ist es möglich, daß sie auf die Bevölkerung Rücksicht nehmen mußten; wir wissen nämlich aus Fall 52, daß die Gemeinde der Familie durchaus nicht feindselig gegenüberstand.

Interessant ist noch, daß von den drei Geschwistern S. überhaupt nicht entlassen wurde — und mit Recht, da er zweifellos von neuem den Streit wieder angefangen hätte —, bei J. eine Entlassung gegen den Willen der Ärzte versucht wurde, aber ohne Erfolg war und ein anderer Bruder aus der Anstalt entwich und nicht wieder zurückgebracht wurde. Er war bei dem Prozesse am wenigsten tätig gewesen; er lebt jetzt in seiner Heimat, ist entmündigt und bietet keinen Anlaß zu Klagen.

Fall 43. H. F., Brunnenmacher, geb. 4. II. 67, aufg. 8. IV. 05. F. soll als Kind schwächlich gewesen sein; im fünften Lebensjahre fiel er von einem Wagen und war kurze Zeit ohnmächtig. In der Schule lernte er gut; vom 14.—17. Jahre war er bei seinem Vater, der auch Brunnenmacher war, im Geschäft, dann ein Jahr als Knecht auswärts und hierauf wieder bis zur Militärzeit und nach derselben bis zum 26. Lebensjahre beim Vater. In diesem Jahre heiratete er; die Frau starb im ersten Wochenbett. Nach zwei Jahren heiratete er wieder.

F.'s zweite Frau gab an, schon der ersten Frau gegenüber sei F. mißtrauisch gewesen; ihre eigene Ehe sei von Anfang an ein Martyrium gewesen. F. habe stark getrunken; beständig sei er von Argwohn gegen sie erfüllt gewesen, dem er ohne jede Rücksicht Aus-

3*

druck verliehen habe. Häufig habe er sich zu rohen Mißhandlungen hinreißen lassen. Schon während der zweiten Schwangerschaft habe sie bei ihren Angehörigen Schutz suchen müssen. Sie sei, da ihr Mann eine Besserung versprochen habe, zu ihm zurückgekehrt; es sei aber keine Änderung in seinem Verhalten eingetreten. Von allen wurde er für einen Trinker und Faulenzer gehalten; das Kreisamt verhängte über ihn das Wirtshausverbot. Zahlreiche unflätige Schreiben richtete er an seine Frau; er beschuldigte sie, mit allen möglichen Leuten geschlechtlich zu verkehren. Sie hatte eine Behandlung zu erdulden, wie sie kaum schlimmer gedacht werden kann. Erst 1904 entschloß sich die Frau, sich entgültig von ihm zu trennen.

Schon 1901 wurde F. wegen falscher Anschuldigung bestraft; der hatte angegeben, sein Schwiegervater habe die eigene Tochter, F.'s. Frau, mißbraucht. Bei der Voruntersuchung gab er die Unrichtigkeit seiner Behauptungen zu, er sei infolge der Zwistigkeiten mit seinem Schwiegervater und dessen Familie ganz von Sinnen gewesen. Im Jahre 1903 erhielt er eine Geldstrafe, weil er seinen alten Vater, der das Kind F.'s aus erster Ehe abholen wollte, mit einem Eisenrohr vor die Brust gestoßen hatte; eine weitere Geldstrafe wegen Körperverletzung wurde ihm 1904 zugesprochen, weil er einen 14jährigen Knaben, der ihn allerdings gereizt hatte, so vor den Mund geschlagen hatte, daß er blutete.

Das Fortgehen der Ehefrau erbitterte F. sehr; der Haß richtete sich auch gegen alle Glieder der Familie seiner Frau. Er schickte an seine Frau Briefe, welche die gemeinsten Ausdrücke und die schlimmsten Drohungen gegen sie und ihre Familie enthielten. Im Juli 1904 äußerte er zu einem Zeitungsträger, nachdem er und sein Schwiegervater sich getroffen hatten, er würde seinem Schwiegervater den Hals abgestochen haben, wenn dessen Sohn nicht dabei gewesen wäre. Im Januar 1905 suchte F. seine Frau in ihrer elterlichen Wohnung auf, er stürzte in die Küche, in der sie sich gerade aufhielt und mit einem Manne sprach, und verletzte sie mit einem Messer. Er wurde verhaftet und wegen Mordversuchs angeklagt, aber auf Grund des § 51 des St.G.B. freigesprochen und hierauf als gemeingefährlicher Geisteskranker der Klinik überwiesen.

Hier gab er an, er habe drei Jahre lang in glücklicher Ehe mit seiner Frau gelebt; dann aber habe der Schwiegervater an ihr gehetzt. 1900 sei seine Frau aus dem Hause gegangen, was ihn „ganz aus dem Häuschen" gebracht habe. Bald habe er gemerkt, daß sein Schwiegervater ihn verfolge. Er habe mehrere Male die Wohnung gewechselt, es sei aber nicht besser geworden. Seine Frau sei sehr reizbar und unnatürlich geschlechtlich erregt gewesen. F. hielt während seines ganzen Aufenthaltes in der Klinik unentwegt daran fest, daß seine Frau mit ihrem Vater und anderen geschlechtlich verkehrt habe. Den Mordversuch will er gemacht haben, weil er seine Frau mit einem fremden Burschen habe sprechen hören; er sei dadurch ganz von Sinnen gekommen. Mehrfach versprach er, einen guten Lebenswandel führen und keinen Alkohol mehr zu sich nehmen zu wollen. Er war stets ruhig und freundlich und wurde im Freien mit Anlegen einer Pumpe unter Aufsicht beschäftigt. Seine Frau bat er schriftlich um Entschuldigung und erklärte sich mit der Scheidung der Ehe einverstanden.

F. wurde am 23. September 1905 in eine Landesirrenanstalt überführt. Im Dezember 1905 wurde er entmündigt und zu seinem Vormund der Schwager bestellt, mit dem er die schlimmsten Streitigkeiten gehabt hatte. Am 5. Januar 1906 entwich er aus der Anstalt. Er schrieb drohende Postkarten, er werde alles vor sich niederbrennen und zusammenschlagen, dann ans Ministerium schreiben und sich aufhängen. Trotz dieser Drohungen wurde er in Freiheit gelassen. Im Mai 1906 wurde seine Ehe geschieden. Bis 1909 schrieb er hie und da aus den verschiedensten Orten, daß es ihm gut gehe und er keinen Tropfen Alkohol mehr trinke. Zuletzt teilte er mit, daß er wieder heiraten wolle.

Er war am 23. III. 14 in der Klinik, gab an, er mache seit etwa 4 Jahren selbständig Brunnen und andere Ausschachtungen; er sei verheiratet und habe zwei Kinder. Er trinke nichts mehr; es sei früher auch nicht so arg gewesen; die Frau sei gegen ihn verhetzt worden. Jetzt habe er mit der dritten Frau nie Unannehmlichkeit; es sei eine sehr glückliche Ehe.

Fall 44. L. X., geb. 3. V. 76, aufg. 25. V. 12. Seit 1904 verheiratet; trank von jeher viel, wechselte sehr oft seine Stelle, arbeitete wenig, hatte oft Streit mit seiner Frau und schlug sie auch zuweilen. Am 23. V. 12 wurde er wegen Wahnideen in Polizeigewahrsam genommen. Dort brachte er sich eine Schnittwunde am Halse bei, worauf er zunächst in die chirurgische und dann auf deren Antrag in die psychiatrische Klinik verlegt wurde. Hier war er mehrere Wochen noch sehr depressiv, glaubte sich verfolgt, halluzinierte, war zeitweise erregt. Mitte August konnte er bei der Gartenarbeit verwendet werden. Da X. anfang September auf Entlassung drängte, ersuchten wir die Bürgermeisterei, durch Zeugenvernehmungen festzustellen, ob Gemeingefährlichkeit vorliege. X. hatte behauptet, seine Frau verkehre mit anderen Männern; infolgedessen sei er oft so heftig gewesen. Die Ehefrau gab bei ihrer Vernehmung an, ihr Mann habe in den letzten Jahren seinen ganzen Verdienst vertrunken, habe oft Streit mit ihr angefangen, das Essen ins Zimmer geworfen und sie geschlagen, in der letzten Zeit habe er sie auch mit Totschlag bedroht, gewöhnlich habe er gesagt, das sei ihre letzte Nacht, er steche sie tot. Infolgedessen sei sie die letzten 4 Wochen mit ihren Kindern bei ihrer Mutter gewesen. Ihr Mann sei sehr eifersüchtig gewesen; es habe aber kein Grund dazu vorgelegen. Eine Nachbarin erklärte, X. habe alles Geld, was er erhalten hätte, vertrunken. Sehr oft sei abends die Frau mit ihren Kindern zu ihr geflüchtet, sie selbst habe gesehen, wie X. seine Frau ins Gesicht geschlagen, und gehört, wie er sie mit Totstechen bedroht habe. Er sei ohne jede Ursache sehr eifersüchtig gewesen. Sie selbst sei der Überzeugung, daß S. imstande sei, seine Frau zu töten Auf diese Aussagen hin wurde X. nicht entlassen. Seine Frau klagte auf Scheidung. Am 3. XII. 12 wurde er in eine Irrenanstalt überführt, aus der er, nachdem am 1. IV. 13 die Scheidung ausgesprochen worden war, entlassen wurde. Nach Angabe der Bürgermeisterei geht es ihm jetzt ziemlich gut; er ist wieder als Hüttenarbeiter tätig.

Fall 45. M. G., Landbriefträger, geb. 28. II. 1877, aufg. 15. XII. 12. Keine erbliche Belastung. G. hatte sehr schweren Dienst, bat mehrmals vom Lande in eine Stadt versetzt zu werden. Seit Ende 1911 wurde er eifersüchtig, sagte selbst, er habe es sich in den Kopf gesetzt, daß seine Frau nach anderen schaue. Er gab zu, am 12. XII. 12 seine Frau geschlagen und ihr vielleicht auch eine Kohlenschaufel nachgeworfen zu haben. Am 14. XII. kam er freiwillig in die Klinik. Auf eine telephonische Anfrage bei der vorgesetzten Behörde hin, welche über die gefährlichen Handlungen Mitteilung machte, wurde beim Kreisamte angefragt, ob G. für gemeingefährlich gehalten werde. Dieses veranlaßte den zuständigen Gendarm, Bericht zu erstatten. Er meldete, daß er in die Wohnung des G. gerufen worden sei, weil G. seine Frau sonst tot schlüge. Als er hingekommen sei, sei die Frau inzwischen zu Nachbarn geflüchtet, es sei ihm mitgeteilt worden, G. sei sehr eifersüchtig; wenn es an ihn komme, packe er seine Frau und schlage sie, so daß sie schon mehrfach habe flüchten müssen. Über die Ehefrau sei nichts Nachteiliges bekannt. Es dürfte vielleicht angebracht sein, G. auf sein Treiben hin von ärztlicher Seite beobachten zu lassen. Zu diesem Berichte bemerkte die Bürgermeisterei, die Sache sei zu schwarz gefärbt; der Zwist der Eheleute sei wahrscheinlich darin zu suchen, daß G. evangelisch, seine Frau katholisch sei. Das Kreisamt leitete den Bericht an die Klinik weiter mit dem Zusatz, daß es keinen Einweisungsantrag stelle. G. war in der Klinik leicht deprimiert, erholte sich aber rasch. Er wurde auf seinen Wunsch am 8. II. 13 entlassen.

Wie uns die Bürgermeisterei mitteilte, ist G. noch immer dem Trunke ergeben. Seine Frau konnte es bei ihm wegen der fortgesetzten Streitigkeiten nicht mehr aushalten und ist am 14. IX. 13 von ihm fortgezogen. Die Ehescheidung soll bereits in die Wege geleitet sein.

Fall 46. B. L., Postschaffner, geb. 27. VI. 65, aufg. 19. V. 00. Ein Bruder und ein Onkel tranken. L. selbst soll früher gesund gewesen sein. Er heiratete 1895; bis 1899 war die Ehe glücklich. Dann wurde L. unsolide, trank und verkehrte mit anderen Frauen. Er wurde sehr eifersüchtig, mißhandelte seine Frau. Die Erregungszustände traten zeitweise auf und waren von verschiedener Heftigkeit. Die Ehefrau wurde am 15. VI. protokollarisch vernommen und gab an, Herbst 1899 sei ihr Mann eifersüchtig geworden, er habe sie mißhandelt, mehrmals blutig geschlagen und an den Haaren gezaust, Anfang November habe sich der Zustand derart verschlimmert, daß ihr Vater ihn habe zu sich holen müssen; aber schon am dritten Tage sei er von seiner Behörde zurückgerufen, und ihm ein Antrag auf Versetzung in den Ruhestand vorgelegt worden, den er unterschrieben habe. Seitdem sei es noch schlimmer geworden. Er habe sie in lebensgefährlicher Weise mit einem Beile bedroht und ferner geäußert, wenn er keine Uniform mehr tragen dürfe, so sollten die anderen auch keine mehr tragen.

In der Klinik, in die er auf Antrag der Bürgermeisterei mit einem kreisärztlichen Zeugnis eingewiesen wurde, benahm sich L. ruhig und geordnet; er hielt aber daran fest, daß seine Frau ihm untreu gewesen sei. Er gab zu, öfters Zank und Streit gehabt zu haben; er will aber nur einmal seine Frau geschlagen haben. Während des Aufenthaltes in der Klinik schrieb die Frau an die Direktion, sie wolle das Postamt verklagen, weil es ihren Mann in seinem kranken Zustand gezwungen habe, den Antrag auf Pensionierung zu unterschreiben. Weiter heißt es: „Und an der Eifersucht halber, die meinem Mann in den Kopf eingebracht worden ist, waren Herr Postdirektor H . . . und noch Unterbeamte viel der schuldige Teil mit ihren Utzereien . . . . Wir hatten die Versetzung angetragen, es ist uns verweigert worden und jetzt haben Sie meinen Mann doch so schändlich um sein Brot gebracht und noch viel schlimmer wie vorher. Ich möchte Herrn Direktor anfragen, ob ich die Klage vollführen soll . . . . Durch die Post allein ist mein Mann so weit gekommen, vielleicht kann er durch diese Klage wieder in seine Stelle kommen, wenns auch wo anders ist . . . ." Am 28. VI. wurde L. seiner Frau gegen Revers mitgegeben. Die zuständige Bürgermeisterei teilte uns auf unser Ersuchen hin mit, daß L. vollständig gesund sei und ein geregeltes Leben führe.

Fall 47. X. Q., Landwirt, geb. 1. VII. 51, aufg. 2. X. 08. Die Mutter litt an Eifersuchtswahn, auch zwei Geschwister neigen dazu. Q. selbst war stets mißtrauisch und dabei peinlich genau. Seit Frühjahr 1907 äußerte Q. Eifersuchtsideen. Am 2. X. 08 kam er allein freiwillig in die Klinik mit der Bitte um Aufnahme, er könne in seiner Familie nicht mehr leben und suche Ruhe; der Kreisarzt habe ihm gesagt, er solle sich einmal in der Klinik untersuchen lassen. Er gab an, sein Sohn habe sich schon zweimal an ihm vergriffen, daraufhin habe er seinen Sohn mit dem Revolver bedroht, aber nicht geschossen. Erst später habe er einmal geschossen, er habe aber nur „probiert zum Fenster hinaus"; es sei aber keiner draußen gewesen. „Ich habe mir die Ideen in den Kopf gesetzt, mein Sohn, 29 Jahre alt, als ob ein Verhältnis zwischen dem und meiner eigenen Frau bestehe und darum der Streit. Behaupten kann ich überhaupt nichts, meine Frau ist 56 Jahre alt. Ich will mal ganz von der Familie weggehen". Er behauptete, nicht zu trinken und schon von einem Glas Bier einen roten Kopf zu bekommen. Eine Anfrage bei der Bürgermeisterei ergab, daß Q. seine Frau und Tochter oft mißhandelt und mit Erschießen bedroht hat, daß er ferner den Revolver auf seinen Sohn angelegt hat, der Schuß aber nicht losgegangen ist. Hier verhielt sich Q. ruhig und geordnet. Nach einiger Zeit wünschte er entlassen zu werden. Infolgedessen wurde an seine Angehörigen geschrieben, um mit ihnen das Nötige, besonders auch die Internierung gegen den Willen des Kranken zu besprechen. Da diese aber nichts von sich hören ließen, mußte Q., weil er freiwillig gekommen war, entlassen werden. Am 18. X. 08 fuhr er allein nach Hause. Die Heimatbehörde wurde von der Klinik benachrichtigt, daß große Vorsicht am Platze sei. Sie teilte uns jetzt mit, daß seine Lebensführung zu Beanstandungen keinen Anlaß gebe; er sei zwar etwas nervös veranlagt, arbeite aber fleißig; sein Zustand könne als normal bezeichnet werden.

Fall 48. M. L., Schuhmacher, geb. 14. VI. 52, aufg. 18. VII. 05. L. hat 7 lebende Kinder, von denen eins schwachsinnig ist. Er trank zeitweise sehr viel und war dann sehr erregt. Seine Frau gab darüber auf der Bürgermeisterei an, ihr Mann, mit dem sie seit 1886 verheiratet sei, sei bis vor zwei Jahren ordentlich gewesen; seitdem aber habe er zeitweise getrunken. Die Pausen hätten im Winter bis zu sechs Wochen gedauert, im Sommer weniger lang. Wenn er getrunken habe, habe er öfters geäußert, er werde ihr doch noch den Hals abschneiden; sie fürchte sich aber nicht vor seinen Drohungen. Eine Frau H. erklärte, sie sei öfters zu L.'s gekommen; vor etwa einem viertel Jahre habe L. sie gefragt, ob sie keine Flinte habe, er wolle seine Kinder erschießen. Kürzlich habe er ihr gesagt, das Leben sei ihm zur Last; es dauere keine 14 Tage, dann schneide er seiner Frau und seinen Kindern die Hälse ab; es habe ihr den Eindruck gemacht, als wenn es dem Manne Ernst gewesen sei. Am 18. Juli kam L. morgens zur Polizei und erklärte, er habe zwei seiner Kinder erwürgt, man solle ihn nach Japan bringen, er wolle alle Russen würgen. Auf Antrag der Bürgermeisterei wurde er in die Klinik aufgenommen. Den ärztlichen Fragebogen fertigte der Kreisarzt aus. Hier verhielt sich L. ruhig, war aber verschlossen; zur Arbeit war er nicht zu bewegen. Die Reflexe waren sehr lebhaft, der Tremor der Hände und Zunge erheblich; die Pupillen waren ungleich weit. Am 21. September wurde L. gebessert nach Hause entlassen. Auf unsere Anfrage bei der Bürgermeisterei wurde uns mitgeteilt, daß L. gesund und arbeitsfähig sei; er selbst will seit seiner Entlassung aus der Klinik keine Beschwerden mehr gehabt haben.

Fall 49. K. M., Hilfsbahnwärter, geb. 20. II. 65, aufg. 23. XI. 06. Vater war paranoisch, starb auf dem Eichberg; Mutter soll Krämpfe gehabt haben; Großvater väterlicherseits soll sich erhängt haben. Seit Sommer 1906 war M. mißtrauisch, glaubte sich verfolgt, beschwerte sich deswegen beim Bürgermeister. Er wurde am 23. XI. 06 auf Antrag seiner

Frau aufgenommen; das ärztliche Zeugnis fehlte; es wurde nachträglich durch den Kreisarzt ausgestellt. Die Bürgermeisterei antwortete auf die Frage nach der Gemeingefährlichkeit: „Nach Aussagen der Ehefrau und des Bruders des Kranken soll der letztere in letzter Zeit sehr aufgeregt gewesen sein und sogar ein Beil in seine Wohnung verbracht haben. Bedroht hat er damit seine Angehörigen noch nicht und scheint der Kranke dies im Wahn zu seiner eigenen Sicherheit aus Furcht getan zu haben. Allerdings soll ihn seine Frau auch einmal geärgert haben“. Die Ehefrau gab in der Klinik an, am Tage vor der Aufnahme habe ihr Mann sie an den Hals gepackt und geschrien, sie halte es auch mit anderen Männern und wolle ihn verraten. Hier äußerte M. alle möglichen Beeinträchtigungsideen hatte, Gefühls- und Gehörshalluzinationen; im allgemeinen war er ruhig und zugänglich. Da er sehr nach Entlassung drängte, wurde die Bürgermeisterei am 10. XII. 06 um Zeugenvernehmung gebeten. Sie teilte mit, daß nur die schon bekannten Aussagen der Angehörigen für die Gemeingefährlichkeit in Betracht kämen; daß eine solche nicht ausgeschlossen erschiene, gehe aber auch noch daraus hervor, daß M. sich fortwährend über ganz einwandfreie Leute beschwere. Die Bürgermeisterei fügte noch hinzu, daß sie einer Entlassung nicht zustimmen könne und sie später nur dann in Betracht kommen könne, wie sie nach Ansicht der Direktion der Klinik unbedenklich erscheine. — Nachdem M. sich mehrere Monate ruhig gehalten hatte, auch die Wahnideen und Halluzinationen wesentlich abgeschwächt waren, endlich die Frau dringend um Entlassung bat und schriftlich versprach, die ganze Verantwortung übernehmen zu wollen, wurde M. am 14. IV. 07 nach Hause entlassen. Auf eine Anfrage bei der Bürgermeisterei wurde uns mitgeteilt, daß M. jetzt vollständig erwerbsfähig sei, nur in seinem Benehmen etwas Befangenheit zeige.

  Fall 50. J. O., Gastwirt, geb. 2. V. 54, aufg. 13. XII. 02. O. hatte 1886 geheiratet; schon vorher hatte er zeitweise viel getrunken. Anfangs ging es leidlich, bis er seinen Beruf als Zuschneider aufgab und Kolporteur wurde, dadurch war er gezwungen, sich viel in Wirtschaften aufzuhalten. Später fing er eine Speisewirtschaft an; zu der Zeit war es einmal so schlimm, daß die Frau nachts flüchten mußte. 1901 kaufte O. eine Gastwirtschaft. Im Sommer 1902 schlug er seine Frau mit einer Kaffeekanne ins Gesicht und fügte ihr eine Wunde bei, die genäht werden mußte. Er kam daraufhin ins Krankenhaus, lief aber fort und versprach seiner Frau, sich künftig zu halten. Aber schon nach 14 Tagen verfiel er wieder in die alten Gewohnheiten. Seit Anfang November soll er andauernd betrunken gewesen sein; in einem fort äußerte er Eifersuchtsideen, nannte seine Frau und seine 14jährige Tochter vor den Gästen Saumensch, Huren usw. Oft sprach er von bösen Geistern, die ihn nachts bedrohten und deren er sich erwehren müsse. Er wurde auf Antrag seiner Frau in die Klinik aufgenommen; im ärztlichen Zeugnis wurde er für gemeingefährlich erklärt. Da dieses nicht genügte, wurden auf unser Ersuchen zwei Nachbaren des O. protokollarisch vernommen; sie sagten aus, O. sei, wenn er getrunken habe, ganz rasend gewesen, habe mit allen Gästen ohne Grund Streit angefangen, seiner Frau Untreue vorgeworfen und sie beschimpft; wer ihm in den Weg gekommen sei, habe er bedroht; man habe das Gefühl gehabt, daß er in diesem Zustande zu allem fähig gewesen sei; es sei die höchste Zeit gewesen, daß er in eine Anstalt gekommen sei.

  In der Klinik verhielt sich O. ruhig, aber vollkommen einsichtslos. Alle Schuld schob er auf seine Frau. Auf eine Anfrage bei der Bürgermeisterei wegen Entlassung erwiderte diese am 24. I. 03, daß sie gegen eine Entlassung sei; das, was die beiden vernommenen Zeugen ausgesagt hätten, könnte die ganze Nachbarschaft bestätigen. Die Neigung des O. zu Alkohol sei zu groß. Er wurde daher noch bis zum 13. III. 03 zurückgehalten und dann, als er körperlich mehr und mehr zurückging, im Einverständnis mit der Frau nach Hause entlassen. Er starb am 12. X. 04.

  Fall 51. Q. X., Fabrikant, geb. 17. III. 41, aufg. 29. VIII. 00. Hereditäre Belastung ist nicht nachweisbar. X. war stets fleißig und solide. Etwa 1895 erlitt er eine Schädelverletzung, nach der er kurze Zeit erregt gewesen sein soll. Seit 1896 glaubte er, er werde Bürgermeister, später kam die Idee dazu, daß er eine reiche Witwe heiraten müsse. Schon Anfang 1900 hatte die Bürgermeisterei und der Kreisarzt die Unterbringung in eine Anstalt beantragt, weil er anderen gedroht hatte, doch waren die Angehörigen und der Hausarzt dagegen. Auf ihre Seite stellte sich auch das Vormundschaftsgericht. X. wurde zunächst auf zwei Monate in ein Sanatorium geschickt und kam dann zurück. Zur selben Zeit wurde er entmündigt. Nach seiner Rückkehr trat in seinem Benehmen keine Änderung ein; er belästigte die reiche Witwe, wie bisher, und drohte, es gäbe noch ein Unglück. Infolge-

dessen wurde er mit einem vom Kreisarzte ausgefüllten Fragebogen, in dem er als gemein-
gefährlich wegen der oben geschilderten Handlung bezeichnet wurde, und einem von der
Bürgermeisterei ausgestellten Antrag, in die Klinik verbracht. Hier äußerte er die gleichen
Wahnideen wie draußen; unumstößlich hielt er an ihnen fest und hatte an nichts anderem
Interesse. Er war gehobener Stimmung und sehr stolz, dabei entschieden schwachsinnig.
Hie und da war er ein wenig erregt, im übrigen aber ruhig und freundlich. Er drängte sehr
auf Entlassung; es wurde daher die Bürgermeisterei um protokollarische Vernehmung von
Zeugen gebeten, welche über die Gemeingefährlichkeit aussagen konnten. Sein Vormund
gab an, X. belästige alle, er schimpfe in gemeiner Weise, besonders wenn er getrunken habe;
es sei ihm zuzutrauen, daß er in gereiztem Zustande Leute angreifen würde. Infolge der
fixen Idee sei er für die Bewohner des Heimatortes ein sehr lästiger Mensch. Ein Küfer,
der bei der Witwe beschäftigt war, erklärte, X. sei auf alle, die im Hause der Arbeitgeberin
wohnten, eifersüchtig, er habe ihn oft belästigt und einmal sogar mit einem Stocke geschlagen. X. sei nach seiner Ansicht verrückt und gemeingefährlich. Diese Angaben
wurden von drei weiteren Zeugen im wesentlichen bestätigt, allerdings fügten zwei von ihnen
hinzu, daß X. von den anderen immer verspottet worden sei wegen seiner fixen Ideen. Die
Tochter des X. gab bei einem Besuch in der Klinik an, der Küfer habe ihren Vater zuerst
angegriffen, als ihr Vater in das Haus der Witwe habe gehen wollen; es sei dann zu einer
Schlägerei gekommen. Auf die Zeugenaussagen hin, die am 2. X. aufgenommen worden
waren, wurde X noch bis zum 8. XII. in der Klinik zurückgehalten. Dann holte ihn sein
Sohn ab. Am Ende der Krankengeschichte heißt es: „Obwohl die Wahnideen des Pat. als
fixierte zu betrachten sind, und in dem Zustande des Pat. seit dem Eintritt in die Anstalt
keine Änderung zu konstatieren ist, so ist doch bei dem starken Schwachsinn des Pat. anzunehmen, daß er in keine Konflikte mehr mit der Umgebung geraten wird". — X. starb zu
Hause am 12. I. 03.

Auch bei diesen Krankengeschichten finden wir wieder eine, Fall 43,
aus der wir entnehmen, daß es erst zu einem Delikte, zu einem Attentat auf die
eigene Frau, kommen mußte, bevor Internierung erfolgte. Die Stellung der
Diagnose war in diesem Falle sehr schwer; in der Klinik wurde F. zunächst
für einen Paranoiker gehalten; die Ansicht änderte sich aber; man schob die
Erregungszustände und Verfolgungsideen auf den übermäßigen Genuß von Alkohol, nahm zugleich aber auch an, daß F. von seinen Angehörigen, vor allem
von seinem Schwiegervater, stark gereizt worden sei. Diese Ansicht ist bestätigt
worden durch die Lebensweise, die F. seit 1909 geführt hat. Auch in Fall 44
wirkte die Ehescheidung Wunder und man muß nach dem Bericht des Bürgermeisters annehmen, daß auch in Fall 45 die Scheidung auf G.'s Zustand günstig
einwirken wird. Inwieweit bei L. in Fall 46 neben dem Alkoholmißbrauch
noch andere Umstände mitspielten, durch welche sein Zustand verschlimmert
wurde, läßt sich mit Sicherheit nicht feststellen; jedenfalls scheint es durchaus
nicht ausgeschlossen, daß die Mitarbeiter dazu beigetragen haben. Aus Fall 47
können wir entnehmen, wie schwer es ist, Gemeingefährliche zu halten, wenn
kein entsprechender Aufnahmeantrag gestellt wurde. — Was den Zeitpunkt
der Aufnahme in den Fällen 44—48 betrifft, so geht aus den Krankengeschichten
deutlich hervor, daß in allen diesen Fällen, in denen es sich um Alkoholiker
handelt, mit der Aufnahme viel zu lange gewartet worden ist. X. trank schon
jahrelang; anstatt daß die Ehefrau seine Internierung beantragte, flüchtete sie
zur Mutter. Bei G. war es fast so weit gekommen, daß er seine Frau totgeschlagen,
bei Q., daß er seinen Sohn erschossen hätte. Die Drohungen und Mißhandlungen
in Fall 46 und 48 waren sehr schwer und doch wartete man in beiden Fällen mit
der Einweisung.

In Fall 49 handelt es sich nicht um einen Alkoholisten; ob er als vollkommen
genesen betrachtet werden darf, ist fraglich; jedenfalls ist er sozial brauchbar.

Auch in Fall 50 und 51 handelt es sich nicht um eine Heilung, sondern lediglich um ein Aufhören der Gemeingefährlichkeit. Der letzte Fall ist auch noch deswegen interessant, weil eine Meinungsverschiedenheit wegen der Dringlichkeit der Aufnahme zwischen der Bürgermeisterei und dem Kreisarzte einerseits, dem Vormundschaftsgerichte, den Angehörigen und dem Hausarzte andererseits bestand.

Fall 52. B. J., Barbiersfrau, geb. 17. IX. 59, aufg. 14. IX. 97. Ist geschieden von ihrem Manne. Über die Heredität und die Folgen eines Prozesses s. Fall 42 (Bruder der J.). J. leistete der Aufforderung des Gerichts, sich freiwillig zur Beobachtung ihres Geisteszustandes in die Gießener Klinik zu begeben, keine Folge; einem Gendarmen, der sie dorthin verbringen sollte, verwehrte sie mit Waffengewalt den Eintritt in ihre Wohnung. Als am folgenden Tage mehrere Gendarmen kamen, um sie abzuholen, legte sie sich völlig entkleidet ins Bett; sie mußte mit Gewalt angezogen werden und widersetzte sich während des Transportes in einem fort. Die Aufnahme in die Klinik erfolgte am 14. IX. 97. Hier war J. zeitweise sehr erregt, zerriß ihre Kleidung, halluzinierte und äußerte oft Wahnideen, z. B. ihre Eltern und Geschwister seien getötet, man wolle auch ihr etwas antun. Um nach sechswöchigem Aufenthalte die weitere Anstaltspflege zu legalisieren, wurde der Kreisarzt zugezogen. Am 7. XII. 97 erfolgte unter den größten Schwierigkeiten, zum Teil in Narkose, die Überführung in eine Irrenanstalt. Anfangs war sie dort sehr erregt, griff sogar die Pflegerinnen an, später wurde sie ruhiger; am 1. VI. 98 wurde sie wenig gebessert versuchsweise in ihre Familie gegen Revers entlassen, da die Bürgermeisterei und der Vater dringend die Entlassung verlangten; in der Gemeinde war man der Ansicht, daß J. gesund und ohne Grund eingesperrt sei. Sie entfernte sich aber Ende Dezember und wurde am 30. XII. 98 aufgegriffen und einer Irrenanstalt zugeführt, in der sie sich noch befindet. Zeitweise ist sie sehr erregt und gewalttätig, zeitweise ruhig, aber stumpf und interesselos. Sie ist infolge einer körperlichen Erkrankung jetzt sehr elend.

Fall 53. B. L., Seiler, geb. 3. XI. 63, aufg. I.: 16. XI. 09, II.: 31. V. 10. Über erbliche Belastung und Kindheit nichts bekannt. L. trank seit Jahren. Er wurde am 16. XI. 09 auf polizeilichen Antrag, dem die Zeugenvernehmungsprotokolle über die Gemeingefährlichkeit gleich beigegeben waren, aufgenommen. Eine Zeugin erklärte, L. sei fast jeden Abend betrunken; er beschimpfe seine Frau dann mit „Hure, Sau". „In mehreren Fällen hatte er bei dieser Gelegenheit das Messer in der Hand und sagte: „Du stirbst noch, heute Abend wirst Du noch eine Leiche, ich zermalme Dich". Ich sah bei dieser Gelegenheit auch mal, daß L. seiner Frau mit der Hand ins Gesicht schlug". Ganz ähnlich sind die übrigen Aussagen; eine Zeugin setzte hinzu: „L. ist sehr eifersüchtig und im höchsten Grade gemeingefährlich". Das kreisärztliche Zeugnis wurde nachträglich eingeholt. In der Klinik hielt L. sich leidlich; nur fehlte ihm jede Einsicht für seine Handlungsweise zu Hause. Von Mitte März 1910 an beteiligte er sich an der Gartenarbeit, von der er am 19. IV. entwich. Am 31. V. wurde er auf Antrag der Polizei wieder aufgenommen. Die Ehefrau sagte bei der Vernehmung aus, es sei nur kurze Zeit gut gegangen; dann habe ihr Mann sie wieder mit gemeinen Ausdrücken beschimpft und mit Totschlagen bedroht; am 30. V. sei er mit einem Messer auf sie losgegangen. In der Klinik verhielt L. sich ruhig, nur war er zeitweise gedrückt wegen seiner Internierung. Kurz vor seiner Überführung in eine Irrenanstalt, die am 13. XII. 10 erfolgte, arbeitete er etwas im Garten mit. Dort war er fleißig und hielt sich gut. Er entwich am 15. V. 11. Die Heimatbehörde teilte uns unter dem 6. III. 14 mit: „daß L. seit längerer Zeit ohne feste Arbeit sich in der Welt umhertreibt und nicht für seine Familie sorgt. Ab und zu kehrt er nach G. zurück, ohne indessen geordnete Arbeitsverhältnisse aufzunehmen. Es will mir scheinen, als ob seine Frau einen großen Teil der Schuld an den ungünstigen häuslichen Verhältnissen trifft".

Fall 54. L. N., Bahnarbeitersfrau, geb. 22. I. 1848, aufg. I.: 16. IV. 98, II.: 2. XI. 99. Keine erbliche Belastung, hat sechs lebende Kinder. 1881 war N. längere Zeit verstimmt nach der Geburt des dritten Kindes, ebenso 1885 nach der Geburt des 5.; damals wollte sie einmal mit dem Kinde in den Brunnen springen. 1893 war N. erregt, schlug bei den Nachbaren die Fenster ein, schimpfte und prügelte ihre Kinder. Sie wurde in eine Irrenanstalt überführt und blieb dort 1/4 Jahr. Dann war sie ruhiger. Seit 1895 verschlimmerte sich der Zustand wieder, im Dezember 1896 beantragte die Bürgermeisterei wieder die Aufnahme in eine Anstalt, doch zog sie den Antrag zurück, da N. sich beruhigte. Der

Kreisarzt konnte am 11. I. 97 in den Akten vermerken, daß die Kranke ruhiger sei und einstweilen in der Familie verbleiben könne. Aber schon am 28. I. 97 lehnte der Kreisarzt die weitere Verantwortung ab und machte der Bürgermeisterei die Überwachung der Kranken zur Pflicht. Am 11. IV. 98 stellte er den Antrag auf Unterbringung in eine Anstalt, die am 16. IV. 98 erfolgte. Der von der Bürgermeisterei gestellte Aufnahmeantrag lautete: „Wir bitten um sofortige Aufnahme der Geisteskranken L. N. von hier; dieselbe ist seit heute Mittag so tobsüchtig, daß das Allerschlimmste zu befürchten ist". Nach Angabe der Angehörigen mißhandelte sie ihre Kinder und beschimpfte sie in gemeinen Ausdrücken, lief auf die Straße, warf nach Vorübergehenden mit Steinen, schlief kaum, sondern lärmte fast die ganze Nacht. Schon gleich nach der Aufnahme wurde N. ruhig, arbeitete fleißig auf der Abteilung. Es konnte ein mäßiger Grad von Schwachsinn festgestellt werden. Am 10. V. wurde in die Krankengeschichte eingetragen: „Da die Pat. noch immer eine Arbeitskraft für ihr Hauswesen darstellt und von einer ernstlichen Gemeingefährlichkeit eigentlich nicht die Rede sein kann, so soll sie demnächst ihrer Familie wieder zurückgegeben werden. Am 25. VI. finden wir folgenden Eintrag: „Der Ehemann drängt neuerdings auf ihre Entlassung. Ihre Töchter stellen sich anders dazu, eine von ihnen äußerte sich kürzlich sehr bedenklich, gab noch an, daß noch im Vorjahre auf dem Felde die Mutter sie mit einer Sichel unter schwersten Drohungen verfolgt habe. Sie habe sich ihr nur durch die Flucht entziehen können. — Immerhin muß diese Mitteilung, welche die Tochter sonst noch niemandem gemacht haben will, zur Vorsicht mit der Entlassung mahnen". — Eintrag am 16. VII.: „Nach Einholung der Genehmigung der Gr. Bürgermeisterei zu den Ihrigen gegen Revers entlassen". Der Revers lautete: „Ich bin bei Entlassung meiner Frau auf die unter Umständen zu erwartende Gemeingefährlichkeit derselben, auch besonders für ihre nächsten Angehörigen, aufmerksam gemacht worden und bin mir der Verantwortlichkeit meines Schrittes bewußt. Ich will für Überwachung meiner Frau Sorge tragen".

Am 2. XI. 99 wurde N. auf Antrag des Ehemannes und auf Grund eines vom Kreisarzte ausgestellten Fragebogens wieder in die Klinik aufgenommen. Sie hatte zu Hause Eifersuchtsideen geäußert, auf eine Nachbarin, mit der ihr Mann anläßlich einer Hochzeit getanzt hatte geschimpft und·sie bedroht; mit ihren Kindern soll sie gut ausgekommen sein. Hier war sie leicht reizbar und erregt und neigte zu Tätlichkeiten gegen ihre Umgebung. Sie wurde am 16. VIII. 00 in eine Irrenanstalt überführt und befindet sich noch dort. Sie halluziniert viel und ist oft laut, kann aber beschäftigt werden. Gewalttätig ist sie selten.

Fall 55. M. E., Färber, geb. 4. IV. 52, aufg. 11. IV. 1900. Der Vater soll Trinker gewesen sein. E. selbst gab an, er sei als Knabe schon sehr heftig und störrisch gewesen, habe sich schon früh mit seiner Familie überworfen und sei sehr unbeständig gewesen. Widerspruch habe er schlecht vertragen können, zu Tätlichkeiten habe er leicht geneigt. Schon vom 10. Lebensjahre an habe er getrunken, was er beibehalten habe. Mit 21 Jahren diente er und wurde zum Unteroffizier befördert. Mit 26 Jahren heiratete er; seine Familie hatte viel unter ihm zu leiden, da er sich oft zu Tätlichkeiten hinreißen ließ, besonders wenn er getrunken hatte. Er war ein tüchtiger Arbeiter. In der jetzigen Stellung war er etwa $1^{1}/_{2}$ Jahre. Mitte März 1900 nahm die Erregung zu; er trank wiederholt viel und war sehr empfindlich. Er regte sich besonders darüber auf, daß in seiner Fabrik Kontrollmarken eingeführt wurden; dadurch fühlte er sich degradiert und beleidigt. Als er sich der Anordnung nicht fügen wollte, wurde ihm gekündigt. Daraufhin kaufte er sich einen Revolver und überlegte, ob er sich allein oder den Direktor der Fabrik mit erschießen solle, wie aus einem an den Direktor gerichteten Briefe hervorgeht. Am 5. April schoß er sich in die Brust. Er wurde auf Antrag der Bürgermeisterei in die Klinik aufgenommen. In dem ärztlichen Zeugnis steht: . „ . . . daß eine Wiederholung des Erregungszustandes, in welchem von demselben gemeingefährliche Handlungen zu befürchten sind, nicht ausgeschlossen ist". E. gab an, er sei am Tage nach der Kündigung nach F . . . gefahren, um sich einen Revolver zu kaufen, sei aber solange planlos umhergelaufen, bis die Läden geschlossen gewesen seien; dann habe er sehr viel getrunken. Am folgenden Tage sei er nüchtern wieder nach Frankfurt gefahren und habe sich einen Revolver gekauft; darauf habe er wieder reichlich Bier und Schnaps getrunken. Über das, was er am 4. IV. gegen Abend gemacht habe, wisse er nichts mehr. Am 5. IV. sei er zur Fabrik gelaufen und habe dort die Schüsse auf sich abgegeben; den Direktor habe er nie erschießen wollen. In der Klinik hielt sich E. leidlich ruhig, war aber leicht reizbar, beeinflußbar und zeitweise traurig gestimmt. Eines Tages sagte er: „Der Direktor ist doch daran schuld, daß ich da bin . . . Und wenn ich herauskomme, muß der Direktor heute noch mitsterben, ich habe schon schwer gelitten, aber so wie ich diese Tage gelitten habe, das überwinde ich nicht." Ein anderes Mal gab er an, an dem Zerstörer seines Glückes wolle er sich furchtbar rächen, wenn man ihn hier auch umzustimmen suche; das würde man niemals fertig bringen. Zeitweise war er noch sehr erregt. Am 5. I. 01 wurde er in eine Irrenanstalt überführt. Dort war er unverträglich, reizbar, in stets schwankender Stimmung. Da seine Frau ihn abholen wollte, wurde an das zuständige Kreisamt geschrieben, ob seiner Entlassung etwas im Wege stünde. Es erfolgte keine Antwort. Infolgedessen wurde E. am 14. VIII. 01 probeweise gegen Revers entlassen. Schon am 17. XII. 01 kehrte er freiwillig in die Anstalt zurück und erklärte, er habe mit den Menschen draußen nicht auskommen können, die verstünden ihn nicht, durch seine Gereiztheit sei er seinen Eltern zur Last gefallen. Er befindet sich noch in der Anstalt und bietet dasselbe querulierende, stets wechselnde Bild wie früher. Er vermeidet den Umgang mit anderen Kranken, explodiert aber gleichwohl von Zeit zu Zeit heftig.

Fall 56. K. E., Sattler, geb. 21. VIII. 51, aufg. 19. III. 03. Großmutter väterlicherseits und Bruder des Vaters waren geisteskrank. E. war schon als Kind leicht aufgeregt und reizbar. Er machte den Krieg 70/71 mit, heiratete 1875 und hatte 5 gesunde Kinder, ein Sohn starb wahrscheinlich im epileptischen Anfall. E. war in seinem Berufe tüchtig. In Gesellschaft hatte er oft Streit und Unannehmlichkeiten, weil er vieles auf sich bezog. Alkoholische Getränke vertrug er schlecht; er wurde sofort erregt und reizbar. Seine Frau hatte viel darunter zu leiden, auch unter seinen maßlosen geschlechtlichen Ansprüchen; er soll sie auch schon geschlagen haben. Sie wurde von der Bürgermeisterei darüber vernommen und erklärte: „Ich habe den Antrag um Aufnahme meines Mannes erst gestellt, als er wiederholt mich und meine Kinder mit Totstechen und Umbringen bedrohte. Einmal hatte er auch eine Axt bei sich; manchmal hat er sich mit einem Messer bewaffnet in der Absicht, seine angeblichen Verfolger damit unschädlich zu machen. Er lebte nämlich in der letzten Zeit ständig in dem Wahne, er werde verfolgt und müsse sich schützen. Der Arzt hat mich wiederholt ermahnt, vorsichtig zu sein, da er sehr gefährlich sei. Einmal hat er mir das Gesicht zerkratzt, und den Arm blau gedrückt, als ich ihn von einer Verfolgung zurückhalten wollte, und dabei über $^1/_4$ Stunde mit ihm allein ringen mußte". E. wurde einmal wegen Beleidigung und einmal wegen Erregung öffentlichen Ärgernisses, weil er seinen Sohn auf der Straße geschlagen hatte, bestraft. Seinen Kindern gab er das schlechteste Beispiel. Er benannte seine Frau in ihrer Gegenwart mit den schauderhaftesten Ausdrücken und warf ihr die unsittlichsten Handlungen vor. Mehrfach äußerte er Selbstmordgedanken. Nach Aussage des Sohnes bat er oft um Verzeihung und hatte die besten Vorsätze, es sei aber immer nur bei den Vorsätzen geblieben.

In der Klinik fiel zunächst das starke Zittern auf. Dann beschuldigte er gleich bei der Aufnahme seine Frau und Kinder; seine Frau sorge nicht für ihn, komme nicht ihren ehelichen Pflichten nach; sein Sohn habe ihn mißhandelt. Er gab zu, krank zu sein, und glaubt auch, daß die Erkrankung vom Trinken herrühre; er sei aber immer nur durch Ärger ans Trinken gekommen und könne Alkohol schlecht vertragen. Bis zuletzt wälzte E. die Schuld von sich auf andere, besonders seine Familie ab. Einige Symptome wurden festgestellt, die annehmen lassen, daß die Alkoholintoleranz auf epileptischer Basis entstanden ist. Die Erregung blaßte allmählich ab; E. wurde freundlich und beschäftigte sich etwas. Am 20. V. wurde er von seiner Frau abgeholt. Nach einer brieflichen Mitteilung von Mitbewohnern des Hauses verübte E. Ende 1908 Selbstmord.

Fall 57. B. E., Oberförster, geb. 25. V. 65, aufg. 23. XII. 09. Die Eltern starben beide an Herzschlag. Die meisten Familienmitglieder sind psychopathisch veranlagt. E. litt viel an Halsentzündungen und Gicht. Paranoische Ideen traten zum ersten Male 1904 auf; er glaubte, seine Bekannten und Vorgesetzten seien auf einmal anders gegen ihn geworden, sie behandelten ihn geringschätzig. Später traten Vergiftungsideen, sowie Geschmacks- und Geruchshalluzinationen auf. Er glaubte sich von anderen bedroht, so von dem behandelnden Arzte. In dem ärztlichen Fragebogen heißt es: „im allgemeinen verträglich, jedoch als gemeingefährlich zu bezeichnen; hat schon auf Grund von Wahnideen Leute seiner Umgebung mit Schießwaffen bedroht. Letztere anderweit gemachte Angabe wird von der Schwester bestritten." Auf Antrag des Bruders wurde er in die Klinik aufgenommen. Hier äußerte er, es werde ihm infektiöser Staub eingeblasen und andere Wahnideen. Da sie nicht nachließen, wurde ein kreisärztliches Zeugnis eingeholt. Am 25. II. 10 erfolgte die Verlegung in eine Irrenanstalt, wo er dauernd von Verfolgungsideen beherrscht war. Zeitweise mußte er künstlich ernährt werden. Er war sehr mißtrauisch und dabei höchst anmaßend. Am 15. VI. 11 holte eine Schwester des E. und ein Arzt diesen ab, nachdem vorher der Anstalt in einem eingeschriebenen Briefe mitgeteilt worden war, daß der Familienrat beschlossen habe, E zu einem Arzte in Pension zu geben. Schon am 30. VI. wurde er wiedergebracht, da er 10 Tage lang keine Nahrung zu sich genommen und sich in sein Zimmer eingeschlossen hatte. Im Oktober 1911 erfolgte seine Entmündigung; er befindet sich zurzeit noch in der gleichen Anstalt.

Fall 58. S. V., ohne Beruf, geb. 10. VI. 81, aufg. 23. II. 05. V. konnte trotz Bemühung die Berechtigung zum einjährigen Dienste nicht erlangen. Er wurde im September 1904 als dienstuntauglich wegen Geistesstörung vom Militär entlassen. Im Oktober beleidigte er ohne Grund auf dem Bahnhofe einen Schaffner; als seine Personalien festgestellt werden sollten, wurde er erregt, nannte sich Großherzog und zog schließlich aus seinem Stock einen Degen, um sich zu verteidigen. Er wurde in eine Kaltwasserheilanstalt gebracht, wo er mehrere Monate verblieb. Der Arzt berichtete nachträglich darüber, daß V. häufig erregt und sehr unordentlich gewesen sei, die gesellschaftlichen Formen außer Acht gelassen und sich in die Hausordnung nicht gefügt habe. Der Vater machte dann den Versuch, ihn bei einem Geschäftsfreunde unterzubringen, was aber mißglückte. V. reiste nach B . . ., wo er, obwohl er mittellos war, 14 Tage im Hotel gut lebte. Infolgedessen brachte ihn der Vater in die Klinik. Nachträglich bescheinigte auf das Ersuchen des Direktors ein Arzt in B . . ., daß er V. auf einer Gesellschaft kennen gelernt und sofort erkannt habe, daß es sich bei ihm um eine geistige Störung handle; er habe kein Wort geredet, einen Herrn nach dem andern mit nichtssagendem Lächeln angesehen und ein sehr selbstbewußtes Wesen zur Schau getragen. Auch hier machte er einen hochfahrenden Eindruck, machte die unausführbarsten Pläne, war stets heiter, ruhig und zufrieden, zeigte keine Neigung zu irgend einer Beschäftigung und blieb in der Regel bis Mittag im Bett. Am 3. VI. 05 wurde er von seiner Mutter gegen Revers abgeholt; dieser lautete: „Ich bin bei der Abholung des Herrn V. darauf aufmerksam gemacht worden, daß es sich um einen gemeingefährlichen, sehr überwachungsbedürftigen Geisteskranken handelt." V. wurde von seinen Angehörigen in eine Kaltwasserheilanstalt gebracht. Dort verhielt er sich zunächst apathisch; dann wurde er erregt, so daß es nicht möglich war ihn zu halten. Er wurde daher am 22. VI. 06 in eine Irrenanstalt überführt, in der er sich noch befindet. Er ist zeitweise sehr erregt, halluziniert und äußert alle möglichen Wahnideen.

Fall 59. K. L., Portefeuillearbeiter, geb. 15. VII. 70, aufg. 10. VI. 99. Eine Schwester war geistesgestört. L. soll als Kind Krämpfe gehabt haben. Er lernte ziemlich gut, war still und spielte nur ungern mit anderen. Er diente zwei Jahre beim Militär, mußte aber geschont werden, da er mit Herzklopfen zu tun hatte. Er arbeitete zunächst gut und regelmäßig. Von 1895 an fühlte er sich verfolgt, besonders vom Rechner der allgemeinen Sparkasse, dem er Unterschlagungen vorwarf, die tatsächlich aber nicht festgestellt wurden. Nach und nach hielt er alle Leute, mit denen er verkehrte, für beeinflußt von seinen Feinden. Er wechselte alle Augenblicke die Stellung. Seit Weihnachten 1898 war er zu Hause. Seine Nervosität und seine Feinde ließen ihn kaum zur Arbeit kommen. Durch die Machenschaft seiner Feinde fühlte er sich vom ganzen Dorfe gemieden und geächtet. Auch eine gonorrhoische Erkrankung schiebt er auf diese. Der Aufnahmeantrag für die Klinik wurde vom Vater gestellt; der ärztliche Fragebogen wurde vom Kreisarzte gegengezeichnet. Die durch die Bürgermeisterei vorgenommenen Vernehmungen, die auf Ersuchen der Klinik nachträglich eingesandt wurden, ergaben folgendes: Der Vater erklärte am 7. VI.: „Mein Sohn ist im höchsten Grade geisteskrank und ich bitte um schnellste Aufnahme in eine Anstalt, da derselbe als gemeingefährlich zu betrachten ist; derselbe hat mich am 3. Juni mittelst Scherfmessers mit Totstechen bedroht" und weiter am 9. VIII.: „. . . . bedrohte meinen Schwiegersohn mit Revolver und ich glaube auch, wenn er Patronen gehabt hätte, denselben auch erschossen hätte." Der Schwager des L. gab am 9. VIII. an: „Etwa 4 oder 5 Wochen vor der Aufnahme (in die Klinik) hatte mich mein Schwager infolge eines Disputs, da er mir einige Küchengeräte entzweischlug, darüber zur Rede gestellt; darauf ergriff er ein Scherfmesser und wollte mir solches in den Leib stechen, worauf ich die Flucht ergriff. Darauf warf ich ihm das zerschlagene Petroleumkännchen zum Fenster hinein, da nahm er den Revolver und wollte nach mir schießen. (Er rief:) Es ist schade, daß ich keine Patronen mehr habe, sonst würdest Du morgen nicht mehr leben; ich werde morgen nach O. gehen und Patronen kaufen. — Ich bin der Meinung, daß wenn er Patronen gehabt hätte, er mich sicherlich erschossen hätte; es ist selbstverständlich, daß ich Ärzte nicht verhetzt habe noch meine Angehörigen". Ein Brief, den L. kurz vor der Aufnahme an den Hausarzt richtete, lautete: „. . . . Ihnen möchte ich den Rat geben, daß Sie mir keinen Arzt mehr aufhetzen, daß er mich nicht ausheilen soll (von Gonorrhoe), wie sie es mir in Frankfurt gemacht haben. Pfui, schämen sie sich als Arzt, einen Menschen in solcher Weise zugrunde zu richten . . . . Sie stehen doch nur unter der Botmäßigkeit des Schurken L . . . . Wenn ich sehe, daß man mich noch länger verfolgt und ich soll es am Ende noch mit meinem Leben bezahlen, dann mag zuerst ein anderer sterben. Das andere wird sich dann schon finden".

In der Klinik hielt L. unentwegt an seinen Wahnideen fest; einmal schrieb er auf einen Zettel: „1. mich wollen die Sozialdemokraten los werden und die Juden auch. 2. Die Sozialdemokraten wollten mit Gewalt recht haben, daß ich die Kuh gebraucht habe. 3. Die Sozialdemokraten haben mich zu einer geschlechtskranken Dirne geführt, damit ich den Tripper kriege. 4. Die Sozialdemokraten haben mich hier einsperren lassen." Halluzinieren wurde nicht beobachtet. Am 24. VIII. 99 wurde L. in eine Irrenanstalt überführt. Auf Antrag des Vaters wurde er am 19. VIII. 1900 ungeheilt entlassen. Zu Hause äußerte er andauernd Verfolgungsideen; trotzdem behielten ihn die Angehörigen dort, bis er dem Vater mit dem Messer, die Ortseinwohner mit Totschießen bedrohte; er besaß drei Revolver. Erst am 8. II. 06 wurde er als gemeingefährlicher Geisteskranker durch die Bürgermeisterei der Anstalt wieder zugeführt. Er befindet sich noch dort. Sein Zustand hat sich nicht geändert.

Fall 60. Q. F., Kaufmann, geb. 5. III. 90, aufg. 9. VI. 13. Keine erbliche Belastung. F. war als Kind schüchtern, lernte gut. Seit 1911 sehr ruhig, starrte oft in eine Ecke und lächelte vor sich hin, hatte einen gespannten Gesichtsausdruck. Oft mußte er seine Stellung wechseln, weil er zu Widerspruch neigte. Später äußerte er Verfolgungsideen; wiederholt lief er mit dem Messer in der Hand wütend im Zimmer umher. Im ärztlichen Fragebogen heißt es: „Es besteht große Gefahr, daß der Kranke sich und anderen gefährlich wird." Auf Antrag des Vaters wurde F. in die Klinik aufgenommen. Die Erklärung der Bürgermeisterei enthielt nichts über Gemeingefährlichkeit. Hier verhielt er sich ruhig und geordnet, mied aber den Verkehr mit den anderen Kranken. Er gab die Wahnideen, sowie Gehörs-, Gesichts- und Gefühlshalluzinationen zu, sprach aber nicht gern darüber und äußerte nichts ungefragt. Am 15. VIII. wurde er vom Vater gegen Revers abgeholt. Zu Hause wurde er bald wieder sehr auffällig, schimpfte auf den Vater, wollte die Mutter schlagen, schloß sich ein und aß fast nichts mehr. Infolgedessen wurde er am 8. IX. 13 auf Antrag des Vaters auf Grund eines ausführlichen ärztlichen Zeugnisses, in dem darauf hingewiesen wurde, daß die öffentliche Sicherheit gefährdet sei, in eine Irrenanstalt aufgenommen. Sein Wesen war läppisch und maniriert; er zeigte keine Neigung zu Beschäftigung und war sehr zurückhaltend. Am 15. XII. 13 wurde er gegen Revers vom Vater abgeholt.

Fall 61. F. X., Kaufmann, geb. 7. XI. 70, aufg. 10. I. 03. Über erbliche Belastung war nichts Genaues zu erfahren. Anfang Dezember 1901 hörte X. zum ersten Male einen elektrischen Strom, mit dem auf ihn eingewirkt wurde. Am 7. XII. 01 stellte der Kreisarzt ein Zeugnis aus, nach welchem X. wegen Verfolgungswahns der Irrenanstaltspflege bedürftig sei. Daraufhin erfolgte aber nichts; die Wahnideen nahmen zu; es traten noch Geschmacks- und Geruchshalluzinationen auf. Am 29. III. 02 bestätigte der Kreisarzt auf dem alten Fragebogen die Geisteskrankheit des X. und fügte hinzu: „Die möglichst umgehende Unterbringung des X. in eine Irrenanstalt ist in Anbetracht seiner Verfolgungsideen im öffentlichen Interesse angezeigt". Es geschah aber noch immer nichts. Endlich schoß X. in der Nacht vom 7. auf 8. I. 03 mehrere Male aus seinem Fenster hinaus. Der Kreisarzt wurde wieder gerufen und bemerkte auf dem früher ausgestellten Fragebogen: „Er ist gemeingefährlich, gibt nachts Schüsse mit dem Revolver ab; dabei betreibt er ein offenes Ladengeschäft. Seine Verbringung in eine Irrenanstalt ist von Amtswegen absolut erforderlich." Nunmehr wurde X. auf Antrag der Bürgermeisterei in die Klinik überführt. Hier gab er alles genau an, fühlte sich dauernd beeinflußt, roch und schmeckte die unangenehmsten, ekelhaftesten Sachen, empfand an den inneren Organen Schmerzen, war im übrigen ruhig und freundlich, aber zurückhaltend. Er glaubte, die Verfolgungen rührten von seinen Mitkranken her; er schien auch die Ärzte in Verdacht zu haben, doch sprach er sich darüber nicht offen aus. Am 12. II. wurde den Angehörigen, am 17. II. der Bürgermeisterei geschrieben, die Klinik könne den Kranken nicht länger verpflegen, es möge die Überführung in eine andere Anstalt beantragt werden. Beide Briefe blieben unbeantwortet; infolgedessen wurde X. am 2. V.

der zuständigen Bürgermeisterei zugeführt, die ihn im städtischen Krankenhause unterbrachte. Er starb am 10. IV. 12.

Fall 62. J. J., Korbmacher, geb. 28. XI. 68, aufg. 10. IX. 08. Großmutter mütterlicherseits geisteskrank. J. war ein guter Schüler und Soldat. Erst 1905 fiel eine Veränderung seines Wesens auf; er wurde menschenscheu und jähzornig. 1907 wurde er wegen Körperverletzung bestraft. Er hatte ohne ersichtlichen Grund mit einer in seinem Hause wohnenden Frau Streit angefangen und sie mit einem Stiefel blutig geschlagen. Im Laufe des Jahres 1908 steigerte sich die Erregbarkeit. Er äußerte Verfolgungsideen und drohte einen Zeugen aus seinem Prozeß von 1905 erschießen zu wollen. Seine Arbeitsleistung wurde immer schlechter. Er wurde auf Antrag des Kreisamts auf Grund eines kreisärztlichen Zeugnisses als gemeingefährlicher Geisteskranker am 10. IX. 08 in die Klinik aufgenommen. Eine von uns veranlaßte, durch die Bürgermeisterei vorgenommene Zeugenvernehmung ergab, daß J. sehr erregt war, viel schimpfte und mehrfach mit einem Revolver schoß. Einen Zeugen bedrohte er mit den Worten, er wolle ihn noch wegbringen; der Zeuge sagte aber aus, er habe diese Äußerung nicht für Ernst gehalten. Hier war er mißtrauisch und zurückhaltend; hie und da äußerte er Verfolgungsideen. Im Mai 1909 wurde er entmündigt und am 11. III. 10 in eine Irrenanstalt überführt. Er hielt sich dort gut und wurde mit Zustimmung des Kreisamtes am 30. X. 10 zu seinem Schwager nach F. . . . entlassen. Dort blieb er nicht lange, sondern kehrte in seine Heimat zurück. Von seiner Heimatbehörde erhielten wir jetzt folgende Auskunft: „Über das ungezogene Benehmen des J. klagt seine bisherige Logiswirtin sehr. Auch dem gr. Kreisamte macht er durch Anzeigen über Dinge, die ihn nichts angehen, zu schaffen. Er arbeitet nur gelegentlich . . . . Irrsinnig ist er nicht, aber ein Querulant".

Fall 63. N. P., geb. 31. I. 80, aufg. I.: 27. I. 06, II.: 8. V. 06. Mutter nervös, Großmutter mütterlicherseits geistesschwach, mehrere entferntere Verwandte geisteskrank. P. lernte gut, war aber reizbar und unverträglich. War von der Pubertät an sehr erotisch, gebar einmal unehelich. 1902 wurde P. reizbarer, äußerte Größenideen, fiel durch ihre Kleidung auf der Straße auf. 1905 Selbstmordversuch. Dann Umherschweifen in der Welt; kam schwanger heim. Wurde nach der Entbindung auf Antrag der Mutter und auf Grund eines kurzen kreisärztlichen Zeugnisses am 27. I. 06 in die Klinik aufgenommen. Hier sprach sie zeitweise unzusammenhängendes Zeug, äußerte Größenideen, war sehr erotisch, sah beständig nackte Männer vor sich. In dem zur Überführung in eine Landes-Irrenanstalt ausgefüllten Fragebogen heißt es: „Wegen des starken Erotismus bei gleichzeitig bestehender Geisteskrankheit, die nicht auf den ersten Blick erkannt werden kann, stellt sie in der Freiheit eine Gefahr dar." Die Überführung fand nicht statt, da der Vater sie am 22. II. 06 gegen den ärztlichen Rat abholte, obwohl er im Revers darauf aufmerksam gemacht worden war, daß große Gefahr der Wiederschwängerung besteht. Schon am 8. V. 06 brachte die Mutter sie wieder, da die nötige Überwachung des Mädchens zu Hause nicht durchgeführt werden konnte; sie belästigte Bekannte durch Liebesbriefe, weinte und schimpfte oft laut. Hier war sie zeitweise sehr negativistisch, so daß für kurze Zeit Sondenernährung notwendig war. Am 9. VIII. 06 nahm die Mutter die Kranke trotz der schlechten Erfahrungen, die sie gemacht hatte, nach Hause; sie wurde im Revers auf die Selbstmordgefahr und die unausgesetzte Überwachungsbedürftigkeit aufmerksam gemacht. Schon am 30. X. 06 mußte P. wieder in einer Anstalt untergebracht werden, wo sie sich noch befindet. Sie ist stumpf und gleichgültig, kann aber mit Handarbeit beschäftigt werden. Zeitweise treten infolge von Halluzinationen Erregungszustände auf.

Die voraufgegangenen Fälle sind Beispiele für eine zu spät erfolgte Internierung und zu früh erfolgte Entlassung. Fall 52 ist schon zusammen mit Fall 42 kurz besprochen worden.

Während es sich bei den erfolgreichen Entlassungen fast nur um Alkoholiker handelt, haben wir unter den letzten Fällen nur einen einzigen Alkoholisten, Fall 53. Bei ihm scheint aber die mangelhafte Führung nach der Entlassung wenigstens zum Teil der Frau zuzurechnen zu sein. In allen anderen Fällen handelt es sich um Paranoiker, in Fall 56 vielleicht um einen Epileptiker. In Fall 54 und 55 erfolgte die Entlassung mit Genehmigung der Bürgermeisterei bzw. des Kreisamtes, in Fall 56—60 nur auf Antrag der Angehörigen. Bei

Fall 57 gaben sich die Geschwister zweifellos Mühe, genügende Garantien für die Überwachung zu geben; in Fall 58, 59 und 60 muß man sich fragen, ob ein Revers genügte, ob nicht eine Anfrage bei der Verwaltungsbehörde zweckmäßig gewesen wäre.

Fall 61 und 62 sind vor allem dadurch interessant, daß den Bürgermeistereien in manchen Fällen eine richtige Beurteilung des Sachverhalts in psychiatrischen Dingen nicht zugetraut werden kann.

Abgesehen von Fall 63 handelt es sich in allen Fällen um schwere Drohungen und Attentate, fast immer um Erschießen; in allen Fällen konnte von einer Heilung nicht die Rede sein. Bei P. in Fall 63 steht das sexuelle Moment im Vordergrund: die Gefahr der Verbreitung von Geschlechtskrankheiten, sowie die Gefahr kranke oder psychisch minderwertige Kinder zur Welt zu bringen.

Fall 64. G. O., Dienstmann, geb. 15. XII. 60, aufg. 19. II. 08. Der Vater ist verschollen; über erbliche Belastung und Vorleben nichts zu ermitteln. Seit Ende 1907 Charakterveränderung. Er wurde leicht erregt und unverträglich. Anfang 1908 bedrohte er seine Frau und die Hausleute. Am 14. II. 08 erschien seine Frau auf der Polizei und erklärte, ihr Mann, der ein Fuhrwerk besitze, fahre in der letzten Zeit sinnlos drauflos, vor kurzem habe er fast einen Straßenkehrer und gestern fast ein Kind überfahren. Sie selbst sei wiederholt von ihm bedroht worden, so daß sie sich zu einer bekannten Familie geflüchtet habe. Sie bitte ihren Mann ärztlich untersuchen zu lassen. Auf Antrag des Kreisamtes wurde er am 19. II. 08 in die Klinik aufgenommen; am folgenden Tag stellte auf unser Ersuchen der Kreisarzt ein Zeugnis über die Geisteskrankheit und Gemeingefährlichkeit aus. Hier machte er mehrfach paranoide Äußerungen und war zeitweise barsch und ablehnend. Auf unsere Veranlassung wurde noch ein Hausbewohner vernommen; er sagte aus, daß in der Wohnung des O. oft großer Lärm gewesen sei, er habe seine Frau und andere Hausleute bedroht mit den Worten: „Ihr Bande, ich drehe Euch heute noch allen das Genick herum." In der Klinik erzählte er noch, er wolle nicht mehr Dienstmann sein, sondern eine Wirtschaft kaufen. Auf Befragen gab seine Frau an, daß er eine bestimmte Wirtschaft im Auge habe, diese aber garnicht verkauft werden solle und er selbst überhaupt kein Geld zum Kaufen habe. Am 31. III. 08 wurde O. in eine Irrenanstalt überführt. Er blieb dort bis zum 8. VI. 08 und hielt sich gut, war aber leicht aufgeregt. Seine Frau holte ihn gegen Revers ab; sie wurde darauf aufmerksam gemacht, daß leicht ein Rückfall eintreten könne.

Fall 65. D. J., Kunsttischler, geb. 25. 11. 75, aufg. 13. XII. 04. Die Eltern sollen brave Leute gewesen sein. J. hatte noch 7 Geschwister. Er soll gut gelernt haben. Schon 1888 bekam er wegen Diebstahls einen Verweis, 1892 wegen Körperverletzung 6 Monate Gefängnis, 1894 wieder sechs Monate wegen Diebstahls, 1895 $3^1/_2$ Monat wegen Diebstahls und Betrugs, 1897 wegen Sachbeschädigung 1 Jahr und wegen Betrugs $6^1/_2$ Monate, 1898 wegen Betrugs 9 Monate und wegen Körperverletzung 1 Jahr Gefängnis, 1901 wegen Diebstahls im Rückfalle und schweren Diebstahls 3 Jahre Gefängnis, 1903 wegen Beleidigung, Widerstands und Sachbeschädigung 6 Monate Gefängnis. Die drei letztgenannten Straftaten beging er in der Strafanstalt Butzbach; dort mußte er auch mehrfach diszipliniert werden. Der Direktor schreibt über ihn: „. . . . . J. ist ein bedauernswerter Mensch, dem in seinem Leben wenig Liebe erwiesen worden ist und der das Unglück hat, am Zuchthauskoller zu leiden. Andererseits ist er aber auch ein gemeiner, hinterlistiger, boshafter Mensch, der in einem Wutanfall vor keiner Gewalttat zurückschreckt." An einer anderen Stelle heißt es: „J. ist ein mehrfach vorbestrafter Mensch von tiefgründiger Tücke und Bosheit . . . anmaßend, ungehorsam, widerspenstig, heimtückisch . . . . roh, brutal, unverträglich, gewalttätig, dabei verschlagen und verlogen". Die Ausbrüche von Erregung waren zum Teil sehr heftig; J. wurde mehrfach aggressiv und äußerte Drohungen gegen den Direktor. Im Oktober 1902 machte er einen Selbstmordversuch. Anfangs 1904 tauchen paranoide Ideen auf, über die folgender Brief Auskunft gibt: „. . . . . Ich habe die leider sehr traurige Tatsache erfahren, daß die deutsche Rechtsverfassung durch die ausübende Justiz in einer Art und Weise dem Arbeiter gegenüber verdreht und gehandhabt wird, daß es an der Zeit erscheint, mit solchen Übelständen einmal gründlich aufzuräumen. Aufwiegler, Hetzer, Revolutionäre u. dgl. nennt man die Anhänger der roten Partei, aber man vergißt dabei, wie man von den gesetzgebenden Kreisen aus mit diesen Kanaillen umgeht.“ — Nach und nach konzentrierten sich die Ideen immer mehr auf den Direktor der Anstalt, hinter allem argwöhnte er etwas Ungesetzliches, was auf Anordnung des Direktors gemacht werde, um ihn zu vergewaltigen.

In der Klinik war J. finster und mißtrauisch. Nach und nach wurde er etwas zugänglicher; doch hielt er an den Wahnideen in bezug auf den Strafanstaltsdirektor fest. Er wollte sich nicht davon überzeugen lassen, daß er hier unparteiisch behandelt werde. Zeitweise äußerte er Vergiftungsideen. Die Stimmung war schwankend und es bestand große Neigung zu Erregungen. In dem abgegebenen Gutachten heißt es, daß sich J.'s Haß gegen den Strafanstaltsdirektor voraussichtlich noch steigern werde, wenn er von dem Tode seines Vaters erfahren würde, für den er ein Gesuch um Unterstützung eingereicht hatte, welches aber vom Direktor abschlägig beschieden wurde. Tatsächlich ist diese Vermutung nicht eingetroffen; J. zeigte sich später dem Direktor gegenüber ganz versöhnlich. Auf das Gutachten der Klinik hin wurde der Strafvollzug ausgesetzt und J. am 20. I. 05 als gemeingefährlicher Geisteskranker einer Irrenanstalt zugeführt. Auf Veranlassung von J.'s Mutter wurde Mitte März beim zuständigen Kreisamt angefragt, ob gegen die Entlassung des J., der sich in der Anstalt ruhig und geordnet verhalten hatte, etwas einzuwenden sei. Das Amt erwiderte, es ersuche den J. im Falle einer Entlassung nicht gleich auf freien Fuß zu setzen, sondern der Heimatbehörde zu übergeben. Am 31. III. 05 wurde J. in seine Heimat entlassen, er übernahm dort das Geschäft seines verstorbenen Vaters.

Fall 66. K. S., Landwirt, geb. 3. IV. 69, aufg. 25. IV. 06. Eltern sind leicht erregt; ein Bruder der Mutter erschoß sich nach Verbüßung einer Zuchthausstrafe, die er sich wegen Verleitung zum Meineid zugezogen hatte. Zwei andere Blutsverwandten nahmen sich das Leben, wieder zwei andere sollen stark nervös sein. S. zeigte schon lange vor der Tat ein auffallendes Benehmen, vor allem paranoische Züge und Energielosigkeit. Die Familie hatte dafür kein Verständnis, sondern hielt das krankhafte Wesen für Mangel an gutem Willen und an Arbeitslust und behandelten ihn dementsprechend. Infolgedessen zeigte er gegen seine Angehörigen große Abneigung. Häufig kam es zu Streitigkeiten, so anläßlich der Verlobung des S. und bei der Berufswahl. Nach und nach traten bei S. Beziehungsideen und hypochondrische Wahnvorstellungen auf; er wurde unstet, beging auffällige Handlungen und mußte deswegen in ein Sanatorium gebracht werden. Dort wurde er, da er seine Wahnideen verheimlichte, nach kurzem Aufenthalte entlassen. Seit 1905 konnte er nicht mehr arbeiten. Am 30. III. 06 geriet er anläßlich einer geringfügigen Ursache mit seinem Vater in Streit; der Schwager wurde zu Hilfe gerufen. Als dieser kam, schoß S. zweimal auf ihn und dann auf seinen Vater; an dem gleichen Morgen hatte er seine Mutter angegriffen. S. setzte seiner Verhaftung keinen Widerstand entgegen. Er gab an, schon lange von seinen Angehörigen schlecht behandelt zu sein; den Revolver habe er sich nur gekauft, um zu drohen; er habe nicht die Absicht gehabt, jemanden zu erschießen.

In der Klinik war S. deprimiert; anfangs verhielt er sich ganz ablehnend. Später gab er gut Bescheid, aber nur in Flüstersprache; hie und da ließen seine Äußerungen auf Beeinträchtigungsideen schließen. Ständig brachte er hypochondrische Vorstellungen vor. Er wurde auf Grund des § 51 R.St.G.B. freigesprochen und am 6. VI. 06 in eine Irrenanstalt überführt. Nachträglich wurde S. entmündigt; Ende 1907 ging er dagegen an. Er war aus der Anstalt entlassen und in eine Kaltwasseranstalt verbracht worden. Um seinen Aufenthaltsort selbst bestimmen zu können, verlangte er die Aufhebung der Entmündigung. Unter dem 24. XII. 07 teilte uns sein Rechtsanwalt mit, S. sei kurze Zeit bei seinen Eltern gewesen; sein Vater wolle ihn zu sich nehmen und die Verantwortung für ihn übernehmen, das Kreisamt habe aber verfügt, daß er zwangsweise in eine Irrenanstalt verbracht werde, falls er nicht freiwillig eine solche aufsuche. Nach Angabe des Rechtsanwaltes hat sich sein Schwager mit ihm ausgesöhnt; weiter teilte er mit, daß S. nicht ganz mit Unrecht angenommen habe, sein Schwager wolle ihn benachteiligen; der Vater selbst habe erklärt, er sei von seinem Schwiegersohn ungünstig beeinflußt worden.

Fall 67. G. S., Portefeuiller, geb. 12. X. 59, aufg. I.: 6. V. 1900, II.: 23. XII. 1900. Ein Bruder war nervös und trank; eine Schwester geisteskrank. 1897 wurde S. plötzlich sehr nervös ohne Grund und klagte oft über Luftmangel. Am 4. IV. 00 zog er mit seiner Familie in einen anderen Ort. Seit der Zeit wurde er allmählich still und traurig; Widerwärtigkeit im Geschäft und völlige Mittellosigkeit, so daß die Familie im Armenhause untergebracht werden mußte, wurden als Ursache angegeben. Nach und nach traten

Wahnideen auf. S. glaubte, körperlich schwer krank und von seiner Frau vergiftet worden zu sein. Oft äußerte er, er wolle sich und seine Familie umbringen; mehrfach suchte er seine Selbstmordgedanken zu verwirklichen. Die Aufnahme in die Klinik erfolgte beide Male auf Antrag der Bürgermeisterei; den ärztlichen Fragebogen fertigte der Kreisarzt aus. In der Klinik besserte sich der Zustand allmählich; zum Schluß brachte S. keine Wahnideen mehr vor und war auch besser gestimmt. Am 12. VII. wurde er probeweise nach Hause entlassen.

Schon am 23. XII. mußte er wieder aufgenommen werden. Er hatte sich gleich nach seiner Entlassung zu seinem Bruder begeben, nicht zu seiner Frau, da er nichts mit der „Giftmischerin" zu tun haben wollte. Doch entschloß er sich später wieder zu ihr zu ziehen. Die Verfolgungsideen verließen ihn aber nicht; in der letzten Zeit richteten sie sich vor allem wieder gegen seine Frau und gegen Schutzleute. S. gab an, er wolle sich von dem ersten Gelde, welches er bekomme, einen Revolver kaufen, um seine Verfolger niederzuschießen. Am Tage vor der zweiten Aufnahme in die Klinik bedrohte S. seine Frau und Kinder mit Halsabschneiden, so daß die Polizeiverwaltung sich auf Antrag des Kreisgesundheitsamtes veranlaßt sah, S. die Nacht über durch einen Schutzmann unauffällig überwachen zu lassen.

In der Klinik hielt er sich im allgemeinen ruhig, nur einmal hatte er einen Erregungszustand, weil er nicht entlassen würde. Zeitweise äußerte er dieselben Wahnideen wie draußen. Einen Tag lang verweigerte er die Nahrungsaufnahme, weil er glaubte, das Essen sei vergiftet. Am 4. II. 1901 wurde er in eine städtische Irrenanstalt überführt. Später wurde er im Armenhause untergebracht. Dort war er leicht erregt, besonders wenn ein äußerer Anlaß vorlag, im übrigen hielt er sich an die Hausordnung. Wahnideen wurden nicht mehr beobachtet.

Fall 68. L. T., Landwirt, geb. 20. XII. 58, aufg. I.: 25. IV. 10, II.: 26. VIII. 11. Vater trank. T. hat früher schon getrunken, in den letzten Jahren besonders viel. War fast täglich betrunken. Auf Antrag des Kreisamtes wurde er am 25. IV. 10 in die Klinik aufgenommen. Nach dem ärztlichen Zeugnis äußerte er Eifersuchtsideen gegen seine Frau und Verfolgungsideen. Die Frau erzählte dem Abteilungsarzte, ihr Mann habe sie und die Tochter schon mit Erschießen bedroht. Eine Anfrage bei der Bürgermeisterei ergab, daß T. sich oft ganz ungebührlich benehme, schon geäußert habe, er werde das Dorf an allen vier Ecken anzünden, seine Frau und sein Kind totmachen. Diese Angaben wurden durch mehrere vernommene Zeugen bestätigt. Am 19. VI. erklärte sich die Klinik auf Bitten der Frau bereit, T. probeweise zu entlassen, da er sich gut gehalten und fleißig mitgearbeitet hatte; die Entlassung erfolgte am 8. VII. 11. Aber schon am 26. X. 11 wurde T. auf Veranlassung des Kreisamtes wieder gebracht. Im ärztlichen Zeugnis heißt es: daß T. mit einem Gewehr die belebte Dorfstraße hinaufgeschossen und einen Nachbar tätlich angegriffen habe. Die auf unser Ersuchen erfolgte protokollarische Zeugenvernehmung ergab, daß T. einen anderen Landwirt, der auf dem Felde arbeitete, ohne Grund mit der Peitsche und dann mit dem Peitschenstiel über den Kopf geschlagen und endlich, als dieser zu seiner Verteidigung einen Dunghaken ergriff, mit Steinen nach ihm geworfen hatte. Auch die Ehefrau wurde vernommen; sie sagte aus, ihr Mann habe sich nur 4 Tage nach der Entlassung aus der Klinik gut gehalten: dann habe er noch schlimmer wie vorher getrunken. Er habe sie und die Tochter geschlagen und getreten. In dem Beischreiben der Bürgermeisterei zu den Protokollen heißt es: „Die ganze Gemeinde, besonders die Nachbaren, waren über das Betragen des T. stets in größter Aufregung, indem sie befürchteten, T. würde irgend einen Mord begehen oder Brand stiften." Sie hält es für rätlich, wenn T. in eine Anstalt untergebracht wird, wo er streng überwacht werden kann, „indem derselbe hier als ganz gemeingefährlich betrachtet wird". Schon am 20. VI. war die Entmündigung wegen Trunksucht erfolgt. Hier hielt T. sich wieder gut und geordnet. Am 10. I. 12 wurde er in eine Irrenanstalt überführt; von dort aus betrieb er immer wieder seine Entlassung, die aber zunächst vom Vormunde und Kreisamte abgelehnt wurde. Erst am 28. I. 13, nachdem er sich längere Zeit bei freiem Ausgange gut gehalten hatte, wurde er probeweise zu seinem Bruder entlassen, der dafür zu sorgen versprach, daß er keinen Alkohol bekomme.

Fall 69. X. T., Arbeiter, geb. 18. XI. 45, aufg. 16. IV. 02. Vater soll getrunken haben. T. lebte vom 15. bis etwa 44. Lebensjahre in Paris als Straßenkehrer, trank stark, verfolgte schon seine erste Frau mit Eifersuchtsideen und jetzt — seit der Eheschließung — auch die zweite. Glaubte von jeher, seine Frau habe Verkehr mit anderen Männern. Bedrohte seine Frau schon oft mit Erstechen, verwundete sie vor zwei Jahren durch Werfen einer Tasse an der rechten Hand und ein anderes Mal auf die gleiche Weise am rechten Auge. Am 6. III. 02 erschien die Ehefrau auf der Bürgermeisterei und erklärte, ihr Mann trinke wieder besonders stark, er mißhandle sie und die Kinder; sie bitte um Unterstützung und Bestrafung des Mannes. Am 26. III. 02 ging sie wieder hin und gab an, ihr Mann mißhandle die Kinder, ihr habe er schon mehrmals gedroht, er werde ihr das Messer ins Herz stoßen, dabei habe er mit dem Messer in der Luft herumgefuchtelt; sie fürchte, ihr Mann werde seine Drohungen noch einmal ausführen. Ein Nachbar sagte aus, er höre fast jeden Abend den Skandal, T. schimpfe die Frau alte Sau und Hure, er werde sie noch ums Leben bringen und dergleichen; er sei ein sehr gewalttätiger Mensch, und es sei ihm zuzutrauen, daß er seinen Drohungen die Tat folgen lasse. Vor zwei Jahren sei er der Frau zu Hilfe gekommen, als T. mit der Axt auf sie losgegangen sei; T. habe dann ihm die Axt nachgeworfen und ihn am Bein getroffen. T. wurde nunmehr auf Antrag der Bürgermeisterei am 16. IV. 02 in die Klinik aufgenommen. In dem vom Kreisarzt ausgefertigten Fragebogen heißt es: „Am 14. IV. 02 traf der Unterzeichnete den T. in seiner Wohnung; er roch stark nach Schnaps und war angetrunken. Er schimpfte in folgender Weise über seine anwesende Frau: „Das Saumensch, in der B.-straße hat sie einen und in der M.-gasse . . . .“ Auf die Frage, warum er seine Frau schon mit Erstechen bedroht habe, sucht er nach Messern und schreit: „Die Messer können sie alle mitnehmen, für die nehme ich kein Messer. Da genügt ein Hammerschlag. Die muß noch sterben, und ich auch . . .“

Nachdem T. sich bis zum 2. VII. in der Klinik gut gehalten und fleißig mitgearbeitet hatte, wurde bei der Bürgermeisterei angefragt, ob es nicht möglich sei, ihm ein Unterkommen außerhalb der Familie zu verschaffen, weil die Rückkehr in die alten Verhältnisse leicht für T. ungünstig ausfallen dürfte, da seine Wahnideen sich gerade gegen seine Frau richteten. Die Antwort lautete, daß es zunächst nicht möglich sei, auf diese Weise für T. zu sorgen; „wenn wir es auch für erstrebenswert halten müssen, daß T. getrennt von seiner Frau lebt, so müssen wir andererseits abwarten, ob nicht die durch den Aufenthalt in Ihrer Anstalt gezeitigten Resultate denselben befähigen, durch nüchternen Lebenswandel und ausreichende Arbeitstätigkeit selbst für Wohnung und Unterhalt zu sorgen“. Auf dieses Schreiben hin wurde T. am 19. VII. 02 entlassen. Es war nicht möglich, katamnestisch über T. etwas zu erfahren.

Leider konnte in Fall 64—69 jetzt nichts mehr über die Kranken in Erfahrung gebracht werden. Man darf aber wohl annehmen, daß in Fall 65—68 die Besserung angehalten hat, vielleicht auch im letzten. In Fall 65 und 66 sind die die Erkrankung auslösenden Momente fortgefallen, in Fall 67 wissen wir, daß S. sich wenigstens eine Zeitlang gut gehalten hat und in Fall 68 wurde für die nötige Aufsicht gesorgt. J. in Fall 65 wurde für einen gemeingefährlichen Geisteskranken erklärt wegen seines Verhaltens in der Strafanstalt; ob er zu einem gemeingefährlichen Verbrecher geworden ist, wissen wir nicht; die Möglichkeit ist nicht auszuschließen, wenn man sich das Vorleben ansieht. Andrerseits ist zu bedenken, daß J. durch Übernahme des väterlichen Geschäfts in günstige Verhältnisse kam. In Fall 66 war es zu einer Gerichtsverhandlung gekommen, da die Angehörigen an die Geistesstörung anscheinend nicht recht glauben wollten.

Zum Schluß dieses Abschnittes bringe ich noch einige Krankengeschichten von Depressiven.

Fall 70. K. C., Kaufmannsfrau, geb. 30. I. 62, aufg. I.: 9. VI. 02, II.: 29. I. 03. Keine erbliche Belastung. 4 Kinder, davon starben 2. C. war als Kind still, lernte gut. Hatte in den letzten Jahren viele Beschwerden von seiten der Genitalorgane. Seit dem 2. VI. 02 ist C. ängstlich, unruhig, konnte nicht mehr arbeiten und hatte Selbstmordgedanken. Dabei trat auch die Vorstellung in ihr auf, sie müsse vorher ihre Kinder umbringen. Sie fürchtete sich vor sich selbst und für ihre Kinder; sie verlangte daher selbst in eine Anstalt und wurde am 9. VI. 02 mit einem ausführlichen kreisärztlichen Zeugnis in die Klinik aufgenommen. Sie wurde nur langsam ruhiger und freier. Am 16. VII. wurde C. häuslicher Verhältnisse halber entlassen, obwohl sie, wie sie selbst sagte, lieber noch hier geblieben wäre;

sie gab an, keine Selbstmordgedanken mehr zu haben; es war jedoch fraglich, ob sie nicht dissimuliere. Die Verstimmungen traten zur Zeit der Menses besonders stark auf. Am 29. I. 03 kam C. wieder in die Klinik, um sich von hier aus durch einen Gynäkologen behandeln zu lassen. Die operativen Eingriffe gingen gut von statten, es trat aber kurz nachher wieder eine Verstimmung mit Suicidtendenz auf. Am 5. VI. war sie so weit, daß sie einige Tage zu Hause verbringen zu können glaubte. Als sie wiederkam, gab sie zu, sich noch nicht so sicher zu fühlen, um dauernd ohne Aufsicht zu Hause leben zu können. Nach einigen Schwankungen hielt die Besserung anfang 1904 längere Zeit an, so daß am 15. IV. 1904 der Versuch, C. zu entlassen, gemacht werden konnte. Sie ist jetzt ganz gesund, wie uns die Bürgermeisterei mitteilte.

Fall 71. B. S., Glasbläsersfrau, geb. 17. II. 77, aufg. 20. VII. 03. Angeblich keine erbliche Belastung; S. hat 4 mal geboren; nach jeder Geburt etwas erschöpft und gedrückt. Letzte Geburt vor 18 Tagen, daraufhin sehr deprimiert und lebensüberdrüssig. Hat zum Manne gesagt: „Ich bringe mich noch um, und nehme die Kinder mit". Versuchte ein Mittel zum Einreiben innerlich zu nehmen. Wurde in der Nacht vom 19. auf 20. VII. 03 vom Manne ertappt, wie sie auf den Speicher schlich; sie gab an, sie habe von dort herunterspringen wollen. Wurde am folgenden Tage sofort in die Klinik gebracht und auf Antrag des Mannes aufgenommen; ein kreisärztliches Zeugnis wurde nachträglich eingeholt. Schon am 9. VIII., nachdem eine leichte Besserung eingetreten war, holte der Mann sie gegen Revers ab. Katamnestisch konnte nichts ermittelt werden.

Fall 72. K. J., Metzgersfrau, geb. 3. 1. 70, aufg. 12. VI. 07. J. lernte schwer; war schwächlich. 1893 Heirat. 3 Geburten, 1 Abort, 2 Kinder leben. 1905 Depression, die $1/_4$ Jahr dauerte. Seit Anfang Oktober 06 von neuem deprimiert, Versündigungsideen, Selbstmordneigung; am 11. VI. 07. machte J. den Versuch, sich und ihr jüngstes Kind zu ertränken. Sie wurde daraufhin auf Antrag des Ehemanns in die Klinik aufgenommen. Schon am 19. VI. holte der Ehemann sie wieder ab, nachdem er unterschrieben hatte, daß er darauf aufmerksam gemacht worden sei, daß die Frau für sich und ihre Kinder noch gefährlich sei. J. ist jetzt wieder ganz gesund.

Fall 73. N. G., Schreinersfrau, geb. 12. III. 75, aufg. I.: 21. IX. 10, II.: 27. VIII. 13. Vater trank, nahm sich das Leben. Mutter starb an Tuberkulose. G. hatte als Kind vor dem Vater große Angst. Lernte anfangs gut in der Schule, später schlechter. 1905 Heirat. Konnte ihren Mann von Anfang an nicht leiden; sie trennten sich bald wieder. Ein Kind, gesund. G. war 1899 und 1901 in einer Irrenanstalt, wurde jedesmal geheilt entlassen. Seit Mitte 1910 hatte sie wieder traurige Gedanken und war lebensüberdrüssig; später gesellte sich die Idee dazu, sie müsse mit der Schere ihrem Kinde die Augen ausstechen. Am 8. IX. trank sie in selbstmörderischer Absicht Opium, infolgedessen wurde sie ins städtische Krankenhaus und von dort am 21. IX. in die Klinik gebracht. Im kreisärztlichen Zeugnis steht, die Aufnahme sei erforderlich zur Abwendung von Gefahr für G. selbst und für ihr Kind. Hier beruhigte sich G. allmählich; die Zwangsideen wichen, die Stimmung wurde heiterer. Am 12. II. 11 konnte G. genesen zu ihrem Bruder entlassen werden. Ende 1911 trat ein neuer Anfall auf, so daß die Überführung in eine Irrenanstalt erforderlich wurde; G. blieb dort einige Monate. Dann ging sie wieder in Stellung, mußte aber oft wechseln, da ihr alles zu schwer wurde. Mitte 1913 wurden die Beschwerden heftiger. G. entschloß sich daher am 27. VIII. 13 in die Klinik zu kommen, wo sie bis zum 27. XII. blieb. Bei der Entlassung war die Stimmung noch schwankend. Die Bürgermeisterei teilte uns jetzt mit, daß G. bei ihrem Bruder wohne und leichte Arbeit verrichte; da sie sehr erregbar sei, dürfte sie wohl in ihr Leiden wieder zurückfallen.

Fall 74. W. S., Schuhmacher, geb. 25. III. 74, aufg. 29. IV. 07. S. hörte 1905 zu arbeiten auf, nachdem vorher nichts Auffallendes an ihm beobachtet worden war. Er klagte über Müdigkeit und äußerte Selbstmordideen. $1/_4$ Jahr später verschwand er plötzlich; erst nach zwei Wochen erfuhr die Familie seinen Aufenthaltsort. Er lehnte es ab, zu den Seinen zurückzukehren, ließ sie aber einige Monate später zu sich kommen. Er arbeitete kurze Zeit, hörte aber wegen Erschlaffung wieder auf und äußerte Verfolgungsideen. Einige Tage vor der Einlieferung in die Klinik forderte S. nachts seine Frau auf, sie solle ein Messer schleifen und den Kindern, ihm und sich den Hals abschneiden. Mehrfach schlug er der Frau vor, die Kinder umzubringen, damit sie nicht auch ins Unglück kämen. Drei Tage verweigerte er die Nahrungsaufnahme, um zu sterben. Auf Antrag seiner Frau wurde er in die Klinik aufgenommen; den ärztlichen Fragebogen hatte der Kreisarzt ausgestellt und in ihm auf die Gemeingefährlichkeit hingewiesen.

Hier war er zeitweise erregt, sehr mißtrauisch, äußerte Verfolgungsideen. Er wurde am 27. VI. 07 in eine Irrenanstalt überführt, wo sich sein Befinden allmählich besserte. Am 1. V. 08 wurde auf die Anfrage des zuständigen Bezirksamtes noch geantwortet, daß S. gemeingefährlich sei; am 24. XI. 08 beantragte die Anstalt, da die Besserung angehalten und S. sich stets ruhig verhalten hatte, die versuchsweise Entlassung. Das Bezirksamt stimmte dem Antrage zu. Die Entlassung erfolgte am 6. XII. 08. Auf eine Anfrage bei der Heimatbehörde wurde uns mitgeteilt, daß S. ein stiller, fleißiger, brauchbarer Arbeiter ist.

Während bisher die Männer bei weitem mehr beteiligt waren, als die Frauen, liegt bei den Depressiven das Verhältnis gerade umgekehrt: unter 5 Fällen nur ein Mann. Die angedrohte Handlung ist typisch: Töten der Kinder, bei S. auch noch Tötung der Frau. Die Aufnahme erfolgte in Fall 70 rechtzeitig, in den übrigen Fällen hätte sie entschieden früher erfolgen sollen; in Fall 72 war es sogar zu einem Mord- und Selbstmordversuche gekommen. Prognostisch am ungünstigsten liegt Fall 73, da es sich nicht um ein reines manisch-depressives Irrensein handelt.

Im Anschluß hieran sei noch ein Fall mitgeteilt, bei dem es sich nur um Selbstmordgefahr handelte.

Fall 75. H. E., Gerber, geb. 3. IX. 39, aufg. 31. III. 97. Eltern starben früh, E. will in der Schule sehr gut gelernt haben. 1863 lernte er in Lyon eine Prostituierte kennen und heiratete sie; sie hatten zusammen ein Bordell. Nach 4 Jahren trennte er sich wegen fortwährende Zwistigkeiten von ihr. Da er sein Geld verloren hatte, ging er 1868 nach Amerika. Auf der Rückreise 1882 erlitt er Schiffbruch. Er blieb in Deutschland und hielt sich in verschiedenen Städten als Gerbergeselle auf. E. will nie mit dem Strafgesetze in Konflikt gekommen sein. Etwa 3 Wochen vor der Aufnahme in die Klinik begann E. über Nervosität und Schlaflosigkeit zu klagen; Ende März kaufte er sich einen Revolver, um sich zu erschießen. Das Leben sei ihm schal und öde, es bliebe ihm gar nichts mehr, er wolle sich Ruhe verschaffen. Auf Zureden des Arztes gab er den Revolver ab mit den Worten, Zweck habe es zwar nicht, denn er werde sich später doch erschießen. Das ärztliche Zeugnis, welches E. mitbrachte, wurde für ungenügend erachtet, da er nicht freiwillig, wie der Arzt anzunehmen schien, sondern auf Antrag der Bürgermeisterei in die Klinik aufgenommen wurde. Es wurde daher nachträglich noch ein kreisärztliches Zeugnis eingeholt. In der Klinik erzählte E. von einer merkwürdigen Liebesgeschichte: Man habe ihn auf ein Mädchen mit einem unehelichen Kinde und 50 000 Mark Vermögen aufmerksam gemacht, welches ihn heiraten wolle. Es hätten Frauen von ihm als zukünftigem Manne des Mädchens gesprochen; an seiner Wohnung seien Liebeslieder gesungen worden, die er auf sich hätte beziehen müssen. Man habe ihn auf seine Ehrlichkeit geprüft und sich über sein Vorleben erkundigt. Selbstmordgedanken will E. nicht gehabt haben; das sei nur Scherz gewesen. Er hielt sich während des Aufenthaltes in der Klinik ruhig, war nur mißtrauisch und verlangte andauernd seine Entlassung, wenn auch in bescheidenem Tone. Glaubte zum Schlusse, der Aufenthalt in der Klinik sei von den Angehörigen des Mädchens veranlaßt worden, damit festgestellt werde, ob er geistig gesund sei. Die Entlassung erfolgte am 6. V. Die Gemeingefährlichkeit wurde nicht für erwiesen erachtet. Am 12. V. stand in der Zeitung, daß sich E. in M. erschossen habe.

<h3 style="text-align:center">3. Kapitel.</h3>

Gemeingefährlichkeit infolge von Dämmerzuständen und plötzlich auftretenden Erregungszuständen.

Fall 76. N. T., Installateursfrau, geb. 8. VIII. 78, aufg. 24. IV. 13. Vorleben unbekannt; 1907 Heirat. Keine Kinder. Seit 1912 etwa alle zwei Monate Bewußtseinsstörungen; griff in solchen Zuständen den Mann an und würgte ihn. Keine Krampfanfälle. Am 24. IV. 13 am Mittag steckte T. ihre Wohnung in Brand, griff 4 Personen mit einem

Messer an und verwundete sie. In dem Polizeiberichte heißt es, T. habe im Dachstock Feuer angelegt, sei dann heruntergegangen zu dem Besitzer des Hauses, habe dessen Frau freundlich begrüßt und hierauf plötzlich, ohne etwas verlauten zu lassen, den Mann, der am Tische saß, gefaßt und versucht ihm mit einem Rasiermesser, welches sie bei sich hatte, die Kehle durchzuschneiden. Als die Frau herbeieilte, stürzte sich T. auf diese und verletzte sie schwer; dabei stieß sie die Worte aus: „Ihr zwei müßt heut sterben". Durch Pochen an der Türe, die sie vorher verriegelt hatte, wurde sie abgelenkt. Sie öffnete, lief heraus und schrie: „Hilfe, Hilfe, es brennt, es brennt". Dann stürzte sie weiter zu einer Droschke, ließ sich von dieser zu Bekannten fahren. Dort ging sie lautlos in die Küche, ergriff zwei Messer und stach damit die Köchin. Als das Zimmermädchen kam, lief sie fort, stürzte auf die Hausfrau, die vor der Türe stand, erfaßte sie bei den Haaren, drückte sie zu Boden und versetzte ihr mehrere Stiche. Erst dann gelang es, die Rasende festzunehmen. Über T. selbst berichtete die Polizei, sie sei eine kluge Frau; sie wisse alle Einzelheiten von der Tat und nach der Festnahme. Nur an die Tat selbst wolle sie sich nicht mehr erinnern. Beim Verhör habe sie vollkommen klare Antworten gegeben. Es sei anzunehmen, daß die Frau die Tat aus Rache begangen habe. Mehrmals habe sie durchblicken lassen, daß sie gegen die drei verletzten Frauen Antipathien habe und diese schuld daran seien, daß ihnen die Wohnung gekündigt worden sei. Am selben Tage wurde T. noch auf Antrag des Mannes in die Klinik gebracht. Hier verhielt sie sich ruhig und geordnet; zeitweise war sie gereizt und streitsüchtig. Von ihrer Tat wollte sie gar nichts wissen, nur das, was ihr mitgeteilt worden sei. Am 30. VII. 13 erfolgte die Überführung in eine Irrenanstalt, wo sie sich im allgemeinen gut hält; zeitweise droht sie mit Selbstmord.

Fall 77. X. T., geb. 15. VI. 77, aufg. 22. IV. 07. Eine Tante war Alkoholistin. T. hatte als Kind Veitstanz. Nach der Schulentlassung wurde er Bierbrauer und trank viel. Erste Anfälle 1899, mehrfache gehäufte Anfälle. Bald nach Beginn der Erkrankung wurde T. reizbar, leicht aufgeregt, gleichgültig; das Gedächtnis wurde schwächer. Mehrfach traten nach den Anfällen Verwirrtheitszustände auf. Kurz vor der Aufnahme in die Klinik, die am 22. IV. 07 auf Antrag des Vaters erfolgte, war T. im Hemd auf die Straße gelaufen. Im ärztlichen Zeugnis heißt es: „Da Gefahr der Selbstverletzung sowie Verletzung Anderer während des Dämmerzustandes vorliegt, beantrage ich sofortige Aufnahme in eine geschlossene Anstalt". Hier wurde T. bald freier; an das, was im Dämmerzustande vorgegangen war, hatte er keine Erinnerung. Es stellte sich heraus, daß er schon ziemlich schwachsinnig war; Entlassungswünsche brachte er nicht vor. Am 9. VIII. 07 wurde er in eine Irrenanstalt überführt, wo er am 19. VIII. 11 starb. Anfangs war er zeitweise noch erregt, wurde nach und nach immer schwerfälliger und dementer; hatte fast täglich Anfälle.

Fall 78. Q. N., Schlosser, geb. 1. IV. 87, aufg. 14. VI. 07. Im 9. Lebensjahre Fall auf den Kopf; war lange bewußtlos, Schädelimpression. Lief etwa am 12. V. 07 von Hause fort, wurde am 15. V. in das städtische Krankenhaus D. polizeilich eingewiesen, da er sich auf der Straße ausziehen wollte. Er war zunächst gänzlich unorientiert und verhielt sich ablehnend. Nach 2—3 Tagen klar. Entlassung am 12. VI. 07. Am 13. VI. wurde er in G. von der Polizei aufgegriffen und verhaftet, weil er einen vorübergehenden Mann mit einem Messer bedrohte und von Halsabschneiden sprach. Er wurde als gemeingefährlicher Geisteskranker der Klinik zugeführt und auf Grund eines kreisärztlichen Zeugnisses aufgenommen. Hier war er anfangs sehr erregt und aggressiv; erst Ende des Monats wurde er ruhiger und klarer. An der Stirn konnte eine deutliche Delle des Schädels festgestellt werden. Am 7. VII. 07 wurde er vom Vater gegen Revers abgeholt. Auf eine Anfrage bei der Heimatbehörde wurde uns mitgeteilt, daß N. verheiratet sei, 3 Kinder habe und fleißig arbeite; er sei immer etwas leicht erregbar.

Fall 79. H. N., Weißbinder, geb. 1. X. 76, aufg. I.: 21. VII. 99, II.: 27. XI. 01, III.: 2. XI. 02, IV.: 4. III. 06, V.: 6. V. 06, VI.: 1. X. 10. N. litt seit seinem 12. Lebensjahre an epileptischen Anfällen. War 1896 7 Monate in einer Privatanstalt. Die erste Aufnahme in die Klinik war durch die Anfälle veranlaßt, die zweite durch einen Dämmerzustand, in dem N. so erregt wurde, daß er zu Hause nicht gehalten werden konnte. Die Erregung ließ in der Klinik langsam nach, so daß die Entlassung am 14. XII. 01 vorgenommen werden konnte. 14 Tage vor der dritten Aufnahme redete N. irre und wollte immer fort, wurde aber zunächst nicht aggressiv; erst in den allerletzten Tagen setzte er allen Anordnungen der Eltern Widerstand entgegen, schimpfte viel und drohte. Da er in der Klinik ruhig und geordnet war, wurde er am 15. XI. von den Eltern abgeholt. Die 4. Aufnahme erfolgte erst am 4. III. 06. Einen schweren Dämmerzustand hatte er im Dezember 1905 durchgemacht; er tobte und war gewalttätig gegen seine Umgebung; er beschuldigte seine Angehörigen, sie seien gegen ihn und wollten ihn vergiften. Trotzdem erklärte die Bürgermeisterei — ebenso wie bei den vorhergehenden Aufnahmen —, N. sei nicht gemeingefährlich. Im März 1906 äußerte er mehrfach Selbstmordabsichten. In der Klinik hatte er einen Dämmerzustand; am 2. V. wurde er versuchsweise entlassen, am 6. V. aber wegen gehäufter Anfälle schon wieder aufgenommen und, nachdem er noch mehrere kurze Dämmerzustände durchgemacht hatte, am 29. VI. 06 in eine Landesanstalt überführt. Er blieb dort bis etwa Mitte 1908 und war dann zu Hause; in der letzten Zeit litt er vorwiegend unter Angstzuständen. Ein sehr schwerer Erregungszustand trat Ende September 1910 auf; mehrfach wurde er gegen den Vater tätlich, biß ihn in die Hand, warf einen Arbeiter, der dem Vater zu Hilfe kam, zu Boden und trat nach ihm. Bei der Aufnahme war N. sehr erregt und stieß fortwährend Drohungen aus. Am 20. X. wurde er in eine Epileptikeranstalt überführt.

Fall 80. H. T., Maler, geb. 4. III. 81, aufg. 9. VIII. 07. Mutter nervös, T. war stets fleißig, diente von 1903—1905 als Militärkrankenwärter; wurde mehrmals wegen Urlaubsüberschreitungen bestraft. T. behauptete, periodisch den Drang zum Fortgehen zu fühlen; gewöhnlich habe er dann mehr getrunken. 1904 Anklage, weil er sich mittags vorübergehenden Frauen nackt gezeigt habe; er wurde wegen mangelnder Beweise freigesprochen. Gleiche Anklagen 1905 und 06; auch diese beiden Male Freispruch wegen mangelnder Beweise. Am 17. VI. 07 hatte T. einem Mädchen unter die Röcke gegriffen, vor einem anderen exhibitioniert. In dem Gerichtsurteile heißt es, daß es zwar nicht feststehe, daß T. sich zur Zeit der Straftaten in einem Zustande befunden habe, wie ihn § 51 St.G.B. fordere, doch bestünden zum mindesten starke Zweifel an der Zurechnungsfähigkeit. Es erfolgte daher Freispruch. Die Staatsanwaltschaft meldete T. beim Kreisamte an; denn er ist „gemeingefährlich und seine dauernde Unterbringung in eine Irrenanstalt ist im Interesse der Allgemeinheit dringend geboten." T. wurde infolgedessen auf Antrag des Kreisamtes am 9. VIII. 07 in die Klinik aufgenommen; aber schon am 13. IX. beantragte die Direktion der Klinik die Entlassung, da T. nur vorübergehend geistesgestört und gemeingefährlich sei. Am 3. X. erklärte sich das Kreisamt mit der Entlassung einverstanden; sie erfolgte sofort. Während des Klinikaufenthalts hatte T. keine Symptome von Epilepsie oder anderen geistigen Störungen gezeigt. Eine Anfrage bei der Heimatbehörde ergab, daß T. ein tüchtiger und brauchbarer Arbeiter ist, und nichts Nachteiliges über ihn bekannt ist.

Fall 81. X. U., Taglöhner, geb. 20. V. 68, aufg. 4. IX. 13. Über erbliche Belastung und Vorleben ist nichts bekannt. U. war zweimal verheiratet, aus der 2. Ehe stammen 2, aus der ersten kein Kind. Nach Aussage der Ehefrau und des Arbeitgebers hatte U. ein schlechtes Gedächtnis, er war aber willig, pünktlich und fleißig. Alkohol soll er schlecht vertragen haben. An mehreren Sonntagen im Sommer 1913 zeigte er in der Nähe eines Platzes Frauen und Kindern sein Glied. Er wurde zur Beobachtung des Geisteszustandes der Klinik überwiesen. Hier wurde festgestellt, daß U. an angeborenem Schwachsinn mäßigen Grades leidet und alkoholintolerant ist. Da nach den Akten angenommen werden mußte, daß die Handlungen nach dem Genuß alkoholischer Getränke vorgenommen wurden, wurden im Gutachten die Bedingungen des § 51 St.G.B. für gegeben erachtet. Über die im Verfahren gestellten Fragen hinaus wurde im Gutachten empfohlen, falls U. freigesprochen werde, das Gutachten dem zuständigen Kreisamte zur Kenntnis zu bringen, damit dieses die Abgabe alkoholischer Getränke an U. verbiete. U. wurde am 17. X. 13 auf Veranlassung des Gerichts abgeholt.

Bei plötzlich auftretenden Erregungszuständen über die Rechtzeitigkeit der Aufnahme zu urteilen, ist sehr schwer. Gerade in Fall 76 ist die Frage von besonderem Interesse. Nehmen wir an, wir wüßten nur das Vorleben der T. bis zum 23. IV. 13, so ergibt sich daraus, daß die T. im letzten Jahre mehrfach Bewußtseinsstörungen hatte und in diesen ihren Mann würgte. Die Angriffe richteten sich also nur gegen den eigenen Mann und wir dürfen wohl annehmen, daß dieser sie leicht abwehren konnte. Ich glaube, daß in solchen Fällen Psychiater und Verwaltungsbehörde dem Manne anheimstellen würden, ob er seine Frau in eine Anstalt unterbringen wolle oder nicht.

In Fall 77 genügte dem Arzte, welcher das Zeugnis ausstellte, daß T. in einem Dämmerzustande auf die Straße gelaufen war, um zu bescheinigen, daß er für sich und andere gefährlich werden könne. Ganz ähnlich verhielt sich N. in einem Dämmerzustande; er wurde aber nur in einem Krankenhause behandelt. Am Tage nach der Entlassung bekam er wieder einen Dämmerzustand und bedrohte in diesem seine Umgebung mit dem Messer. Trotzdem wir letzteres wissen, dürfen wir nicht behaupten, N. hätte sofort dauernd interniert werden müssen, wie T. Bei diesem lagen noch andere Erscheinungen vor, wie Gleichgültigkeit, Gedächtnisschwäche, Reizbarkeit in den anfallsfreien Zeiten, welche die Internierung erforderlich machten. Tatsächlich hat uns die Zukunft belehrt, daß bei T. die Unterbringung in eine Anstalt angebracht war, N. dagegen gut draußen leben kann. In Fall 79 hätte meines Erachtens nach der 4. Aufnahme keine Entlassung mehr stattfinden dürfen.

Bei leichten Verstößen gegen die Sittlichkeit, besonders bei Neigung zum Exhibitionieren, kann man natürlich den Täter nicht gleich dauernd als gemeingefährlichen Geisteskranken internieren. Wir sehen ja auch in Fall 80, daß es durchaus nicht nötig ist, daß die Delikte immer wieder begangen werden müssen. Man muß eventuell Mittel anwenden, welche nicht so intensiv in das Leben des Individuums eingreifen, und doch die Begehung neuer Delikte verhindern. So wurde in Fall 81 das Wirtshausverbot vorgeschlagen.

Fall 82. Q. T., Arbeiter, geb. 13. I. 85, aufg. 4. VI. 12. Eltern und auch andere Familienangehörige mehrfach bestraft. Der Vater nahm den Jungen mit in Wirtschaften und zechte mit ihm über die Polizeistunde hinaus; er unterstützte auch die schlechten Streiche des Kindes. T. benahm sich Tieren gegenüber äußerst roh, Mädchen griff er unter die Röcke, warf Fensterscheiben ein, beschädigte Grabmäler und stahl. Von Mai 97 bis Pfingsten 01 war er in einem Rettungshause untergebracht. Er hielt sich dort anscheinend leidlich und lernte gut. Dann wurde er trotz väterlichen Einspruchs bei einem Landwirte untergebracht; er arbeitete ordentlich; nur wenn der Vater kam, erlaubte er sich Ungehörigkeiten; sogar Briefe des Vaters übten einen schlechten Einfluß aus. So verweigerte T. im Anschlusse an einen derartigen Besuch seinem Dienstherrn den Gehorsam, worauf dieser ihn züchtigte. T. lief dann fort. Er war kurze Zeit zu Hause und wurde 1905 zum Militär eingestellt. Seine dienstlichen Leistungen waren gut; nur war er mehrfach ungehorsam ohne ersichtlichen Grund. Außerdienstlich trank er oft, wenn auch nicht viel, und war dann sehr reizbar, hatte nicht selten Streit mit Kameraden. Als er einmal zu spät in die Kaserne kam, schlug er dem Trompeter, der gerade das Signal blasen wollte, gegen die Trompete, daß ihm einige Zähne abbrachen. 1908 wurde T. vom Militär entlassen. Dann war er in verschiedenen Stellungen, wohnte aber gewöhnlich bei seinen Eltern. Am 25. I. 12 stach er nach einem Bekannten, mit dem er wegen eines Mädchens Streit hatte, mit einem Messer; als ein Schutzmann hinzukam, soll er auch diesen bedroht haben. Der Schutzmann selbst hatte dies nicht bemerkt; er gab nur an, man habe ihm zugerufen: „Schutzmann, der sticht sie". Daraufhin habe er einen Sprung gemacht. Auch früher soll T. schon Drohungen gegen Schutzleute ausgestoßen haben; so äußerte er einem Bäcker gegenüber, er würde den Schutzmann Nr. 11 bei der nächsten Gelegenheit totschießen. Tatsächlich trage er stets einen Revolver bei sich. — T. wurde nunmehr vom Kreisarzte untersucht, der an die Bürgermeisterei berichtete: „daß der Vorgang am 25. I. 12 nicht genügend geklärt ist. Es fehlen die Zeugenaussagen; der Schutzmann hat den Vorfall nicht selbst beobachtet, es ist ihm nur von Publikum zugerufen worden, daß T. stechen wolle. Es würde zu recht bedenklichen Folgen führen, wenn T. auf Grund dieses nicht recht geklärten Vorganges in die Irrenanstalt überführt würde und wenn seine Angehörigen dagegen protestieren wollen. Nach unserer Ansicht muß der Fall zunächst gerichtlich geklärt werden, auch in der Hinsicht, ob dem T. eventuell der Schutz des § 51 von neuem zugesprochen wird, und kann erst dann die Frage, ob Anstaltsaufnahme wegen gemeingefährlicher Geisteskrankheit nötig ist, entschieden werden. T. bestreitet, ein Messer gehabt zu haben und will das durch Zeugen beweisen; er könne also gar kein Messer gezogen haben". T. wurde, da das Gegenteil nicht bewiesen werden konnte, in Freiheit belassen.

Schon am 2. VI. 12 bedrohte T. seine Hausbewohner, als der hinzugerufene Schutzmann kam, stand T. mit einem großen Holzscheit auf der Treppe und rief ihm zu: „Der erste der heraufkommt, ist mein". Erst als der Schutzmann blank zog, ging er in seine Wohnung zurück. Die Verhaftung konnte aber erst nach dem Eintreffen von zwei anderen Schutzleuten erfolgen, da die Angehörigen des T. gegen den Schutzmann Partei ergriffen. Weiter berichtete der Schutzmann: „Nach den von T. in letzter Zeit hervorgerufenen Auftritten mit der Polizei, wobei er sich immer drohender Äußerungen, wie Halsabschneiden und dergleichen mehr bedient hat, ist anzunehmen, daß er auch einmal im günstigen Moment seine drohenden Äußerungen in Wirklichkeit ausführt. . . . . Bei dem gestrigen Vorfall bediente er sich der Äußerung: „Laßt mich nur draußen sein; dann werde ich mich schon rächen". Die daraufhin erfolgte Untersuchung durch den Kreisarzt ergab, daß es sich bei T. um einen Schwachsinnigen mit Erregungszuständen, vielleicht epileptischer Art, handelt; in der gutachtlichen Äußerung heißt es zum Schlusse: „Es wäre am besten, ihn einige Zeit in einer Nervenklinik unterzubringen; er ist auch mit der Verbringung in eine solche Anstalt einverstanden. Für die Vorgänge des gestrigen Tages kann er wohl nicht verantwortlich gemacht werden". Am 4. VI. 12 erfolgte die Aufnahme in die Klinik auf Antrag der Bürgermeisterei, aber ohne Hinweis auf die Gemeingefährlichkeit. Das darauf von uns eingeforderte kreisärztliche Zeugnis lautete: „T. leidet an einer geistigen Störung, die zur Feststellung der Diagnose und besonders zur Klärung der Frage, ob eine Entmündigung notwendig ist, eine mehrwöchige Internierung in einer geschlossenen Anstalt notwendig macht". T. war hier zeitweise sehr gereizt, halsstarrig, unfügsam, unanständig, neckte und beschimpfte die anderen Kranken und drohte den Pflegern. Die Erinnerung an die einzelnen Delikte war angeblich nicht gut. Die Intelligenz war mäßig. Am 18. VI. fragte das zuständige Amtsgericht an, wann T. entlassen werde; wir teilten darauf mit, daß wir die Anstaltsbedürftigkeit durch den Kreisarzt hätten feststellen lassen und die Prüfung der Entmündigung am Platze sein dürfte, da, wenn er sich selbst überlassen würde, bald wieder mit Unzuträglichkeiten und unter Umständen auch mit Gewalttaten gerechnet werden müsse. Da wir auf die Zuschrift ohne Antwort blieben, fragten wir am 1. VII. bei dem Amtsgericht an, ob die zuständige Stelle auf die Aufsichtsbedürftigkeit des T. aufmerksam gemacht, bzw. ob zu erwarten sei, daß ein Entmündigungsverfahren eingeleitet werde. Am 15. VII. 12 erfolgte die Überführung in eine Irrenanstalt. Auf das Schreiben vom 1. VII. erhielten wir am 19. VII. die Antwort, daß nach Mitteilung der Staatsanwaltschaft ein öffentliches Interesse zur Einleitung der Entmündigung nicht vorliege. Darauf erwiderten wir: „Wir betonen nochmals, daß unseres Erachtens für den Fall der Entlassung die Bestellung eines Vormundes sehr im öffentlichen Interesse sein dürfte". Den Vater als Vormund zu bestellen rieten wir ab. Außerdem teilten wir noch mit, daß T. von hier in eine Irrenanstalt überführt worden sei. In der Anstalt wurde T. beschäftigt, neigte zum Stehlen, war leicht unzufrieden, wurde von den Eltern aufgehetzt. Am 16. II. 13 wurde er mit Einwilligung des Kreisamtes von den Eltern abgeholt. Von der Bürgermeisterei erhielten wir die Nachricht, daß er sich nicht mehr in seiner Heimat befindet.

Fall 83. K. G., Eisendreher, geb. 3. V. 81, aufg. 26. V. 08. Keine erbliche Belastung. G. wurde mehrfach bestraft wegen Sachbeschädigung, Hausfriedensbruchs, Körperverletzung, Diebstahls, Betrugs und Unterschlagung. Die Bürgermeisterei bezeichnete ihn als Müßiggänger. Er gab selbst an, er müsse alle 4 Wochen trinken, was von anderen bestätigt wurde. In der Klinik, in die er freiwillig eintrat, hielt er sich gut; er wurde am 10. VI. 08 entlassen, nachdem ihm Arbeit verschafft worden war. Im Juli 1911 wurde G. wegen Mißhandlung und Freiheitsberaubung seiner Ehefrau, sowie wegen Widerstands gegen die Staatsgewalt, Bedrohung und Beleidigung zu einem Jahr Gefängnis verurteilt, nachdem er in der Zwischenzeit im Arbeitshaus gewesen war. Er hatte, um sich Geld zum Vertrinken zu verschaffen, Haushaltungsgegenstände verpfänden wollen. Da seine Frau ihn daran hindern wollte, band er ihre Hände zusammen, ein Tuch vor den Mund und sperrte sie in eine Kammer. Einige Tage später schlug er aus dem gleichen Grunde seine Frau derart ins Gesicht, daß sie ohnmächtig wurde. Seiner Verhaftung widersetzte er sich energisch. Er wurde später noch mehrfach kriminell und verbüßt augenblicklich wieder eine Gefängnisstrafe; seine Frau ist inzwischen gestorben, seine Kinder, um die er sich nach wie vor in keiner Weise kümmert, sind in Familien untergebracht.

Fall 84. U. C., Taglöhner, geb. 26. III. 67, aufg. 7. IV. 02. Über Heredität nichts Zuverlässiges bekannt; Mutter des Vaters soll geisteskrank gewesen sein. Der Vater soll mit Tieren umhergezogen sein. C. war bis zum 2. Lebensjahre bei den Eltern, dann in einer Erziehungsanstalt bis zum 9. Lebensjahre, später wieder bei den Eltern. Aus den Akten ergab sich, daß C. schon als Kind nicht für geistig normal gehalten wurde. Er blieb in intellektueller und ethischer Beziehung zurück. Von 1882—85 wurde er 5 mal wegen kleiner Vergehen und Übertretungen, die wahrscheinlich aus Not begangen wurden, bestraft. In die Zeit von 1886—1890 fallen 5 Affektverbrechen, denen unzweifelhaft übermäßiger Alkoholgenuß vorangegangen war; aus harmlosen Anlässen bekam er Händel, den Worten folgten Tätlichkeiten; das Einschreiten der Polizei hatte Beschimpfungen und Bedrohungen zur Folge. 1895 wurde C. wegen Diebstahls zu 6 Monaten Gefängnis verurteilt. Er wurde zur Außenarbeit verwendet und entwich. Bei der Wiederverhaftung geriet er in einen heftigen Erregungszustand; er lärmte, schlug um sich und demolierte seine Zelle. Daraufhin wurde er wegen Sachbeschädigung und Widerstands angeklagt, aber auf Grund des § 51 freigesprochen. 1899 bekam C. in angetrunkenem Zustande Händel mit Passanten; es kam zu einer Prügelei, bei der er einen Menschen verletzte; den hinzueilenden Schutzleuten setzte er, wie stets, erheblichen Widerstand entgegen. Er wurde zu 5 Monaten Gefängnis verurteilt. Am Schlusse der Gerichtsverhandlung bekam er einen Erregungszustand; er erholte sich im Krankenhause rasch und legte gegen das Urteil Berufung ein. Die zweite Instanz verurteilte ihn wegen Körperverletzung zu 2 Monaten Gefängnis, hielt aber die freie Willensbestimmung für ausgeschlossen bei den in der Erregung begangenen Straftaten: Widerstand und Beleidigung.

Schon 1889 war C. verheiratet und zwar mit einer angeblich anrüchigen Person, die sich der Prostitution zugeneigt haben soll und bei der C. die Rolle des Zuhälters spielte und Syphilis akquirierte. Sie starb 1900 an progressiver Paralyse. Nach ihrem Tode heiratete C. zum zweiten Male. Die Einweisung in die Klinik am 7. IV. 02 erfolgte, weil C. in der Untersuchungshaft, in der er wegen eines Meineidverfahrens gehalten wurde, ein eigentümlich albernes Wesen an den Tag legte. Auf Veranlassung der Klinik wurde die Frau und ein Arbeitgeber des C. gerichtlich vernommen. Die Frau schilderte ihn als einen zum Trunk neigenden, sehr leicht erreglichen Menschen, vor dessen Wutausbrüchen sie Angst empfunden habe. Bei jeder Gelegenheit sei er in Zorn geraten und habe gleich gedroht, er werde sie ins Wasser werfen oder ihr den Hals abschneiden. Sie habe ihn immer für geistig beschränkt gehalten. Der Arbeitgeber nannte ihn einen periodischen, dem Trunk ergebenen Arbeiter. Der A . . . er Gendarm gab an, er habe einmal Not gehabt, ihn sich vom Leibe zu halten. Aus einem geringfügigen Anlasse hieb er einmal auf einen Mitarbeiter ein. Ein Kaufmann von A. erklärte, aufgeregt sei er, soviel er wisse, immer gewesen.

Die Beobachtung in der Klinik ergab, daß C.'s Bildungsgrad auf einer äußerst niedrigen Stufe stand. Er bevorzugte den Verkehr mit Kranken, die wenig anziehende Eigenschaften besaßen. Erregungszustände, die sich gegen Mitkranke oder Pfleger richteten, wurden nicht beobachtet; wenn man dagegen mit ihm über seine Straftat sprach, wurde er zornig, behauptete, er sei nur ein einziges Mal bestraft worden, man wolle ihn ins Unglück stürzen, und drohte, er werde den, der ihn angezeigt habe, wenn er herauskomme, totschlagen. Einmal wurde die Erregung so stark, daß C. sich mit Fäusten ins Gesicht schlug und mit dem Kopfe gegen die Wand lief. Besonders heftig war eine Erregung bei einem Besuche seiner Frau; er drohte mit Tätlichkeiten, und man hatte Grund anzunehmen, daß er unter anderen Umständen die Drohungen ausführen würde. Bei der Abholung aus der Klinik gebärdete sich C. wie rasend, bis er einsah, daß dieses Verhalten nutzlos war. Bei den sehr starken Erregungszuständen konnte Fuß- und Knieklonus hervorgerufen werden. C. wurde für vermindert zurechnungsfähig erklärt. Er wurde am 17. V. 02 wieder der Polizeibehörde übergeben. Das Urteil lautete auf Freispruch.

Auf unsere Anfrage teilte uns die Bürgermeisterei mit, daß C. 1912 etwa 3 Wochen wegen geistiger Störung, die durch einen Anfall hervorgerufen worden war, in einem Krankenhause war. Jetzt klage er zeitweise über Kopfschmerzen; er arbeite nicht, führe aber eine geordnete Lebensweise.

Fall 85. Q. C., Schuhmacher, geb. 15. II. 69, aufg. I.: 16. VII. 07, II.: 27. XII. 07. C. ist unehelich geboren. Er will mit 20 Jahren zum ersten Male in einer Anstalt gewesen sein; dann folgte eine Aufnahme nach der anderen; jedesmal nach Alkoholexzessen; allein in der F. . . . er städtischen Irrenanstalt war er 18 mal. Zwischendurch wurde er mehrfach bestraft wegen Widerstands, Hausfriedensbruchs, Beleidigung, Sachbeschädigung, gefährlicher Körperverletzung, im ganzen 17 mal. In der Klinik wurde er auf Antrag des Kreisamtes aufgenommen; in dem vom Kreisarzte ausgestellten Fragebogen heißt es: „. . . . er trinkt nicht viel; er ist sehr aufgeregt und läuft völlig nackt auf der Straße herum und bekommt Tobsuchtsanfälle. Er hat schon große Zerstörungen angerichtet." Auf die Frage, ob C. gemeingefährlich sei, wird geantwortet: „ja, für die Umgebung und für die Sittlichkeit". Hier war C. ruhig und geordnet, dabei aber leicht erregbar. Er wurde am 3. IX. entlassen und ihm geraten, einem Abstinenzverein beizutreten.

Schon am 27. XII. kam er völlig zerlumpt freiwillig wieder. Er blieb bis zum 5. II. 08 und wurde dann entlassen. Seit 1912 ist er verheiratet, ordentlich und soll geistig gesund sein, wie uns die Bürgermeisterei mitteilte.

Fall 86. K. Q., pens. Briefträger, geb. 6. VIII. 42, aufg. I.: 13. VII. 06, II.: 7. II. 09. Über erbliche Belastung nichts zu erfahren. Q. hatte acht Kinder, von diesen wurden zwei totgeboren, 2 andere starben. Er selbst war mehrere Jahre vor der ersten Aufnahme in einer Kaltwasserheilanstalt; trank gern. Am 13. VII. 06 wurde er auf Antrag der Bürgermeisterei in die Klinik aufgenommen; in dem Begleitschreiben heißt es, seit einigen Monaten sei er für die ganze Nachbarschaft eine Plage, jeden Vorübergehenden beschimpfe er in der gemeinsten Weise, besonders Frauen und Mädchen; einige habe er mit Bauchaufschlitzen und Totstechen bedroht. Verschiedene habe er mit Mistgabel und Sense verfolgt, so daß man ihn trotz seiner unscheinbaren Figur als gemeingefährlich bezeichnen müsse. Ein ärztliches Zeugnis war beigegeben. Hier war Q. anfangs noch sehr erregt, dann beruhigte er sich allmählich. Da er die in dem Schreiben der Bürgermeisterei gemachten Angaben bestritt, ersuchten wir um Zeugenvernehmung. Drei Zeugen erklärten, Q. habe mit einer Mistgabel nach ihnen gestochen und geworfen, ein anderer, Q. habe seine Frau mit einem Revolver bedroht, ein fünfter, Q. habe von seinem Speicher aus mit Backsteinen nach ihm geworfen. Nachdem Q. sich zwei Monate gut und geordnet verhalten hatte, wurde er am 30. IX. 06 als „sozial möglich und ruhig" probeweise nach Hause entlassen. Die vom Sohne beantragte Entmündigung wurde einstweilen nicht ausgesprochen, sondern eine Bewährungsfrist von drei Monaten angesetzt. — Tatsächlich hielt sich Q. nach Aussage des Sohnes bis Dezember 1908 gut; dann trat wieder ein Erregungszustand auf. Am 7. II. 09 wurde Q. wieder aufgenommen; den Antrag stellte die Bürgermeisterei; das ärztliche Zeugnis wurde nachträglich vom Kreisarzte ausgestellt. In der letzten Zeit hatte Q. wieder stark getrunken; nachts lief er umher, wusch sich nicht mehr, sang und schimpfte. Er wurde wegen Platzmangels am 23. III. 09 in eine Irrenanstalt überführt, aus der er am 11. XII. 09 von seinem Schwiegersohne abgeholt wurde; er wurde als geschäftsfähig bezeichnet. Am 29. III. 13 wurde Q. auf Antrag der Kinder wieder in die Irrenanstalt aufgenommen. Er war wieder erregt geworden und dabei unsolide; er gab seine ganze Pension für unnütze Sachen und im Wirtshause aus, unterhielt ein Liebesverhältnis mit einem 16 jährigen, heruntergekommenen Mädchen und kümmerte sich um seinen Haushalt, den seine Töchter führten, nicht. In der Anstalt war er zuerst laut und gehobener Stimmung, schwätzte, sang und schimpfte durcheinander. Infolge einer körperlichen Erkrankung wurde er bald sehr schwach. Kurz vor seinem Tode, am 12. VII. 13, holten ihn die Angehörigen ab, um ihn zu Hause sterben zu lassen.

Fall 87. H. X., Gärtner, geb. 11. III. 75, aufg. 28. X. 97. X. hatte schon seit dem 16. Jahre anfallsweise auftretende Zustände, in denen er ohne Grund fortlief und strafbare Handlungen beging. Er trank in den letzten Jahren täglich, konnte aber den Alkohol schlecht vertragen. 1896 wurde er zum Militär eingezogen; schon nach 14 Tagen entfernte er sich ohne ersichtliche Ursache. Kurz darauf überfiel er ein Mädchen und tötete es während des Koitus durch zwei Stiche. Er kehrte in die Kaserne zurück und erhielt wegen unerlaubten Entfernens 5 Tage Arrest. Acht Tage später lief er wieder fort, angeblich, um nicht in der Kaserne verhaftet zu werden. Tatsächlich war auf ihn noch gar kein Verdacht gefallen. Über die Tat selbst gab er an, er habe erst beim Anblick des Mädchens die Lust zum Beischlaf verspürt, den ersten Schnitt habe er ausgeführt aus Zorn über die Unmöglichkeit des Beischlafs und, um ihn möglich zu machen. Warum er den zweiten Schnitt ausgeführt habe, konnte er nicht sagen.

Durch die Beobachtung in der Klinik wurde festgestellt, daß X. wahrscheinlich an epileptischen Zuständen leidet, die vor allem nach Alkoholgenuß, selbst sehr mäßigen Grades, auftreten. Er wurde für geisteskrank und hochgradig gemeingefährlich erklärt. Nach der

Freisprechung wurde er in eine Irrenanstalt überführt. Aus dieser Anstalt entwich er im Oktober 1898. Eine Zeitung schrieb darüber: „Unbegreiflich bleibt es, wie man einen solchen gefährlichen Burschen, an dessen von den Irrenärzten konstatierte Geisteskrankheit hier niemand glaubt, in der Kreis-Kranken- und Pflegeanstalt, deren Insassen doch eine ziemlich freie Bewegung gestattet ist, hatte unterbringen können."

Nach der Entweichung trieb sich X. jahrelang umher, bis er wieder ergriffen und einer Irrenanstalt wieder zugeführt wurde, wo er sich noch befindet. Die Aufnahme in die Anstalt erfolgte auf Grund des Art. 80 bay. Pol. St. G. B. In der letzten Zeit hielt X. sich gut und arbeitete gern.

Fall 88. F. J., Arbeiter, geb. 26. IV. 62, aufg. I.: 9. V. 08, II.: 7. IX. 08, III.: 8. I. 09, IV.: 22. V. 09, V.: 3. V. 10, VI.: 16. VI. 10. Über erbliche Belastung nichts zu erfahren. J. soll nach Angaben der Ehefrau, die ihn schon seit 1883 kennt, alle 3 bis 4 Wochen über Kopfschmerzen klagen. Um sie zu unterdrücken, trank er, konnte aber wenig vertragen, geriet bald in große Erregung. Wurde in der letzten Zeit gleichgültiger und vergeßlicher. In der kritischen Zeit näßte er zuweilen das Bett. Warf einmal die Betten auf die Straße, bedrohte die Frau mit dem Messer, äußerte Selbstmordideen. Hie und da heftige sexuelle Erregungen. Am 9. V. 08 kam er freiwillig mit einem kurzen ärztlichen Zeugnis in die Klinik. Er roch nach Alkohol und war sehr schlapp. Rasch erholte er sich und wurde am 3. VII. 08 nach Hause entlassen. Er trank dann drei Wochen nichts und auch später sehr wenig, war aber leicht erregt und gedrückt. Mitte August 1908 war er wieder eine Woche lang durcheinander und ängstlich. Am 4. IX. wurde er sehr erregt, schrie und schimpfte auf seine Frau und Kinder in gemeinen Ausdrücken. Er bat seine Frau am 7. IX., ihn nach der Klinik zu bringen. Er wurde aufgenommen; ein kreisärztliches Zeugnis brachte er mit. Am 15. X. wurde die Frau zur Besprechung der Entlassung bestellt. Sie brachte auf unseren Wunsch die schon früher gemachten Angaben in Gegenwart des Mannes vor; dieser erklärte, die Frau lüge und hetze die Kinder gegen ihn auf. Es wurde beschlossen, durch die Bürgermeisterei Zeugen vernehmen zu lassen. Einer sagte aus: „. . . . ich kann ihn nur in jeder Weise als einen braven fleißigen Menschen schildern. An den traurigen Verhältnissen trägt nach meiner Meinung die Ehefrau die größte Schuld. Sie versteht es nicht, ihren Mann richtig zu behandeln; er erhält kein regelmäßiges Essen; dies veranlaßt ihn zum Trinken und dann folgen die häuslichen Streitigkeiten. Es macht mir den Eindruck, als wenn die Frau ihren Mann müde sei und sich nach einem anderen sehne . . ." Alle Zeugen schilderten J. als einen ordentlichen Menschen, wenn sie ihn auch zuweilen betrunken gesehen hätten; er sei kein Trunkenbold und nicht gemeingefährlich. Nur die Ehefrau erklärte, sobald er Schnaps trinke, sei er ganz direktionslos und gemeingefährlich, er schlage alles zusammen und schrecke vor dem Äußersten nicht zurück; am folgenden Tage tue es ihm leid. Da die Zeugen — abgesehen von der Ehefrau — sich günstig über J. geäußert hatten, wurde er am 19. XI. entlassen. Schon am 28. XI. kam er wieder und erklärte, die Nachbaren hätten ihm allerlei aufregende Sachen über seine Frau mitgeteilt. Er wurde nicht aufgenommen, aber bei der Bürgermeisterei angefragt, ob die Angaben auf Wahrheit beruhten, und zugleich mitgeteilt, daß durch solche Redereien, ob sie nun wahr oder falsch seien, leicht bei J. ein Rückfall eintreten könne. Die Zeugenvernehmungen ergaben nun, daß tatsächlich Nachbaren dem J. gesagt hatten, seine Frau empfange Besuch von fremden Männern, sie sei eine Sau.

Am 5. I. 09 kam J. wieder freiwillig zur Klinik und bat um Aufnahme, die ihm zugesagt wurde. Er gab an, er sei so herunter; die Frau lasse ihm keine Ruhe, ärgere ihn mit anzüglichen Redensarten, hetze die Kinder gegen ihn auf; auch habe er erfahren, daß seine Frau tatsächlich Männerbesuch empfange. Er gab zu, schon heute früh Schnaps getrunken zu haben. Am 1. III. 09 wurde er entlassen mit energischen Ermahnungen; es wurde ihm bedeutet, daß er das nächste Mal voraussichtlich entmündigt würde.

Am 22. V. 09 wurde J. auf Antrag des Polizeiamts auf Grund eines kreisärztlichen Zeugnisses in die Klinik aufgenommen. Nach Aussage von zwei Schutzleuten und der Ehefrau hatte J. seine Angehörigen mit einem Stück eines eisernen Kohlenkastens bedroht und nach ihnen geworfen, ferner seiner Frau auf den Kopf geschlagen, denselben durch eine eingeschlagene Türfüllung gezogen und stranguliert. Er schrie dabei laut. Die beiden Schutzleute nahmen ihn zum Schutz der Familie fest. Die Ehefrau gab darüber genauer an, ihr Mann sei schon einige Tage mit sich selbst unzufrieden gewesen, an dem fraglichen Tage sei er mittags mit rotem Kopfe heimgekommen und habe sich hingelegt. Sie habe ihn um 1 Uhr zur Arbeit geweckt; darauf sei er aufgesprungen und habe sich eingeschlossen. Er sei später zur Arbeit gegangen und sei abends sehr aufgeregt wiedergekommen, sei dann wieder fortgegangen und habe sich bei seiner Rückkehr ohne etwas zu sagen, auf sie und die Kinder gestürzt. Die von uns erbetenen Zeugenaussagen ergaben, daß J. oft trinkt und in diesem Zustande sehr erregt ist. Frau J. wurde als eine fleißige, aber sehr leicht aufgeregte Frau geschildert, die ihren Mann nicht zu behandeln versteht und ihn immer wieder reizt. Übereinstimmend wurde erklärt, daß der letzte Skandal dadurch entstanden sei, daß Frau J. sich mit ihren Kindern eingeschlossen und ihren heimkehrenden Mann nicht hereingelassen habe. In der Klinik hielt sich J. gut und war fleißig. Nachdem das Polizeiamt wieder Erwarten keine Bedenken gegen die Entlassung des J. erhoben hatte, wurde ihm eine Stelle beim Tiefbauamte beschafft und am 30. VIII. 09 die Entlassung zugegeben.

Am 3. V. 10 wurde J. von einem Angestellten des Tiefbauamtes gebracht; er lärmte und schimpfte. Die Frau sagte aus, daß sich J. längere Zeit gut gehalten und gut für die Familie gesorgt habe. Später sei er wieder erregter geworden und habe auch zu Trinken angefangen; er habe sich über jede Kleinigkeit geärgert. Gefährlich sei er nicht geworden. Die Entlassung erfolgte am 14. VI., aber schon am folgenden Tage kam er betrunken wieder; er erklärte später, bei seiner Rückkehr nach Hause habe seine Frau und seine Tochter ihn in einer Weise empfangen, die ihn so verletzt habe, daß er gleich wieder getrunken habe. Am 27. VI. 10 wurde er gleich zur Arbeit entlassen. Die beiden letzten Aufnahmen erfolgten freiwillig. J. endete durch Selbstmord.

Fall 89. J. T., Landwirt, geb. 15. V. 69, aufg. I.: 15. V. 98, II.: 12. IV. 08, III.: 25. III. 12, IV.: 19. XII. 12, V.: 21. I. 13, VI.: 15. IX. 13. Erbliche Belastung liegt angeblich nicht vor. Heirat 1893; 7 Kinder. T. soll von jeher getrunken haben. Am 15. V. 98 wurde er auf Antrag seines Bruders in die Klinik aufgenommen; in dem ärztlichen Zeugnis heißt es: „T. erkrankte am 26. IV. 98 an Influenza, woran sich Symptome des Delirium tremens schlossen . . . . in letzter Zeit starke Exzesse in Baccho (Schnaps). Da Pat. auch während des Deliriums weiter exzedierte und zu Hause nicht in aufmerksamer Weise beaufsichtigt werden kann, so haben seine Verwandten beschlossen, ihn mit seiner Einwilligung in eine Anstalt zu bringen". Bei der Aufnahme gab der Bruder noch an, er habe Personen verkannt, nachts an die Türen geklopft und seine Frau bedroht. In der Klinik ließ die Unruhe bald nach. Die Entlassung erfolgte am 7. VI. 98. Am 9. VII. 98 wurde T. entmündigt. Aus den Akten des Kreisamtes geht hervor, daß die Frau des T. am 26. VI. 03 auf der Bürgermeisterei erklärt habe, ihr Mann ergebe sich in der letzten Zeit immer mehr dem Trunke, immer drohe er ihr mit Totschlag, sie beantrage die Verbringung in eine Besserungsanstalt. Die Bürgermeisterei fügte hinzu, T. befinde sich stets im Säuferwahnsinn, er arbeite nichts und vertrinke sein Vermögen; er stehe zwar unter Kuratel, allein er besorge sich immerhin soviel Branntwein, daß er nie aus dem Taumel komme. Das Kreisamt ließ T. durch den Kreisarzt untersuchen; dieser berichtete, daß T. zwar ein starker Trinker sei und zeitweise an Erregungszuständen leide, daß er aber in der letzten Woche wesentlich ruhiger geworden sei und zurzeit der Anstaltspflege nicht bedürfe. Schon vorher war den Wirten vom Kreisamte verboten worden, an T. alkoholische Getränke zu verabreichen, doch scheint es T. nicht schwer gefallen zu sein, aus den preußischen Nachbarorten Schnaps zu erhalten. — Am 2. X. 03 wurde T. zu sechs Monaten Gefängnis verurteilt wegen Körperverletzung und Bedrohung; die Frau hatte selbst die Anzeige erstattet, nachdem T. sie am 6. VII. wieder bedroht und mißhandelt hatte.

Am 10. IV. 08 beauftragte das Kreisamt den Kreisarzt mit der Untersuchung des T., da er in hohem Grade gemeingefährlich sei, auch wenn er nicht unter dem Einflusse des Alkohols stehe; es werde allgemein befürchtet, daß Frau und Kinder einem Unglücke entgegensehen. In dem Zeugnis des Kreisarztes heißt es unter dem 11. IV. 08: „T. leidet an chronischem Alkoholismus, er befindet sich anhaltend in einem Erregungszustande, gerät oft in Wut; dann kommt es zu Bedrohungen und Mißhandlungen der Frau und Kinder. Da derselbe anfängt, in hohem Grade gemeingefährlich zu werden, so halten wir seine Überführung in eine psychiatrische Anstalt für durchaus notwendig". Die Aufnahme erfolgte am 12. IV. 08. T. hielt sich gut und arbeitete fleißig. Behördliche Ermittelungen ergaben, daß die Angaben über die Gemeingefährlichkeit zutreffend sind. Am 28. XI. erklärte sich die Ehefrau bereit, T. noch einmal versuchsweise nach Hause zu nehmen; die Bürgermeisterei verweigerte aber die Zustimmung; erst im April 09 gab sie die Einwilligung, so daß die probeweise Entlassung am 24. IV. erfolgen konnte. Am 25. III. 12 kam T. freiwillig in angetrunkenem Zustande in die Klinik; er wurde am 27. III. entlassen. Die vierte Aufnahme erfolgte am 19. XII. 12; T. blieb bis zum 18. I. 13. Am 21. I. kam er schon wieder, und zwar dieses Mal, um zu zeigen, daß er nicht geisteskrank sei; damit wollte er bezwecken, daß seine Entmündigung aufgehoben würde. Am 13. II. wurde er auf seinen Wunsch entlassen.

Die sechste Aufnahme am 15. IX. 13 wurde wieder durch das Kreisamt veranlaßt. Aus dem kreisärztlichen Zeugnis geht hervor, daß T. in den letzten acht Wochen sehr erregt war und seine Familie bedrohte. „Wir befürworteten auf Anfrage seitens des Kreisamtes schon vor Wochen die schleunigste Eliminierung des T. aus Familie und Gemeinde. Diese zog sich jedoch wieder hinaus, da der Vormund die Kosten scheute und T. in letzter Zeit anscheinend unter dem Einflusse eines von seinem Rechtsanwalte betriebenen Verfahrens zur Aufhebung der Entmündigung, wieder ruhiger geworden sein sollte. Heute Nacht (15. IX.) nun hat T., wie das Kreisamt uns berichtet, seine Frau mit einem Knüppel in lebensgefährlicher Weise bearbeitet . . . .“ T. erklärte gleich bei der Aufnahme, er sei von seiner Frau sehr gereizt worden; diese habe zuerst nach ihm geworfen. Um festzustellen, inwieweit T. recht hatte, wurde das Kreisamt gebeten, Zeugen darüber zu vernehmen. Der zuständige Gendarmeriewachtmeister erklärte, der fragliche Auftritt habe sich in der Wohnung des T. abgespielt, weswegen nur die Ehefrau Auskunft geben könne. Diese erklärte, ihr Mann sei am Tage vorher in einer Wirtschaft gewesen und habe sich gehörig mit Branntwein verproviantiert. Mitten in der Nacht, etwa um 1 Uhr, habe er zu lärmen angefangen, u. a. auch gerufen: steh' auf und koch Kaffee; sie habe sich aber nicht darum gekümmert. Morgens sei er herunter gekommen und habe seine Sonntagshose noch angehabt; darauf habe sie gesagt: da hat er wieder mit der guten Hose im Bett gelegen; es ist gerade ein Kerl wie sein Vater. T. habe dann, ohne ein Wort zu sagen, einen Holzschlegel geholt und ihr an den Kopf geschlagen. Im Anschluß an vorstehende Äußerungen fügte der Führer der Gendarmeriestation noch hinzu, „daß der hier vorliegende Gewaltakt des T. doch nicht allein steht, sondern nur den letzten Fall seiner Handlung darstellt . . . . Keine Polizei wird diese Zustände hindern können; ehe sie in Tätigkeit treten kann, hat der Rubrikat einen derartigen gefährlichen, tückischen Roheitsakt ausgeführt . . . . Es dürfte keinem Zweifel unterliegen, daß er sich in der Anstalt recht artig gebärdet, aber in seinem Leben in der Familie ist der Sachverhalt anders und wird die Wissenschaft zu beurteilen haben, ob T. vor den Strafrichter gehört oder in der Anstalt zu verbleiben hat. Der Ernst des Sachverhalts erheischt hierüber im Interesse der öffentlichen Sicherheit eine genaue Feststellung“. — Auf eine Anfrage des Kreisamtes vom 16. XII. teilten wir demselben mit, daß T. sich hier dauernd gut halte, daß der Bericht der Gendarmerie aber Bedenken erwecke und wir die Entscheidung über die Frage der Entlassung dem Kreisamte überließen. Hierauf erwiderte dieses, daß es nicht beurteilen könne, ob T. bei voller Bewegungsfreiheit längere Zeit dem Alkohol entsagen könne. Am 8. III. 14 bat der Vormund, T. in eine Irrenanstalt zu überführen, da dadurch die Kosten geringer würden; zugleich gab er an, T. habe in den 4 Jahren, in denen er freies Verfügungsrecht gehabt habe (Ende 1908—12), 18 000 Mark Schulden gemacht, ferner daß er ihn und die Ehefrau mit Erschießen, den Bürgermeister mit Brandstiftung bedroht habe. Wenn T. freigelassen werde, so müsse er die Behörden verantwortlich machen für allen Schaden, den er anrichte. Daß er fähig sei, seine Drohungen in die Tat umzusetzen, könnten alle bezeugen, die ihn kennen. Am 10. III. wurde vom Gericht die Aufhebung der Entmündigung abgelehnt. Am 26. III. erfolgte die Überführung in eine Irrenanstalt.

Fall 90. D. X., Maschinist, geb. 16. VIII. 66, aufg. I.: 8. I. 03, II.: 17. VI. 13. Vater war Potator, kam finanziell herunter, starb infolge eines Schlaganfalls; Mutter trank auch stark und starb auf die gleiche Weise. Die Geschwister des X. sind, bis auf zwei, Trinker, ein Bruder ist Landstreicher, war mehrfach in Irrenanstalten. Die Großmutter väterlicherseits war geisteskrank. X. hatte acht Kinder, von denen sechs starben; die beiden überlebenden sollen nervös, faul, zerstreut und oft krank sein. Er selbst soll von jeher getrunken haben, mußte schon als Knabe von der Polizei gesucht werden. Wechselte sehr oft seine Stellung und Tätigkeit. Verfolgte seine Frau stets mit Eifersuchtsideen, schlug sie schon am Hochzeitstage. Er selbst verkehrte mit anderen Frauen, hat schon einmal den Koitus in Gegenwart seiner damals schwer kranken Frau mit einer anderen Person ausgeübt. Er arbeitete sehr unregelmäßig und brachte das ganze Mobiliar ins Pfandhaus. Zweimal wurde er wegen Hehlerei und Diebstahls bestraft. Seit Mitte 1901 bekam X. epileptiforme Anfälle, war zeitweise sehr ängstlich, zwischendurch grob und brutal. In der letzten Zeit bedrohte er, wie aus dem ärztlichen Fragebogen hervorgeht, Frau und Kinder mit Halsabschneiden, sprang einmal mit einem Messer hinter einem Schrank hervor und wollte erst die Frau und dann sich erstechen, hing sich einmal auf, verlangte von der Frau die unzüchtigsten Handlungen, sogar den Koitus in Gegenwart der Kinder. Am 8. I. 03 wurde X. auf Antrag seiner Frau, die auf unseren Wunsch auch behördlich zu Protokoll vernommen wurde, in die Klinik aufgenommen. Hier wurde er etwas ruhiger; sein Benehmen war kriechend; er stellte sich stets als Ehrenmann hin. Wurde am 21. III. 03 auf Wunsch der Frau mit Genehmigung der Bürgermeisterei gebessert nach Hause entlassen. Am 17. VI. 13 wurde X. wieder aufgenommen zur Begutachtung auf Veranlassung der Landesversicherungsanstalt. Zeichen von Gemeingefährlichkeit bot er nicht; er klagte nur über zeitweise auftretende Verstimmungszustände.

Im Gegensatz zu den Alkoholikern, die infolge von Wahnideen gemeingefährlich werden, wie in Fall 44—48, tritt der gefahrbringende Zustand bei den Alkoholikern mit Erregungszuständen sehr plötzlich auf. In der Regel kommt es zu Körperverletzung, Sachbeschädigung, Widerstand gegen die Staatsgewalt oder ähnlichem, wie auch in unseren Fällen Nr. 82—84. Natürlich werden Alkoholexzesse gewöhnlich bestraft. Nur wenn besondere Umstände hinzukommen, wird die Frage nach der Zurechnungsfähigkeit aufgeworfen, so in Fall 85, weil Q. ein notorischer Säufer und schon einmal in seiner Anstalt gewesen war, in Fall 86 wegen des Tatbestandes selbst. Werden durch die Erregungszustände nur die Angehörigen bedroht, so ziehen diese die Internierung des Trinkers in einer Anstalt gewöhnlich der Bestrafung vor, wie in Fall 87—89; bei ersterem erfolgte die erste Aufnahme sogar freiwillig. Auch in Fall 83 kam G. freiwillig zur Klinik, eingewiesen wurde er nie, für Delikte stets bestraft. In diesem Falle wäre eine langdauernde Internierung gewiß angebracht gewesen. Nur in Fall 89 erwirkte die Ehefrau einmal eine Bestrafung, nachdem ihr die Internierung des Ehemanns abgeschlagen worden war.

Auch aus den letzten Krankengeschichten müssen wir wieder entnehmen, daß selbst schwere Alkoholisten noch zu einem geordneten Lebenswandel kommen können, selbst Menschen wie die beiden C. in Fall 84 und 85, sowie X. in Fall 90. Daß auch J. in Fall 88 wieder zu einem nützlichen Gliede der menschlichen Gesellschaft geworden wäre, wenn er zu Hause richtig behandelt worden wäre, möchte ich annehmen. Bei T. in Fall 89 wurden mehrfach Entlassungsversuche vorgenommen, aber ohne Erfolg; auch hier scheint die Frau nicht ganz schuldlos zu sein.

Mit X. in Fall 87 wurde der Schwere des Deliktes wegen, welches er begangen hatte, kein Entlassungsversuch vorgenommen. Er entwich aber, konnte jedoch in der Zeit, während er in der Freiheit lebte, nicht den Beweis liefern, daß er zu einem geordneten Leben tauge; infolgedessen wurde er wieder interniert, als man seiner habhaft wurde. Hätte er ein geordnetes Leben in der Zwischenzeit geführt, hätte man ihn meines Erachtens nicht wieder einsperren dürfen, denn der Zustand des Individuums, nicht die Tat ist für die Unterbringung in eine Anstalt maßgebend.

Was aus T. in Fall 82 geworden ist, konnten wir leider nicht erfahren. Es ist merkwürdig, daß die Staatsanwaltschaft damals eine Entmündigung im Falle der Entlassung für nicht erforderlich hielt, trotzdem T. zu Affektverbrechen neigte und die Beobachtung in der Klinik ergeben hatte, daß er sehr unangenehme, gefahrbringende Eigenschaften hatte, die sich nach Alkoholgenuß natürlich noch viel deutlicher bemerkbar machten.

Fall 91. N. C., Gärtnersfrau, geb. 4. IX. 75, aufg. I.: 13. XII. 10, II.: 23. VI. 12. Vater angeblich starker Trinker. C. wurde mit 7 Jahren nach Scharlach taubstumm; war dann 7 Jahre in einer Taubstummenlehranstalt. 1897 Heirat. 2 gesunde Kinder, 2 Fehlgeburten. C. war von jeher etwas aufgeregt. Am 27. XI. 10 berichtete die vorgesetzte Behörde des Ehemannes an das Ministerium, daß C. ihrem Manne keine Ruhe lasse, fortwährend mit ihm im Streite lebe, sogar handgreiflich werde und den Haushalt ganz und gar vernachlässige. C. sei infolge ihres Leidens sehr mißtrauisch, aber außerdem auch nervös, erregt und jähzornig. Sie behandle ihre Angehörigen unausgesetzt schlecht, schlage ihre Kinder oft rücksichtslos ins Gesicht. Diesem Bericht folgte am 4. XII. ein weiterer mit der Bitte, daß der Geisteszustand der C. von Amts wegen untersucht werde, da der Ehemann bei diesen Verhältnissen den Dienst nicht ordnungsgemäß ausführen könne. Infolgedessen wurde C. am 12. XII. 10 in die Klinik aufgenommen; sie stellte selbst mit Einverständnis des Mannes den Antrag; ein ärztliches Zeugnis wurde nicht verlangt. Hier hielt sich C. ruhig und geordnet; die Untersuchung ergab nichts, was für eine geistige Erkrankung sprechen konnte, sie war allerdings durch die Taubstummheit sehr erschwert. C. wurde am 30. XII. 12 von ihrem Manne abgeholt. Am 22. VI. 12 erfolgte die neue Aufnahme auf Antrag des Mannes und auf Grund eines ärztlichen Zeugnisses, in dem es heißt, daß C. hochgradig aufgeregt sei, täglich ihrem Manne die heftigsten Szenen mache, ihn kratze und schlage und den Haushalt vernachlässige; sie gefährde durch ihre häufigen, heftigen Erregungszustände ihre Angehörigen. Hier verhielt sich C. ruhig und geordnet, machte aber einen schwachsinnigen Eindruck. Sie wurde am 20. IX. 12 in eine Irrenanstalt überführt, aus der sie am 18. VI. 13 entlassen wurde, nachdem sie sich beruhigt hatte.

Auf unsere Anfrage teilte uns die Bürgermeisterei am 26. IV. 14 mit: „daß Frau C. sich dann und wann recht mürrisch und halsstarrig gegen ihren Ehemann zeigt. Es ist zu wiederholten Streitigkeiten gekommen und wenn Frau C. gedroht bekommt, sie käme wieder fort, dann ist sie anders. Manchmal sagt sie, schlagt mich tot. Auch leidet sie mitunter an Größenwahn . . . Sie verrichtet genügend die häuslichen Arbeiten. Wenn ihr Zustand so bleibt, ist der Ehemann zufrieden".

Wie der Arzt in dem Aufnahmezeugnis schreibt, handelt es sich hier um eine Gefährdung der Angehörigen, vor allem des Ehemannes; man muß ihm zweifellos das Recht zugestehen, zu entscheiden, ob er sich der Gefährdung aussetzen will oder nicht.

Fall 92. D. F., Dienstmädchen, geb. 30. III. 62, aufg. 10. I. 03. Seit etwa Anfang Dezember 02 erhebliche Veränderung des Charakters; deutliche Zeichen der progressiven Paralyse. Seit 6. I. 03 sehr schwerer Erregungszustand, tobte Tag und Nacht, zerstörte alles, was ihr in die Finger kam, aß Kot, verweigerte die Nahrung, mußte daher aus dem Krankenhause auf Antrag des dortigen Arztes in die Klinik verlegt werden. In dem ärztlichen Zeugnis steht: „Pat. ist in hohem Grade gemeingefährlich". Hier nahm sie trotz guter Nahrungsaufnahme sehr ab; nachdem sie ruhiger geworden war, wurde sie in das Krankenhaus zurückverlegt.

Fall 93. D. J., geb. 4. VI. 69, aufg. 20. XI. 13. Syphilitische Infektion hat stattgefunden. Winter 1911/12 erste Zeichen einer psychischen Störung. Sommer 1912 erster paralytischer Anfall. Salvarsanbehandlung. Anstaltsaufenthalt war immer nur zeitweise nötig. Am 20. XI. 13 trat ein sehr heftiger Erregungszustand auf, so daß J. sofort in die Klinik gebracht werden mußte. Da er sich bei seiner Ankunft etwas beruhigt hatte, wurde er auf inständiges Bitten der Ehefrau nicht auf der unruhigen Abteilung untergebracht. Die Nacht verlief ruhig; am folgenden Tage ging J. gegen Ärzte und Pfleger aggressiv vor und trat zwei Türen ein, so daß die Verlegung auf die unruhige Abteilung trotz Sträubens der Ehefrau unbedingt nötig wurde. J. beruhigte sich allmählich und wurde am 7. XII. 13 in eine Irrenanstalt überführt.

Diese kurze Krankengeschichte soll nur einen Beweis dafür liefern, wie schwer es ist, selbst in der Klinik den Bitten Angehöriger standzuhalten.

Fall 94. B. C., Taglöhner, geb. 4. XI. 83. C. wurde bis 1905 7 mal vorbestraft wegen Sachbeschädigung, Diebstahls und Körperverletzung. Am 25. IX. 11 erhielt er wegen Totschlags 5 Jahre Gefängnis. Er hatte seine Geliebte erstochen, weil er sehr eifersüchtig auf sie war. Als er am Tage der Tat ihr Vorhalt machte, weil sie mit einem anderen gehe, antwortete sie, sie tue es doch. C. klagt im Gefängnis viel über Kopfschmerzen und andere nervösen Beschwerden; er ist lungenleidend. Eine Bemerkung des Direktors in den Akten lautet: „Gegen C. wird wegen seiner geistigen Minderwertigkeit viel Rücksicht geübt, daß er eher Ursache zu Dankbarkeit als zu unbegründeten Klagen hätte".

Wir sehen, daß C. sich von 1905—11 gut gehalten hat, wenigstens nicht bestraft worden ist. Daß dann ein so erheblicher Reiz, wie er hier vorliegt, einen so labilen Menschen wie C. kolossal erregen muß, ist klar.

4. Kapitel.

Gemeingefährlichkeit infolge von Schwachsinn.

Fall 95. H. S., Rottenführer, geb. 12. V. 71, aufg. I.: 24. X. 07, II.: 6. XII. 09. Von den Geschwistern des S. starb eins an Tuberkulose, eins durch Selbstmord. Seine Frau hatte eine Fehlgeburt. Lues wurde verneint. Frühjahr 1905 wurde S. bei der Eisenbahn fest angestellt. Im Mai 1906 traten zum ersten Mal nervöse Erscheinungen auf; später kamen körperliche Beschwerden hinzu. In der zweiten Hälfte 1907 fiel er im Dienst mehrfach auf, er widersetzte sich Anordnungen, behauptete der Bahnhofsvorsteher habe ihm nichts zu sagen usw. Am 17. VIII. 07 brachte er entgegen der ausdrücklichen Anordnung seines Vorgesetzten durch Ausladen eines mit Basaltkies beladenen Wagens auf dem Hauptgleis einen Personenzug in Gefahr. Trotzdem blieb er noch auf seinem Posten, bis er am 3. und 4. IX. 07, also zwei Tage hintereinander, in gleicher Weise durch Verschieben eines Wagens auf eine zur Durchfahrt freigegebenen Strecke einen Zug gefährdete; dieser konnte nur noch durch Knallkapselsignale zum Halten gebracht werden. Nun wurde S. auf Veranlassung des Bahnarztes der Klinik zur Beobachtung überwiesen; er war hier vom 24. X. bis 1. XI. 07. Es wurde progressive Paralyse festgestellt und S. auf das ärztliche Gutachten hin pensioniert. Er konnte noch etwas zu Hause bei der Landwirtschaft helfen, war bald aufgeregt, bald deprimiert. Im Februar 1909 trat eine Verschlimmerung ein. Am 6. XII. 09 wurde er wieder in die Klinik gebracht und starb hier am 29. I. 10.

Fall 96. M. E., Eisenbahnschaffner, geb. 15. VIII. 59, aufg. 14. VII. 99. Mutter wiederholt geistesgestört, soll getrunken haben. Nichte geisteskrank. E. diente 9 Jahre beim Militär; vom 1. April 87 an war er an der Bahn angestellt. Er heiratete im Juli 87. Vor 3 Jahren soll er $^1/_4$ Jahr lang einen Hautausschlag gehabt haben. Seit 1897 merkte seine Frau eine Veränderung im Wesen; E. wurde reizbar, heftig, jähzornig. Einmal nahm er fremdes Brennmaterial mit. Im Frühjahr 99 mußte er seinen Dienst einstellen; er wurde äußerst nachlässig, grob gegen die Fahrgäste und vergaß alles. Zeitweise war er erregt. Nach Aussage seiner Nachbarn lief E. mehrfach wenig bekleidet im Orte herum, ging mit der brennenden Zigarre in die Scheune, scheuchte das Vieh und führte durch Mißhandlung einer Kuh Verkalben herbei. Er wurde auf Veranlassung der Bürgermeisterei in die Klinik aufgenommen. Die Untersuchung ergab, daß es sich um eine progressive Paralyse handelte. Anfangs war E. recht erregt, laut und drohend. Später wurde er ruhiger, doch neigte er stets zu Erregungszuständen, die aber von nur kurzer Dauer waren. Seine Äußerungen und sein Benehmen waren erheblich schwachsinnig. Es wurde eine protokollarische Vernehmung durch die Bürgermeisterei veranlaßt, durch welche die oben angegebenen Aussagen bestätigt wurden. E. wurde am 26. XI. 1899 nach seiner Entmündigung von seiner Frau abgeholt. Er starb 1902.

Fall 97. L. T., Müller, geb. 15. X. 40, aufg. 3. V. 99. Ein Bruder beging Selbstmord. T. kam am 3. V. 99 freiwillig in die Klinik, war sehr gedrückt, traurig, äußerte Selbstmordgedanken. Am 2. I. 1900 wurde er ungeheilt in seine Heimat entlassen und später in einem Siechenhause untergebracht; dort lief er oft fort und machte einmal den Versuch sein elterliches Haus anzustecken. Daraufhin wurde er auf Antrag der Bürgermeisterei zum zweiten Male in die Klinik aufgenommen. Hier war er sehr verstimmt, klagte, man habe ihn aus seinem Vaterhause entführt; er wolle wieder dorthin zurück. Am 1. X. 06 wurde er in eine Irrenanstalt überführt, wo er am 10. VII. 11 starb.

Fall 98. Q. H., geb. ? 1866, aufg. 7. VII. 00. Vater war überspannt und eigensinnig. H. lernte als Kind gut, war eigensinnig. Ging mit 24 Jahren nach Amerika, war dort vorübergehend geisteskrank. Nach der Rückkehr nach Deutschland heiratete sie, wurde wegen

Mißhandlung ihres Stiefkindes angeklagt, aber wegen Geistesstörung freigesprochen. Ihr Mann beging ihretwegen Selbstmord. Sie äußerte mehrfach Wahnideen, z. B. die verstorbene erste Frau ihres Mannes stecke in ihr, ihr Kind sei eigentlich das Kind der ersten Frau und behauptete auch die Stimme dieser Frau zu hören. Zweimal warf sie die brennende Petroleumlampe ins Zimmer, angeblich um zu sehen, ob dadurch ein Brand entstehen könne. Ein anderes Mal hielt sie ihr Gesicht an den glühenden Ofen, so daß eine Verletzung entstand, um zu sehen, „wie es tut, wenn jemand verbrannt wird". Am 7. VII. 1900 wurde H. auf Antrag des Kreisamtes und auf Grund eines vom Kreisarzte ausgestellten Fragebogens in die Klinik aufgenommen. Auf unsere Anfrage bei der Bürgermeisterei, ob die Kranke gemeingefährlich sei, wurde mitgeteilt: „Zweimal hat sie eine brennende Lampe ins Zimmer geworfen, sich aber sonst nie gemeingefährlich gezeigt, im Gegenteil sehr liebevoll". Von ihren Eltern sei sie schlecht behandelt worden und dadurch in Geistesstörung verfallen. Hier äußerte sie massenhaft ganz schwachsinnige Wahnideen, auch halluzinierte sie stark. Die Stimmung war meist heiter, leicht erotisch. Am 6. II. 01 wurde sie in eine Irrenanstalt überführt. Sie befindet sich noch dort, ist zeitweise sehr erregt und halluziniert stark.

Fall 99. G. T., Bauunternehmer, geb. 15. II. 55, aufg. 27. VI. 12. Vater war im Alter geistesschwach; ein Bruder starker Trinker. T. war in der Jugend eine Zeitlang in einer Privatirrenanstalt und hatte 1902 einen ähnlichen Anfall wie jetzt. Er wurde wegen hochgradiger Erregung auf Grund einer kurzen ärztlichen Bescheinigung auf Antrag der Ehefrau gegen seinen ausdrücklichen Willen am 27. VI. 12 in die Klinik aufgenommen. Ein kreisärztliches Zeugnis wurde sofort eingeholt. Am 29. VI. berichtete auf Ersuchen der Klinik der Schwiegersohn des T. ausführlich über den Zustand vor der Aufnahme; er schrieb, daß T. nicht mehr in der Lage gewesen sei seine geschäftlichen und sonstigen Angelegenheiten in vernünftiger Weise zu erledigen, er sei sehr vergeßlich, leicht ermüdbar, und vollständig interesselos gewesen, habe viel getrunken und geraucht, sowie ganz unsinnige Einkäufe gemacht. Ferner teilte uns unter dem 7. VII. 12 der Schwager des T. mit, dieser habe stets einen scharf geladenen Revolver und einen Dolch bei sich gehabt, habe auch mehrfach aus seinem Fenster heraus geschossen. Auf diesen Brief hin baten wir das Kreisamt um Feststellung der Art und Weise der Gemeingefährlichkeit durch Vernehmung von Zeugen. Diese ergab, daß T. in den letzten Tagen sehr aufgeregt war, tatsächlich mehrere Schüsse abgefeuert hat, mit einem Revolver in der Hand auf dem Hofe herumgelaufen ist, Gläser und andere Sachen zum Fenster hinausgeworfen und die Türe zum Vorplatz seiner Wohnung eingeschlagen hat. In der Klinik war T. anfangs sehr erregt; später wurde er ruhiger, blieb aber sehr reizbar. Die Untersuchung ergab einen ziemlich erheblichen Schwachsinn. Am 22. VII. 12 wurde er in eine Irrenanstalt überführt, wo er sich noch befindet. Er kann mit Gartenarbeit beschäftigt werden, ist aber zeitweise erregt und gereizt.

Fall 100. L. X., geb. 7. XII. 83, aufg. 16. V. 09. Eine Tante war geisteskrank. X. war in der Schule beschränkt, gegen die Eltern stets sehr gereizt und jähzornig, gegen andere höflich. Keiner wagte, ihm zu widersprechen, da er gegen die Angehörigen gleich tätlich wurde. Der Vater fürchtete, es gäbe eine „Mainzer Affaire" (s. Fall 41). Er wurde vernommen und erklärte, seit einem Jahre bedrohe sein Sohn ihn und seine Frau; zwei Tage vor der Aufnahme sei es durch eine ganz geringfügige Ursache wieder zu einem Auftritte gekommen, wobei X. tätlich geworden sei; erst als Nachbarn hinzugekommen seien, habe er abgelassen, aber gedroht, er werde ihn noch abschlachten. Der Vater stellte dann bei der Bürgermeisterei den Antrag, seinen Sohn in eine Anstalt zu bringen. X. wurde darauf von zwei Gendarmen nach G. gebracht und auf Antrag des Vaters mit einem kreisärztlichen Zeugnis, in welchem Zweifel an der geistigen Gesundheit und bestehende Gemeingefährlichkeit bescheinigt wurde, in die Klinik aufgenommen. Zugleich hatte die Bürgermeisterei die Angaben des Arztes, daß X. seinen Vater aufs schlimmste bedrohe, das Vieh mißhandle und zu befürchten sei, daß er seine Drohungen ausführen werde, bescheinigt. Auf unsere Veranlassung teilte uns die Bürgermeisterei mit, daß X. es nur auf seine Eltern, besonders auf seinen Vater, abgesehen habe und diesen mit Totschlag, Abschlachten, Erschießen bedrohte. „Seiner sonstigen Umgebung gegenüber ist er durchaus nicht gefährlich".

Hier verhielt sich X. ruhig und geordnet; es wurde ein mäßiger Schwachsinn festgestellt. Über seine Zwistigkeiten mit dem Vater gab X. an, dieser wolle immer das Gegenteil von dem, was er für richtig halte; auf das väterliche Gut wolle er nicht wieder zurück.

Am 23. VI. kam der Schwager mit einer vom Vater unterschriebenen Genehmigung, um X. abzuholen; er wurde auf die Gefahr der Entlassung aufmerksam gemacht, bestand aber darauf. Auf eine Anfrage des Kreisamtes vom 11. VIII. teilten wir mit, daß X. unter den oben genannten Umständen entlassen worden sei, daß aber die Möglichkeit bestehe, daß X. sich außerhalb des väterlichen Hauses halten könne, da er bisher nur gegen die Eltern drohend gewesen sei. Am 30. VIII. wurden wir durch das Kreisamt benachrichtigt, daß das Verhalten des X. seit der Entlassung aus der Klinik recht gut gewesen sei, Erregungen seien nicht vorgekommen; auch scheine hier keine Veranlassung dazu vorzuliegen. Gegenwärtig sei er zu einer 28 tägigen militärischen Übung eingezogen. Auf unser Ersuchen teilte uns die Heimatbehörde am 24. II. 14 mit, „daß der Zustand des X. noch derselbe ist wie im Jahre 1909; er ist immer noch ungezogen gegen seine Eltern".

Fall 101. B. C., Landwirt, geb. 14. VII. 81, aufg. I.: 21. VII. 01, II.: 4. III. 08. Die Mutter soll sehr nervös sein, zwei entferntere Verwandte sind geisteskrank; der älteste Bruder wurde blind geboren und starb als Kind, der zweite war von jeher schwächlich. C. war als Kind starrköpfig und sehr ängstlich; selbst zur Zeit der Aufnahme zeigte er noch Angst, wenn er allein schlafen mußte. Er machte viele Kinderkrankheiten durch; in der Schule lernte er sehr wenig. Später wurde er zu Hause beschäftigt. Die Altersgenossen neckten ihn oft. Im Jahre 1900 verübte er unzüchtige Handlungen an Kindern. Seitdem war er verstimmt, weinte oft und ging nicht aus dem Hause. Er wurde nicht verhaftet, dem Vater aber mitgeteilt, daß er seinen Sohn auf seinen Geisteszustand untersuchen lassen müsse. Die Untersuchung in der Klinik ergab einen Schwachsinn erheblichen Grades. Am 10. VIII. wurde er nach Hause entlassen; das Gericht sprach ihn frei.

Am 4. III. 08 wurde er wieder vom Vater gebracht. Aus den Akten des Kreisamtes geht hervor, daß C. eine Magd mit einer Mistgabel ziemlich schwer verletzt hatte; er schien vorher geneckt worden zu sein. C. soll oft Wutanfälle gehabt, Personen mißhandelt und bedroht haben, schon zweimal soll er andere Burschen durch Biß in den Finger erheblich verletzt haben, ohne vorher gereizt worden zu sein. Da der Vater, welcher einen etwas schwachsinnigen Eindruck machte, seinen Sohn abholen wollte, das Kreisamt aber im Hinblick auf die Gemeingefährlichkeit dagegen Einspruch erhob, wurden die Akten an das Gr. Ministerium des Inneren und der Justiz gesandt gemäß § 29 unseres Regulativs. Dieses schickte sie an die Staatsanwaltschaft zwecks Einleitung der Entmündigung. Zum vorläufigen Vormund wurde ein Bruder der Mutter bestellt. Nach langen Verhandlungen, in denen die Bürgermeisterei das Kreisamt dringend bat, unter Hinweis auf die Aussagen angesehener Bürger, auf einer weiteren Internierung des C. nicht mehr zu bestehen, holte der Vormund zusammen mit dem Vater C. ab. Sie wurden mehrfach darauf aufmerksam gemacht, daß C. gefährlich sei, besonders wenn er gereizt werde oder getrunken habe. Sie versprachen und unterschrieben, ihn von allem zurückzuhalten, ihn unter ärztliche Aufsicht zu stellen und die ganze Verantwortung zu übernehmen. Der Arzt, welcher die Krankengeschichte abgeschlossen hat, meinte, man dürfe vielleicht hoffen, daß C. unter verständiger Aufsicht draußen auskomme. Der Umstand, daß er sich doch acht jahrelang draußen gehalten habe, sei nicht zu gering zu veranschlagen. Tatsächlich hat sich C. nach Aussage der Bürgermeisterei bis jetzt gut gehalten.

Fall 102. M. K., Student, geb. 12. IV. 76, aufg. I.: 11. VII. 04, II.: 27. V. 10. Vater sehr nervös, ein Vetter geistig abnorm. K. war als Kind lebhaft und gutmütig, näßte lange das Bett, war wenig begabt, hatte nur wenig Freunde, da er rechthaberisch war; stahl mit 9 Jahren seiner Mutter 5 Mark und vernaschte das Geld; entwendete später seinen Mitschülern Steine, Messer und andere verhältnismäßig wertvolle Sachen. Da er trotz Privatstunden mehrfach sitzen blieb, ging er nach dem Besuch der Obersekunda ab und studierte Chemie. Im Jahre 1902 beging er zum ersten Male eine unzüchtige Handlung an einem Mädchen unter 14 Jahren und wurde mit 9 Monaten Gefängnis bestraft. 1903 Rückfall, Freispruch auf Grund des § 51 wegen Schwachsinns. K. wurde entmündigt und kam in eine offene Anstalt, in der er sich wieder gegen den § 176³ verging. Dieser abermalige Rückfall veranlaßte die Staatsanwaltschaft, den Vater und zugleich Vormund des K. aufzufordern, diesen in eine geschlossene Anstalt unterzubringen. Er wurde daher am 11. VII. 04 in die Klinik und von hier am 21. XI. in eine Irrenanstalt verbracht. Von dort kam er nach einiger Zeit in eine Stellung, wo er es aber nicht lange aushielt; er war dann bald hier bald dort. Mehrfach wurden ihm Diebstähle nachgewiesen. Im Frühjahr 1910 beging er wieder massenhaft unzüchtige Handlungen und wurde infolge des Druckes der

Staatsanwaltschaft vom Vater der Klinik am 27. V. 10 wieder zugeführt; am 6. XII. 10 wurde er wieder in eine Irrenanstalt verbracht, wo er sich noch befindet. Er macht sich zeitweise dadurch unliebsam bemerkbar, daß er andere Kranke hänselt und zuschaut, wenn sie oder die Pfleger ins Bett gehen (sexuelle Motive?).

Fall 103. Q. T., ohne Beruf, geb. 22. VI. 81, aufg. 10. X. 1900. Vater litt an periodischer Geistesstörung. T. war als Kind störrisch und gleichgültig. Einmal kam er drei Wochen lang nicht nach Hause, infolgedessen kam er in eine Erziehungsanstalt. 1892 wurde er wieder nach Hause geholt, stahl der Mutter Geld und mußte daher wieder in die Erziehungsanstalt gebracht werden. Nach der Entlassung arbeitete er nie anhaltend, hielt sich aber leidlich; er wohnte bei seinen Eltern. Mitte 1900 verging er sich gegen § 176³ St.G.B. Zur Beobachtung seines Geisteszustandes wurde er der Klinik überwiesen; es wurde ein ziemlich erheblicher Grad von Schwachsinn festgestellt. T. wurde freigesprochen und in eine Irrenanstalt gebracht, aus der am 1. III. 02 entlassen wurde. Auf eine Anfrage bei der Heimatbehörde hin, wurde uns mitgeteilt, daß T. in den ersten Jahren noch sehr aufgeregt und schwer zu lenken gewesen sei, auch wiederholt Selbstmordversuche gemacht habe, in der letzten Zeit aber einer geordneten Beschäftigung nachgehe und sich wohl fühle.

Fall 104. X. L., Hotelbesitzer, geb. 2. X. 74, aufg. 17. XI. 04. Der Vater hatte zwei Anfälle von geistiger Störung. L. lernte erst im dritten Lebensjahre laufen und sprechen. Später arbeitete er sich tüchtig in die Höhe, so daß es ihm möglich war, am 1. Mai 1904 ein Hotel zu kaufen. Schon im Oktober wurde L. unstet und unsolide; er machte unglaubliche Pläne um sein Hotel zu verbessern, die er bei seiner Vermögenslage gar nicht ausführen konnte. Am 20. X. wurde er in ein Krankenhaus gebracht; dort stand er unter dem Einflusse von Sinnestäuschungen, er fürchtete, vergiftet zu werden und rührte mehrere Tage kein Essen an. Sein Bruder holte ihn ab und brachte ihn zu seinen Eltern. Von dort entfernte er sich sehr bald und suchte sein Hotel wieder auf. Er illuminierte das Haus, schmückte es innen und außen und verursachte dadurch große Menschenansammlungen auf der Straße; daraufhin wurde er wieder in ein Krankenhaus gebracht und von dort auf Antrag seines Bruders der hiesigen Klinik überwiesen. Hier war er im allgemeinen ruhig, nur hie und da etwas unwirsch; über seine Vermögensverhältnisse war er nicht orientiert, zeigte äußerst wenig Interesse und machte sich nichts aus dem Verkaufe seines Hotels. Er war vollkommen davon überzeugt, daß er einer glänzenden Zukunft entgegengehe. Ende 1904 wurde ihm ein Vormund bestellt; am 24. Februar 05 wurde er zu seinen Eltern entlassen.

Bei Schwachsinnsformen jeder Art kommen die verschiedensten gemeingefährlichen Handlungen vor. So haben wir in Fall 95 einen Paralytiker, welcher dreimal einen Eisenbahnzug gefährdete; es ist verwunderlich, daß er nicht gleich nach dem ersten Mal psychiatrisch untersucht wurde, obwohl schon vorher sein Benehmen aufgefallen war. — Auch in Fall 96 handelt es sich um einen paralytischen Eisenbahnbeamten, der aber rechtzeitig aus seinem Dienste entlassen wurde; später benahm er sich aber so, daß er hätte interniert werden müssen, schon lange bevor er eine Scheune fast in Brand gesteckt hätte. Ebenso erfolgte in Fall 97 die Aufnahme zu spät; die geplante Brandstiftung wurde noch rechtzeitig verhindert. Ähnlich liegen die Verhältnisse in Fall 98; hier spielen auch Wahnideen eine Rolle; doch scheinen sie nicht die Ursache für die gemeingefährliche Handlung des H. gewesen zu sein.

In Fall 99 handelt es sich in erster Linie um einen Schwachsinnsprozeß, zwischendurch traten Erregungszustände auf. Die Internierung hätte schon erfolgen müssen, als die Angehörigen merkten, daß T. ständig Waffen bei sich hatte. Bei X. in Fall 100 bestand eine allerdings bedeutende Gefahr für den Vater, nicht für andere. Es mußte daher auch dem Vater die Entscheidung überlassen bleiben, ob er seinen Sohn wieder zu sich nehmen wollte oder nicht.

Bei Fall 101—103 bestehen die gemeingefährlichen Handlungen in Verfehlungen gegen § 176³ St.G.B., bei 101 außerdem in Körperverletzung. Dieser Fall machte insofern besondere Schwierigkeiten, als der Vater auf der Entlassung des Sohnes bestand, das Kreisamt sie aber nicht zugeben wollte; infolgedessen mußte das Ministerium um Entscheidung ersucht werden. Schließlich kam es zur Entlassung, die auch von Erfolg war. In Fall 102 erschwerten die Angehörigen die sachgemäße Internierung des K.; sie waren so einsichtslos, daß schließlich der Staatsanwalt mit der zwangsweisen Überführung in eine geschlossene Anstalt drohen mußte. Eine günstige Wendung trat bei T. in Fall 103 ein, nachdem er längere Zeit in einer Anstalt gewesen war, während der ersten Jahre nach der Entlassung war er allerdings noch schwer zu behandeln.

Zum Schluß ist noch ein Fall wiedergegeben, bei dem es sich weniger um eine Gefahr als um eine recht erhebliche Störung handelte, deren Ursache wohl in schwachsinnigen Größenideen zu erblicken ist. Der Zustand des Kranken hätte gerade so gut zu gemeinschädlichen und gemeingefährlichen Handlungen führen können; eine Internierung war zweifellos durchaus angebracht.

5. Kapitel.

Gemeingefährlichkeit infolge von verbrecherischer Neigung.

Fall 105. J. X., Metalldrucker, geb. 24. XII. 87. Er hatte 11 Vorstrafen, vor allem wegen Körperverletzung, Sachbeschädigung und Hausfriedensbruchs. Am 15. XI. 11 wurde er wegen gefährlicher Körperverletzung, welche den Tod des Verletzten zur Folge hatte, zu 4 Jahren 8 Monaten Gefängnis verurteilt. Im Urteil heißt es: „Die Strafe des X. ist aus § 223 a des Str.G.B. zu erkennen und mußte entsprechend hoch bemessen werden im Hinblick auf die hervorragend rohe und brutale Beteiligung des X. bei der Mißhandlung des getöteten S. und mit Rücksicht auf die vielen schweren Vorstrafen des X., der eine gemeingefährliche Persönlichkeit ist." In der Strafanstalt zog X. sich bis jetzt nur eine leichte Strafe zu, weil er einem anderen Gefangenen zugenickt hatte.

Fall 106. X. E., Taglöhner, geb. 24. V. 85. 3 kleine Vorstrafen. Am 3. X. 06 wegen Notzucht mit $2^1/_2$ Jahren Gefängnis bestraft. Das Polizeiamt O. teilte am 23. X. 06 der Strafanstalt mit, daß E. keine ständige Arbeit gehabt habe, er habe nur seiner Mutter jeden Sonntag Blumen verkaufen helfen. Eine Mitteilung des Pfarramts lautete, E. sei schwach begabt und zur Trägheit geneigt, er habe in keiner Lehre ausgehalten, 10 Lehrstellen habe er gehabt, aber immer bald wieder aufgegeben. „Die Gelegenheitsarbeit, wie unsere sogenannten Marktsteher sie treiben, bei der man nach Belieben faulenzen kann, behagte ihm besser. Böse Gesellschaft und dann das Trinken, an das er sich gewöhnte, taten dann das übrige." Er scheine auch nicht ganz normal zu sein. Die Eltern und Geschwister seien brav. Der Vater sei streng, die Mutter habe dem Sohne, wenn er in Not geraten sei, hinter dem Rücken des Vaters beigestanden. 5. X. 10 wegen Widerstands und Beleidigung 5 Monate 2 Wochen Gefängnis. Eine Bemerkung von 1911 in den Akten lautet: „E. hat in seinen 6 Vergehen und in den dafür hier verbüßten Strafen seine Halt- und Willenlosigkeit so unzweideutig bewiesen, daß er im Mangel an Kraft zur ethischen Selbstbestimmung auch fernerhin ebenso gefährdet wie gefährlich erscheinen muß." Am 15. XI. 11 wurde E. wegen gefährlicher Körperverletzung, welche den Tod des Verletzten zur Folge hatte, zu $4^1/_2$ Jahren Gefängnis verurteilt (Mittäter von X. im Falle vorher). Unter dem 18. I. 12 steht in den Akten, E. heule und brülle, das Verhalten entspreche aber nicht dem Bilde echter Krankheit, unter dem 22. I., E. sei kindisch, die Nahrungsaufnahme ungenügend, unter dem 1. VI., E. komme Anweisungen nicht nach.

Fall 107. M. G., Fabrikarbeiter, geb. 13. IV. 1877. Am 6. VIII. 95 wurde G. wegen Unterschlagung, am 18. VII. 99 wegen Körperverletzung und Sachbeschädigung und am 7. III. 10 wegen Totschlags zu $4^1/_2$ Jahren Gefängnis verurteilt. G. wollte aus der von ihm gemieteten Wohnung, ohne ein Wort zu sagen, ausziehen; er war im Begriffe fortzugehen, als die Frau des Vermieters hinzukam. Heftiger Wortwechsel. G. stieß eine auf dem Tisch stehende brennende Lampe um, feuerte endlich 4 Schüsse auf die Frau und 2 auf den hinzugekommenen Vater der Frau ab. G. stellte sich der Polizei. Im Bericht des Pfarramtes heißt es: „G. hat bald nach seiner Schulentlassung die Heimat verlassen und ist frühzeitig aller Zucht entwachsen; seine Physiognomie ließ immer vermuten, daß er zur Frechheit und Roheit geneigt sei; im Elternhause hat er meist ungünstige Eindrücke empfangen, da sein Vater dem Trunke ergeben war". Im Gefängnis wurde G. mehrfach bestraft wegen ungehörigen Benehmens, Verweigerung der Arbeit usw. Die Beamten der Strafanstalt sind der Ansicht, daß G. nach der Entlassung sofort wieder etwas anstellen wird.

Fall 108. B. B., Bierbrauer, geb. 15. IV. 75, aufg. 27. XII. 01. In der Familie des B. sollen zahlreiche Selbstmorde und Selbstmordversuche vorgekommen sein. Dem B. werden über sein sittliches Verhalten und seinen Fleiß bis zu seinem 18. Jahre die besten Zeugnisse ausgestellt; er wurde bei seinen Eltern erzogen; er war leicht erregt und jähzornig.

Vorstrafen: 1894 3 Tage Haft wegen Bettelns und 3 Wochen Gefängnis wegen Diebstahls, 1896 11 Monate Gefängnis und Versetzung in die II. Klasse des Soldatenstandes wegen gefährlicher Körperverletzung und Fahnenflucht. Jetzt 10 Jahre Zuchthaus wegen Totschlags; er betätigte dabei eine unglaubliche und abnorme Roheit und Leidenschaftlichkeit. B. lebte in Konkubinat, 1 Kind. Sein Geschlechtstrieb war sehr stark entwickelt; gelegentlich der Taufe seines Kindes koitierte er die Schwester seiner Braut in der gemeinschaftlichen Wohnung. Von seinen Mitarbeitern wurde er gefürchtet, da er leicht erregt wurde und mißtrauisch war. Bei der Arbeit war er fleißig. Im Zuchthause wurde B. ängstlich, verstört; er fürchtete sich vor seinen eigenen Erregungen und bat, ihn milde zu beurteilen. Zum Schlusse glaubte er, er würde vergiftet; er verweigerte die Nahrungsaufnahme und reagierte nicht mehr auf Anreden und Aufforderungen.

In der Klinik war B. anfangs apathisch, zwei Tage später trat plötzlich ein Umschwung ein. Er gab auf alle Fragen Auskunft. Später hatte er einmal einen kurzen Erregungszustand. Am 7. I. 02 wurde B. wieder in die Strafanstalt zurückgebracht. 1904 wurde er in eine Irrenanstalt überführt, nachdem er in der Strafanstalt Butzbach einen Angriff auf einen Aufseher gemacht hatte. Dauernd hatte er mit Verfolgungsideen zu tun, zeitweise lag er stupurös da, zu anderen Zeiten war er zugänglich, aber immer lauernd; er galt als einer der gefährlichsten Kranken. Im Juli 1909 erhielt er freien Ausgang, obwohl er noch immer an seinen alten Wahnideen festhielt. Er befindet sich noch dort, arbeitet fleißig, ist aber mißtrauisch und den Ärzten gegenüber verschlossen.

Fall 109. H. N., Gelegenheitsarbeiter, geb. ? 1865, aufg. 6. III. 08. Vater war wahrscheinlich angeboren schwachsinnig und Trinker, starb in einem Arbeitshause. Ein Bruder des Vaters starb nach 13 jährigem Aufenthalte in einer Irrenanstalt, ein anderer daselbst nach 7 jährigem Aufenthalte. Der Großvater soll ein eigentümlicher Mensch gewesen sein; die Geschwister des N. sind fast alle geistig minderwertig. Er selbst hatte als Knabe einen ziemlich schweren Unfall. Die erste Straftat, Unterschlagung, beging N. 1883; 1884 wurde er wegen Sodomie bestraft. 1886 zog er sich Syphilis zu. Im gleichen Jahre wurde er wegen Unterschlagung bestraft. In dieser Zeit wurde er oft wegen Trunkenheit verhaftet und in Krankenhäusern untergebracht. 1887 trieb er sich planlos an der holländischen Grenze herum, bis er im November als unsicherer Heerespflichtiger eingestellt wurde. Mehrfach mußte er wegen Urlaubsüberschreitungen bestraft werden; in der Regel spielte Alkoholmißbrauch dabei eine große Rolle. 1889—91 wurde er 3 mal wegen Fahnenflucht zu mehrmonatlichen Gefängnisstrafen verurteilt. November 1893 wurde er vom Militär entlassen, 1894 trat er in die Fremdenlegion. Auch hier galt er als chronischer Alkoholist; er selbst erzählte, er sei oft wegen unerlaubter Entfernung bestraft worden. 1901 kam N. nach Europa zurück; sofort fing er das Vagabundenleben wieder an; er erhielt einige kleine Strafen. Am 3. I. 02 wurde er zum ersten Mal in eine Irrenanstalt verbracht und zwar, weil er nachts in Krämpfen liegend auf der Straße aufgefunden worden war; am 14. II. wurde er entlassen. Bis 1907 wanderte er umher; hie und da arbeitete er kurze Zeit, einigemal war er in Irrenanstalten untergebracht, darunter einmal fast 4 Monate, oft wurde er wegen der üblichen Landstreicherdelikte mit Haft und Gefängnis bestraft; der Alkohol war sein ständiger Begleiter. Während dieser Zeit hatte er einmal einen Einbruchsdiebstahl vorbereitet, sich aber keine schwereren Delikte zu schulden kommen lassen. Am 15. IX. 07 verübte er einen Raubmord. In dem über ihn abgegebenen Obergutachten heißt es, daß N. sich schon vorher in einem Zustande innerer Spannung und Erregung auf epileptischer Basis mit paranoischer Beimischung befunden habe und daß unangenehme Mitteilungen und Alkoholgenuß die Erregung derartig gesteigert hatten, daß die Tat zur Ausführung gelangte. Während der Vorgutachter die Exkulpierung wegen „alkoholischem Wahnsinn" beantragte, sahen die Obergutachter in der vorliegenden Geistesstörung den Ausdruck eines epileptischen Degenerationsprozesses im Sinne chronischer geistiger Schwäche von solcher Stärke, daß man von einer chronischen Geistesstörung zu sprechen berechtigt sei; auf dieser Basis habe sich dann noch am 15. IX. 07 ein Erregungsausbruch entwickelt. In der Klinik bot N. das Bild eines schwer degenerierten Epileptikers. Er wurde freigesprochen und am 8. V. 08 in eine Irrenanstalt überführt; er ist sehr wechselnd, einmal äußerlich freundlich, dann wieder hinterlistig, tückisch, eventuell gewalttätig. Auch in der Anstalt gilt er für sehr gefährlich. Er liest und schreibt viel; einmal stellt er sich besonders fromm; ein andermal führt er gemeine Reden.

Fall 110. J. X., Schmied, geb. 19. IX. 94. Er wurde am 29. IX. 11 wegen Raubmordes zu 11 Jahren Gefängnis verurteilt. In der Mitteilung der Bürgermeisterei heißt es: „daß der Schmied X., solange derselbe in der hiesigen Gemeinde wohnhaft war, sich stets tadellos geführt hat. Der Vater ist wegen Trunksucht entmündigt und genießt einen schlechten Ruf". Der Pfarrer gab an, er habe keine Kenntnis aus eigener Erfahrung. „Was ich von verschiedenen Seiten gehört habe, berechtigt mich anzunehmen, daß X. im Grunde des Herzens ein gutmütiger ·und williger Bursche, aber auch infolge von Vererbung und Mangel an gediegener Erziehung bis zum 12. Jahre . . . etwas leicht zur Leichtfertigkeit hinneigt". Im Urteil heißt es, X. erwecke noch fast den Eindruck eines Knaben, er sei in die Hände und den unheilvollen Einfluß des Mittäters geraten und dessen Verführung unterlegen, geradezu als dessen Opfer anzusprechen. X. führt sich in der Strafanstalt sehr gut und wird sich nach Ansicht des Direktors, wenn er entlassen ist, draußen gut halten können und voraussichtlich keine neuen Straftaten begehen.

Fall 111. K. N., Schriftsetzer, geb. 7. V. 86. Er wurde am 25. IX. 12 wegen Körperverletzung mit tödlichem Erfolge zu $2^1/_2$ Jahren Gefängnis verurteilt. Vorher war nichts Nachteiliges über ihn bekannt. In der Beamtenkonferenz wurde protokolliert, daß die Tat jedenfalls in hochgradiger Erregung erfolgt sei. Hier gebe sich N. wahrhaftig. Es wurde ihm teilweiser, bedingungsweiser Erlaß der Strafe gewährt.

Fall 112. M. T., Arbeiterswitwe, geb. 18. IV. 63, aufg. 7. X. 98. Unehelich geboren, wuchs bei ihrer Mutter und ihrem Stiefvater auf; wurde gut behandelt. War bei einem Landwirte vom 14.—19. Jahre in Stellung, heiratete dann, bekam drei Kinder; will nach der Geburt des ersten Kindes sehr aufgeregt gewesen sein. 1890 starb ihr Mann. Mitte der neunziger Jahre Geburt eines unehelichen Kindes, welches sie gleich nach der Geburt erstickte. Sie wurde mit einigen Jahren Gefängnis bestraft. Juni 1898 gebar sie Zwillinge, die sie 16 Stunden nach der Geburt verbrühte. Sie wurde am 7. X. 98 zur Beobachtung ihres Geisteszustandes der Klinik überwiesen und am 18. XI. 98 in das Gefängnis zurückverlegt. Es konnte keine Geistesstörung im Sinne des § 51 St.G.B. festgestellt werden. T. wurde am 9. III. 99 zu sieben Jahren Zuchthaus verurteilt. Die Bürgermeisterei teilte uns über ihre jetzige Führung mit, daß sie sehr gut zu nennen sei.

Aus Fall 110 und 111 ersehen wir, daß eine noch so schwere Straftat allein nicht maßgebend sein kann, um einen Menschen für gemeingefährlich zu erklären. Auch die T. in 112 hat sich nach zwei schweren Delikten schon fast 10 Jahre gut gehalten. Allerdings muß man in diesem Falle daran denken, daß die Motive und Umstände, die zur Kindestötung führen, in der Regel ganz eigenartig sind und deshalb ein Vergleich mit anderen Delikten nicht zulässig ist.

In Fall 105—107 muß man sich wirklich fragen, warum man solche Leute wieder in die Freiheit läßt; man lese nur die Bemerkung über E. aus den Jahren 1911 in den Akten — er muß gefährlich erscheinen! Er mußte aber auch entlassen werden und tötete kurz darauf einen Menschen. Die Irrenärzte haben wenigstens noch das Recht, Kranke solange zu verwahren, bis sie nicht mehr gemeingefährlich sind, wie auch in Fall 108 und 109. Daß sich bei B. eine paranoide Erkrankung nach und nach entwickelt hat, ist wahrscheinlich; die Taten sind wohl kaum darauf zurückzuführen. Fall 109 ist vor allem deswegen interessant, weil Vagabunden in der Regel nicht zu aktiven Verbrechen neigen. Hier handelt es sich, nachdem ein Einbruchsdiebstahl einmal vorbereitet, aber nicht ausgeführt worden war, um einen Raubmord. Eine Erklärung dafür finden wir darin, daß N. nicht nur ein Degenerierter, sondern auch ein Epileptiker war. N. ist auch in der Anstalt gefürchtet; der Zustand von B. hat sich soweit gebessert; daß er freien Ausgang erhalten konnte.

Fall 113. K. S., Arbeiter, geb. 28. III. 78, aufg. 26. VII. 05. S. war bis zu seinem 14. Lebensjahre bei seinen Eltern. 1899 wurde er zum ersten Male bestraft wegen Diebstahls zu 1 Jahr 2 Monaten Gefängnis, Ende 1901 wegen des gleichen Delikts in 4 Fällen zu 2 Jahren 7 Monaten Zuchthaus. Schon im Juni 1904 verübte er wieder mehrere Diebstähle; als er verhaftet werden sollte, erschoß er den Polizeidiener. Er wurde wegen Diebstahls und Totschlags zu 15 Jahren Zuchthaus verurteilt. Das Pfarramt gab folgende Auskunft, die Familie des S. sei untadelhaft, er selbst sei vielen schon geistesgestört erschienen, er habe einen gutmütigen Charakter; die Bürgermeisterei schilderte ihn als arbeitsscheuen, zum Diebstahl neigenden Menschen. Im Zuchthause ließ sich S. vielfach grobe Verstöße gegen die Hausordnung zu schulden kommen; der Anstaltsarzt hielt ihn für geistig minderwertig, aber nicht geisteskrank, bis im Juli 1905 nach einem heftigen Erregungszustand eine schwere psychische Hemmung auftrat. Infolgedessen wurde er in die Klinik überführt. Hier bekam er Anfälle, in denen er sehr erregt, das Gesicht stark gerötet, die Patellarsehnenreflexe gesteigert und Fußklonus deutlich vorhanden war; in der anfallsfreien Zeit wurden diese Erscheinungen nicht beobachtet. Im übrigen zeigte S. einen gewissen Grad geistiger Schwäche. Er wurde für strafvollzugsunfähig erklärt und am 29. XI. 05 einer Irrenanstalt zugeführt.

Fall 114. N. X., ohne Beruf, geb. 18. II. 52, aufg. vor 7 Jahren. War schwer erziehbar, lernte schlecht. Reichlicher Alkoholgenuß, neigte zu Betrügereien. Wurde vor 27 Jahren wegen Imbezillität entmündigt. Machte trotzdem maßlose Schulden. Er erreichte durch sein gewandtes Wesen, Lügen und Phrasen, aber auch durch Drohungen mit der Pistole immer wieder, daß man ihm Geld gab. Er wurde vor 7 Jahren auf Antrag seines Vormundes und auf Grund eines kurzen ärztlichen Zeugnisses in die Klinik aufgenommen, weil er unter dem Einfluß von Alkohol mit seinem Hauptgläubiger beschlossen hatte, daß sie beide Selbstmord begehen wollten. Der Gläubiger schnitt sich tatsächlich die Pulsader durch, während X. selbst sich nicht dazu entschließen konnte. Hier beruhigte er sich bald, war höflich, entgegenkommend, dabei von sich selbst sehr eingenommen. Neigung zu irgend einer Beschäftigung zeigte er nicht. 5 Wochen nach der Aufnahme wurde er trotz seines Widerspruchs in eine Irrenanstalt überführt, da er infolge seiner mehrfachen Drohungen mit Erschießen und der geäußerten Selbstmordideen für sich und andere gefährlich erschien, sowie durch sein kritikloses Schuldenmachen seiner Umgebung großen finanziellen Schaden zufügen könnte. Er querulierte anfangs viel, wurde später ruhiger und gleichmäßiger. Vor etwa $1^1/_2$ Jahren wurde er entlassen. Er besuchte mehrfach die Ärzte der Anstalt in vollkommenem geordneten Zustande; nur einmal war er angetrunken, war angeblich vorher auf einer Kirmes gewesen.

Fall 115. K. F., Maurer, geb. 24. II. 56, aufg. 21. XI. 04. Die Eltern sollen gesund gewesen sein; über seine Kindheit liegt nichts vor. F. heiratete 1880, seine Frau ist gestorben. Von 1888 an wurde er sehr oft bestraft stets wegen Diebstahls und Betrugs; bis 1899 verbüßte er 87 Monate Gefängnis und Zuchthaus; am 20. III. 03 wurde er wieder zu 4 Jahren Zuchthaus wegen des gleichen Delikts verurteilt. Er erhielt einige Disziplinarstrafen, führte sich aber sonst gut. Aus den Akten einer Strafanstalt geht hervor, daß er schon vor etwa 3 Jahren paranoide Züge aufwies; einmal ging er, da er von einem Aufseher Schlimmes fürchtete, zum Angriffe mit einem Messer über; er wurde damals nicht für krank gehalten und diszipliniert. Während des letzten Strafvollzuges, etwa $1^1/_2$ Jahre nach dem Beginn, wurde er verstimmt und traurig; er hatte Angst vor Hinrichtung oder Erschießen, Versündigungsideen und heftige Affektausbrüche; einmal versuchte er durch Erhängen, ein anderes Mal vermittelst eines Arbeitsmessers sich selbst zu töten.

In der Klinik, in der F. auf die Strafvollzugsfähigkeit hin untersucht wurde, war er ziemlich ruhig; zunächst weinte er noch oft und glaubte, es werde etwas mit ihm geschehen. Er dichtete gern Verse mit traurigem Inhalte. Später wurde die Stimmung besser; die paranoiden Ideen hörten allmählich auf. F. wurde einsichtig, arbeitete auf der Abteilung oder im Garten und konnte am 23. XII. in den Strafvollzug zurückgeschickt werden. Über sein weiteres Leben ist nichts zu erfahren.

Fall 116. N. K., Metzger, geb. 2. V. 64, aufg. 2. V. 07. Die Eltern waren ehrenhafte Leute. K. lernte in der Schule mittelmäßig; seine Geschwister hatten einen guten Ruf. Von seinem 20. Jahre an kam er häufig mit dem Strafgesetze in Konflikt, anfangs wegen Roheitsdelikten, später wegen stets gleichgearteter Einbruchsdiebstähle; sie waren sich so ähnlich, daß aus der Art des Verbrechens auf den Täter geschlossen werden konnte. Die erste längere Freiheitsstrafe verbüßte er in einem Zuchthause von November 1889 bis Oktober 1893. Während dieser Zeit wurde er wegen mangelhafter Leistungen, unbotmäßigen Verhaltens und falscher Anschuldigung vielfach disziplinarisch bestraft. Er wurde mit dem Vermerk: „Führung mittelmäßig, in religiöser Beziehung schlecht" entlassen und für zwei Jahre unter Polizeiaufsicht gestellt. Aber schon am 14. März 1894 wurde er wieder wegen schweren Diebstahls in drei Fällen und Hausfriedensbruchs zu 7 Jahren Zuchthaus verurteilt. Ein Eintrag des Anstaltsgeistlichen vom 15. IV. 94 lautet: „K., ein alter Zuchthäusler, wieder da! Peitsche! Ein anderes Mittel zur Besserung gibt es überhaupt nicht; er ist ein verkommenes Subjekt, an dem alles verloren ist. Da er sich für unschuldig hält, ist keine Spur von Reue da . . . . Nach meiner Ansicht ist jede Besserung ausgeschlossen, sie müßte denn mit der Peitsche beigebracht werden". 1894/95 mehrfach schwere Disziplinarstrafen wegen Ungehorsams, Widersetzlichkeit usw. Am 21. VI. 95 bemerkte der Vorsteher: „. . . . macht den Eindruck, als ob sein Geisteszustand nicht ganz in Ordnung sei, hört . . . . schimpfen". 30. VIII. 95 schwerer Erregungs- und Wutanfall, beruhigte sich sofort bei Drohung mit der blanken Waffe. Strafe: 20 Peitschenhiebe, da alle bisherigen Maßregeln versagt hatten. Strafaufschub. 7. III. 96 Tätlichkeit gegen einen Aufseher; K. wurde durch mehrere Säbelhiebe verletzt. Nach der Heilung 30 Peitschenhiebe. XI. 96 mehrfach leicht erregt und widersetzlich. 28. XII. 96 Konferenz, in der K. für zurechnungsfähig gehalten wurde, doch wurde angeordnet, daß K. mit Nachsicht zu behandeln sei. 25. I. 97: Die gleiche Ansicht äußerte der Anstaltsarzt. 9. II. 97: Notiz des Arztes: „Stimmen hören". 17. IV. 97: Schwere Erregung mit Angriff; ärztliches Gutachten: keine Geistesstörung; 30 Hiebe. Ende 97 und Anfang 98 machte K. Bemerkungen, aus denen auf Beeinträchtigungsvorstellungen geschlossen werden mußte. XI. 98 beklagte er sich, weil er geärgert und Geräusch verursacht würde. 1899 äußerte er oft Verfolgungsideen, griff auch einmal einen Aufseher an, wurde aber nicht bestraft. 5. X. 99 Bemerkung des Arztes: „Geisteszustand, schon immer verdächtig, scheint sich zu verschlimmern". 1900 oft Sinnestäuschungen. 28. III. 01 Entlassen. Urteil des Arztes: „Geistig zweifelhaft, sonst gesund und arbeitsfähig.

Schon am 22. XII. 01 wurde K. wieder bei einem Einbruchsdiebstahle ertappt und erhielt dafür 1 Jahr 1 Monat Zuchthaus; für einen vorher begangenen Uhrendiebstahl erhielt er noch eine Zusatzstrafe. Am 10. XII. 03 wurde er als „unverbesserlich" entlassen; Zeichen geistiger Störung wurden nicht wahrgenommen. In den 3 folgenden Jahren scheint K. als Gartenarbeiter und Metzger sein Brot verdient zu haben. Zwischen dem 16. und 18. XII. 06 führte er einen neuen Einbruchsdiebstahl aus. In der Untersuchungshaft gab K. an, er höre immer seinen Namen und Schimpfworte rufen. Er wurde daher auf Grund des § 81 St.P.O. in die Klinik gebracht, wo er nichts Auffälliges bot. Im Gutachten wurde auf die psychopathische Veranlagung hingewiesen und darauf aufmerksam gemacht, daß besondere Vorsichtsmaßregeln bei der Behandlung im Strafvollzuge nötig seien. K. wurde zu 3 Jahren Zuchthaus verurteilt.

Fall 117. L. C., Gerber, geb. 12. VI. 70, aufg. 7. VI. 10. C. ist unehelich geboren; über erbliche Belastung ist nichts bekannt. 1889 wurde er zum ersten Male bestraft wegen Bettelns, Landstreicherei und Obdachlosigkeit, dann am Schluß des gleichen Jahres wegen schweren Diebstahls. Schon acht Tage nach seiner Entlassung aus dem Gefängnis wurde er wieder rückfällig und erhielt am 17. IX. 90 1 Jahr 3 Monate Zuchthaus. Am 2. VI. 92 wurde er wieder wegen schweren Diebstahls bestraft zu 4 Jahren Zuchthaus; er war im Strafvollzuge schwer zu behandeln und mußte mehrfach mit Dunkelarrest bestraft werden. In der Nacht nach der Entlassung aus dem Zuchthause wurde er bei einem Einbruchsdiebstahle ertappt; mit Rücksicht auf die große Gemeingefährlichkeit wurde er zu drei Jahren Zuchthaus verurteilt. 1899 ging er nach Österreich und scheint sich dort und in den Balkanländern einige Zeit aufgehalten zu haben. 1901 tauchte er in Deutschland wieder auf. Im Januar 1902 verübte er einen Diebstahl und wurde zu drei Jahren Zuchthaus verurteilt. Er entsprang im September 1903 und wurde im Dezember des gleichen Jahres wieder verhaftet. Von 1905—1909 hat C. wenigstens zeitweise gearbeitet. Aus seinen Papieren ging hervor, daß er seine Stelle sehr oft gewechselt hat. Im Mai 1910 beging er den letzten Diebstahl. In der Untersuchungshaft wurde er stupurös; infolgedessen wurde er in die Klinik überführt. Hier wurde festgestellt, daß es sich um eine psychogene Psychose handle, daß aber auch manche Symptome simuliert seien. Sein Befinden besserte sich allmählich; er wurde zugänglich und beschäftigte sich. Am 12. X. 10 entwich er; am 29. XI. wurde er festgenommen und in das Untersuchungsgefängnis verbracht. In der Nacht vom 6. auf 7. III. 13 brach er in die Schlosserwerkstatt unserer Klinik ein.

Fall 118. L. T., Taglöhner, geb. 24. IV. 84. Nach 4 Vorstrafen wurde T. am 7. X. 04 wegen Urkundenfälschung zu 1 Jahre 4 Monaten Gefängnis verurteilt. In der Strafanstalt führte er sich schlecht, er erhielt wegen ungebührlichen Benehmens, schlechter Arbeit, Störens, Leugnens, Zuwiderhandelns gegen die Befehle Strafen. Eine Mitteilung des Polizeiamts lautete: „T. ist ein arbeitsscheuer, gewalttätiger, zu allen Schlechtigkeiten geneigter Mensch; er befand sich längere Zeit in einer Erziehungsanstalt". 1906 wurde er wegen Gefangenenbefreiung, im gleichen und folgenden Jahre wegen Diebstahls bestraft; dann hielt er sich gut bis 1912. Am 5. III. 13 wurde er wegen schweren Diebstahls im Rückfalle mit $1^1/_2$ Jahren Gefängnis bestraft. Seine Führung ist wieder nicht gut; er mußte bestraft werden wegen ungebührlichen Benehmens, weil er Mitgefangene schlug und beleidigte.

Fall 119. Q. T., Bäcker, geb. 27. I. 78, aufg. 17. IV. 02. T. führte schon als Knabe einen leichtfertigen Lebenswandel; er vagabundierte, faulenzte und neigte zum Stehlen. Die elterliche Erziehung ließ viel zu wünschen übrig. Die Schulbildung war sehr schlecht. Von 1894 an tat er kaum mehr etwas; er wanderte in der Welt herum bis 1897. Er wurde mehrfach bestraft wegen Bettelei, Hausfriedensbruchs und Diebstahls. Zuletzt wurde er am 8. V. 99 wegen schweren Diebstahls usw. zu 11 Jahren und 1 Monat Zuchthaus bestraft. Die Geisteskrankheit begann im Januar 1902. T. gab an, Stimmen zu hören, verfolgt zu werden, seine Organe würden verändert und ruiniert und dergleichen. Er wurde zur Beobachtung der Klinik überwiesen. Hier übertrug er seine Wahnideen auf die neue Umgebung auch auf seine Mutter, die ihn besuchte. Er drohte gegen die Ärzte aggressiv zu werden. Zeitweise verhielt er sich ablehnend. Am 31. V. 02 wurde T. der Polizei übergeben, die ihn nach Hause brachte; sie hatte die Absicht, ihn sobald als möglich in die Landesanstalt zu verbringen. Bevor sie aber ihre Absicht verwirklichte, war T. abgereist. Anscheinend kehrte er später in seine Heimat zurück; auf eine Anfrage vom 21. XI. 03 erwiderte die Bürgermeisterei, T. mache einen ganz vernünftigen Eindruck, es sei das Entmündigungsverfahren gegen ihn eingeleitet worden, aber nicht durchführbar gewesen, da sowohl der Kreisarzt wie auch das Gericht keine geistige Störung hätten wahrnehmen können. Leider war jetzt nichts mehr über T. zu erfahren.

Fall 120. H. K., Schmied, geb. 4. VII. 74, aufg. 28. VIII. 01. K. wurde in Russisch-Polen geboren. Er soll sehr gut gelernt haben. Die Eltern und Geschwister scheinen achtbare, strebsame Leute zu sein. K. wurde schon vor Vollendung des 13. Lebensjahres in Breslau, wohin die Eltern zogen, wegen Diebstahls und Hehlerei mit drei Wochen Gefängnis bestraft und nach Verbüßung der Strafe in eine Zwangserziehungsanstalt untergebracht bis 16. V. 87. 16. V. 87—16. IX. 87 Gefängnis wegen Diebstahls, bis 24. XI. 87 Zwangserziehungsanstalt; entwichen. Bis 28. XI. 87 in der Freiheit, wurde von der Mutter zurückgebracht. Bis 1. X. 88 Zwangserziehungsanstalt. Dann in der Lehre bei einem Schmied; er scheint sich leidlich gehalten zu haben. 13. VIII. 91—13. VIII. 92 Gefängnis wegen Diebstahls. VII. 93 neue Straftaten: Einbruchsdiebstähle, einfache Diebstähle, Widerstand gegen die Staatsgewalt, versuchte Gefangenenbefreiung, dafür erhielt er eine Zuchthausstrafe vom 10. XI. 93—30. VI. 98. Dort wurde er mehrfach bis April 95 im Lazarett behandelt wegen entzündeter Wunden, Harnverhaltung, Toben und Brüllen, Fremdkörper in der Hand; der Direktor des Zuchthauses schrieb Mitte 95 in die Personalakte, bedauerlicherweise stünden ihm keine härteren Strafen zur Verfügung für den „nichtswürdigen Buben", der eine Prügelstrafe verdiente und ihr auch sicher nicht entgehen werde, wenn er mit absichtlichen Verletzungen und Simulation fortfahren würde. Ende 95—Ende 97 erhielt K. zahlreiche Strafen wegen Faulheit und Frechheit. Anfang 98 versuchte er, sich noch einmal krank zu stellen. Das Schlußurteil in den Personalakten lautet: „. . . . hat sich ganz außergewöhnlich schlecht geführt, mußte sehr häufig wegen Faulheit, Frechheit und raffinierter Simulation mit strengen Strafen belegt werden. Er ist ein arbeitsscheuer liederlicher Trunkenbold, der völlig ungebessert die Anstalt verläßt und sehr bald wieder hinter Schloß und Riegel sitzen wird".

Schon am 29. XI. 98 erhielt K. drei Wochen, am 28. I. 99 zwei Wochen und am 23. III. 99 vier Wochen Haft wegen Bettelei. Am 10. V. 99 wurde er wegen Hausfriedensbruchs zu 8 Monaten Gefängnis verurteilt. Er wurde in eine Irrenanstalt verbracht und verblieb dort bis zum 7. VII. Kaum war er wieder im Gefängnis, so fing das Toben wieder an; er zerschlug alles und wurde aggressiv. Er wurde wieder in obige Anstalt überführt, aus der er mit Hilfe eines selbst angefertigten Dietrichs am 5. XII. 99 entwich. In der Sylvesternacht 99/1900 wollte er eine verhaftete Prostituierte befreien und schlug bei der Gelegenheit dem Schutzmanne den Helm vom Kopfe. In der Haft fing er an zu toben; er wurde aber sofort gefügig, nachdem er kurze Zeit bei strenger Diät in der Tobzelle zugebracht hatte. Trotzdem wurde er auf ein Gutachten des Gerichtsarztes hin außer Verfolgung gesetzt und einer Irrenklinik überwiesen. Von dort reklamierte ihn aber das frühere Gericht; in dem von dieser geforderten Gutachten heißt es: „K. ist gegenwärtig nicht mehr als geisteskrank anzusehen, indes ist derselbe ein höchst gemeingefährliches Subjekt (Gewohnheitsverbrecher)". K. verbüßte nun die ihm auferlegte Gefängnisstrafe von 8 Monaten; während dieser Zeit stellte er sich wieder geisteskrank; die Aufnahme in eine psychiatrische Klinik wurde aber von dieser abgelehnt, weil sie keine Garantie für sichere Verwahrung geben könne. Auch die zuständige Provinzialanstalt nahm ihn nicht auf, weil die geistige Störung nicht hinreichend festgestellt sei. K. blieb daher im Gefängnis. Mehrfach zog er sich Strafen zu; der Arzt war der Überzeugung, daß Bestrafung sogar nicht nur zulässig, sondern eventuell nützlich sei. Nach der Entlassung aus dem Gefängnis hielt K. sich nur kurze Zeit, ohne mit der Polizei in Konflikt zu kommen. Schon am 11. I. 01 wurde er festgenommen, weil er eine Dirne und deren Zuhälter mit Totschlag bedrohte; er brach aus dem Polizeigewahrsam aus, wurde aber wieder ergriffen. Sofort stellte er sich wieder geisteskrank und wurde auf Grund eines gerichtsärztlichen Gutachtens freigesprochen und einer Irrenanstalt überwiesen; auf Wunsch der Mutter wurde er am 25. I. 01 entlassen, da er sich ganz harmlos zeigte. Was er im Juni und Juli getrieben hat, ist nicht bekannt; im August wurde er bei L. aufgegriffen und verhaftet, da seine Legitimationspapiere nicht genügten; weil er beständig tobte, wurde er einer psychiatrischen Klinik überwiesen, aus der er am 7. VIII. entwich. Am Schlusse der Krankengeschichte heißt es: „Er macht keinen besonders dementen Eindruck. Dafür, daß er epileptisch wäre, fehlen alle Anzeichen. Vermutlich ist er ein latenter Paranoiker mit zeitweisen Paroxysmen. Ehe er eingehend geprüft werden konnte, war er weggelaufen."

Am 14. VIII. 1901 versuchte er in der Nähe von H. ein elfjähriges Mädchen zu überfallen und zu berauben. Er wurde auf preußischem Gebiete verhaftet und, da die Tat auf bayerischem Gebiete begangen war, am folgenden Tage der nächsten bayerischen Polizeibehörde übergeben; diese verweigerte die Annahme, da K. sich geisteskrank stellte und angab, er sei aus einer Irrenanstalt entsprungen; daraufhin ließ ihn die preußische Behörde laufen. Am 21. VIII. wurde er in G. nachts von der Polizei in einem fremden Anwesen überrascht. Im Gefängnis spielten sich die gleichen Szenen ab; er wurde daher der psychiatrischen Klinik überwiesen. Hier legte er von Anfang an ein in jeder Beziehung geordnetes Verhalten an den Tag. Er beschäftigte sich etwas, las viel und vertrug sich mit den anderen Kranken, als er bemerkte, daß er besonders stark bewacht wurde, wurde er mürrisch. Einmal meinte er, es sei doch konstatiert worden, daß er an Schwachsinn leide; wenn er in das Gefängnis zurückgebracht werde, käme er doch bald zurück. Jetzt könne man ihn nicht länger als sechs Wochen hierbehalten; später würde er einige Zeit in einer Landesanstalt untergebracht werden. Am 21. IX. entwich K. aus einer geschlossenen Abteilung; man fand nachträglich auf der Abteilung mehrere aus Löffeln verfertigte Dietriche, die zweifellos von K. stammten.

Aus einem von K. an die Klinik gerichteten Briefe geht hervor, daß er sich zunächst nach Belgien gewandt hatte; er wurde im Januar 1902 ausgeliefert, in eine Irrenanstalt gebracht und von dort dem Gefängnis zugeführt; trotzdem er vor und während der Verhandlung den wilden Mann spielte, wurde er wegen Diebstahls zu einem Jahre Zuchthaus verurteilt. Im März 1902 wurde gegen ihn in H. verhandelt; auch dort wurde er trotz seines wüsten Benehmens, welches wie gewöhnlich den Anschein einer geistigen Erkrankung erwecken sollte, bestraft, und zwar wegen versuchten Raubes zu 5 Jahren Zuchthaus, 10 Jahren Ehrverlust und Stellung unter Polizeiaufsicht. In der Begründung des Urteils heißt es, daß es sich um einen gemeingefährlichen Gewohnheitsverbrecher handle, den man möglichst lange unschädlich machen müsse. Nach Angabe der Heimatbehörde befindet sich K. seit dem 24. XII. 04 mit kurzen durch Entweichungen bedingten Unterbrechungen dauernd in Irrenanstalten.

Fall 121. W. N., Taglöhner, geb. 4. X. 76, aufg. 24. VIII. 01. Vater sehr jähzornig, oft bestraft, erstach seine Frau. Die Erziehung des N. war sehr schlecht.

1894:	wegen	Diebstahls 4 Wochen Gefängnis.
1894:	wegen	Einbruchsdiebstahls 2 Monate Gefängnis.
19. I. 95:	„	Diebstahls und Betrugs 6 Monate Gefängnis.
17. VI. 95:		Entlassen.
14. VIII. 95:	„	schweren Diebstahls 1 Jahr Gefängnis. Erhielt viele Disziplinarstrafen. Nach der Entlassung wahrscheinlich Landstreicherei.
9. IV. 97:	„	Betrugs und Urkundenfälschung $1^1/_2$ Jahr Zuchthaus.
1. VII. 98:		Entlassen Ausgeprägtes Vagabundenleben, während dessen er 2 kleine Strafen erlitt.
12. XII. 00:	„	Diebstahls i. w. R. $1^1/_2$ Jahre Zuchthaus.
19. VIII. 01:		Ausbruch eines Erregungszustandes; er zerstörte, widersetzte sich den Aufsehern, grimmassierte beständig, antwortete nicht.
24. VIII. 01:		Aufnahme in die Klinik auf Antrag der Gefängnisverwaltung. Nachlassen der Erregung, Fortbestehen von Beeinträchtigungsideen in Verbindung mit einem gewissen Schwachsinn. Mitte September Erregungszustand.
13. X. 01:		Überführung in eine Irrenanstalt.
6. XI. 02:		Entlassung aus der Irrenanstalt in den Strafvollzug.
VI. 03:		Strafe verbüßt.
1904:	„	Diebstahls i. R. 2 Jahre Zuchthaus.
1905:	„	Sachbeschädigung (im Zuchthause) 1 Monat Gefängnis.
X. 06:	„	Diebstahls in das Untersuchungsgefängnis und von dort wegen eines schweren Erregungszustandes
XI. 06:		in eine psychiatrische Klinik; dort wurde festgestellt, daß es sich um eine leicht defekte Persönlichkeit mit vorwiegend psychogenen Erregungen und psychogen flüchtigen Wahnbildungen handle. „Ein großer Teil seiner Angaben beruht unserer Ansicht nach auf bewußten Lügen".
23. I. 07:		Aus der Klinik entlassen.
XII. 07:	„	Diebstahls i. w. R. in Untersuchungshaft und
08:		bestraft mit 4 Wochen Gefängnis, nachdem vorher noch ein Gutachten einer Irrenanstalt eingeholt worden war, in dem N. als degeneriert aber nicht geisteskrank bezeichnet ist.
1910:	„	Sachbeschädigung 3 Wochen Gefängnis.
20. I. 11:		Aufnahme in eine Irrenanstalt zur Beobachtung auf Ersuchen des Landgerichts Essen.
2. III. 11:		Zurück in das Untersuchungsgefängnis mit der Diagnose: Degenerative Veranlagung, nicht geisteskrank.
10. III. 11:		Wieder in eine Irrenanstalt verlegt wegen tobsuchtsartiger Erregungszustände.
3. V. 11:		Von dort entlassen.
VI. 12:		verübte N. drei schwere Diebstähle.
16. XII. 12:		Zu 4 Jahren Zuchthaus verurteilt.
30. VIII. 13:		In die Irrenabteilung verlegt, weil er stumpf, ablehnend, ängstlich war, Verfolgungsideen äußerte und schmierte.
24. XII. 13:		In eine Irrenanstalt überführt mit der Diagnose degeneratives Irresein; er befindet sich noch dort und hält noch daran fest, daß gewisse Gefängnisbeamte ihm übel wollten und ihn zu verderben suchten. Er arbeitet als Korbflechter.

Fall 122. B. X., Reisender, geb. 3. VI. 76, aufg. 11. X. 13. Unehelich geboren. Lernte in der Schule schlecht. Soll als Kind schon sonderbar gewesen sein. Erstes Delikt:

1895:	wegen Diebstahls Verweis.	
1896:	„ Betrugs 2 Tage Gefängnis und 5 Mk. Geldstrafe.	
1897:	„ Betrugs und Urkundenfälschung 6 Monate Gefängnis.	

14. V. 97: Irrenanstalt, da im Gefängnis eine Psychose ausgebrochen war.

13. VII. 97: Nach Hause entlassen; der Arzt erklärte den Grad der Geistesschwäche nicht für so hochgradig, daß er für seine Straftaten nicht verantwortlich gemacht werden könne.

30. VIII. 97: Sollen bei X. Krämpfe beobachtet worden sein.

26. X. 97: Neue Betrügereien; Verhaftung.

27. XI. 97: Auf Grund eines kreisärztlichen Gutachtens in eine Irrenanstalt verbracht.

20. V. 98: Der Direktor der Anstalt fordert dauernde Internierung wegen Gemeingefährlichkeit.

1. VIII. 98: Entwichen.

9. VIII. 98: Wieder eingeliefert, hatte inzwischen neue Betrügereien verübt.

6. XI. 99: Nach Hause beurlaubt.

3. IV. 00: „ Hausfriedensbruchs 3 Mk. Geldstrafe.

23. VI. 00: Irrenanstalt wegen Schwindeleien.

20. IX. 00: Entwichen.

18. X. 00: Wieder eingeliefert, hatte inzwischen wieder Betrügereien verübt.

27. XII. 01: Auf 14 Tage beurlaubt, wurde wegen Betrugs verhaftet und zurückgebracht.

5. IV. 02: Entwichen. — Nach neuen Betrügereien am

17. V. 02: wieder polizeilich zugeführt.

27. VI. 04: Versuchsweise zu seinem Bruder entlassen.

12. VIII. 04: wegen Betrugs wieder in die Anstalt verbracht.

7. VIII. 05: Zu seinem Bruder entlassen.

21. III. 06: „ Betrugs und Urkundenfälschung 4 Monate Gefängnis.

5. XII. 06 |
9. II. 07 | „ Betrugs 10 Monate Gefängnis.

3. XI. 07: Irrenanstalt, von der er für zurechnungsfähig erklärt wurde.

25. IX. 08: Zurück ins Untersuchungsgefängnis und Verurteilung.

9. XI. 08: „ Betrugs und Diebstahls 2 Jahre 9 Monate Gefängnis. Einzelhaft soll vermieden werden, trotzdem bricht eine Psychose aus und muß X. am

19. V. 09: in eine Irrenanstalt verbracht werden.

15. VII. 09: Zurück in die Strafanstalt.

9. VIII. 09: Als nicht haftfähig entlassen.

10. IX. 09: Irrenanstalt, nachdem er mehrere Schwindeleien begangen.

29. VII. 11: In den Strafvollzug zurück, nachdem mehrere Eingaben um Wiederaufnahme des Verfahrens als unbegründet verworfen worden waren.

13. XI. 11: In ein Gefängnis mit Irrenabteilung verlegt auf Grund von zwei ärztlichen Gutachten.

10. I. 12: Auf seinen Wunsch in das alte Gefängnis zurückverlegt.

30. IV. 12: Für strafvollzugsunfähig erklärt und Aussetzen der Strafvollstreckung auf zwei Jahre erwirkt, infolgedessen am

6. V. 12: Überführung in eine Irrenanstalt.

24. V. 12: Entlassung zu seinem Bruder, da keine Zeichen geistiger Störung wahrgenommen wurden.

5. XI. 12: Freiwilliger Eintritt in eine Irrenanstalt, da er sich belästigt glaubt. Gutachten: wegen Neigung zu gesetzwidrigen Handlungen gemeingefährlich.

12. VIII. 12: Entwichen.

24. VIII. 12: Irrenanstalt, nachdem er schon wieder Schwindeleien begangen.

15. IX. 13: Entlassen in ein Krankenhaus zur Vornahme einer Operation.

11.	X. 13:	Freiwillige Aufnahme in die Gießener Klinik; X. behauptete, er würde verfolgt, war erregt, beruhigte sich aber bald wieder und bot außer einem geringen Grade von Schwachsinn nichts Besonderes; das Wesen war sehr anmaßend und patzig.
11.	XI. 13:	Entlassen.
13.	XI. 13:	Nachricht von der Polizeidirektion Frankfurt erhalten, daß X. sich am 27. und 29. IX. Betrügereien zu Schulden habe kommen lassen.
14.	XI. 14:	Aufnahme in die M. . .er psychiatrische Klinik, weil er erklärte, er werde verfolgt, man wolle ihn vergiften, er höre Stimmen. Er beruhigte sich aber bald wieder; zeigte dasselbe Wesen wie hier. Am
5.	I. 14:	in eine Irrenanstalt überführt, wo er sich noch befindet.

Fall 123. K. B., Taglöhner, geb. 25. IV. 70, aufg. I.: 30. I. 97, II.: 18. XI. 03.
B. ist unehelich geboren; er gab an, sein Stiefvater habe ihn schlecht behandelt, vom
5. Lebensjahre an sei er bei seiner Großmutter gewesen, nach der Konfirmation sei er zwei
Jahre bei einem Bauer als Knecht gewesen. Der Bürgermeister schilderte B. als einen frechen
und groben Menschen; der Lehrer sagte aus, er habe wenig gelernt, er sei mangelhaft begabt
und wenig fleißig gewesen, auch sei er zu Hause nicht zum Lernen angehalten worden; oft habe
er gezüchtigt werden müssen, was aber nichts gefruchtet habe. 1886 führte B. den ersten Diebstahl aus; 1890 wollte er aus einem Schrank Geld entwenden, wurde aber ertappt; ferner wurde
er wegen Sachbeschädigung und Betrugsversuchs und 1891 wegen mehrerer Diebstähle
bestraft. 1893 wurde er verurteilt wegen Zechprellerei, Stehlens einer Taschenuhr, heftigen
Widerstands und Beleidigung bei seiner Verhaftung, Bettelns, Landstreichens und Betrugs.
Aus den Personalakten der Strafanstalt geht hervor, daß B. äußerst beschränkt und in
seiner Erziehung äußerst verwahrlost war; hie und da traten ohne äußere Veranlassung
raptusartige Anfälle auf, in denen er das Zelleninventar zerstörte und sich auch einmal
erheblich verletzte. Das Urteil der Strafanstaltsdirektoren lautete, daß B. geistig sehr beschränkt und ein durchaus verwahrloster Mensch sei, bei dem sich auch nicht ein Anknüpfungspunkt zur Einwirkung auf das Gemüt finde und dem der ehrliche Wille ganz und gar
fehle; er sei gänzlich unfähig, in der Freiheit selbständig zu werden. Da B. die Einzelhaft
nicht vertrug, wurde er auf seinen Wunsch in gemeinsame Haft genommen. Die Strafzeit
endete am 19. V. 96. Gleich darauf verübte B. Zechprellereien und Diebstähle, darunter
zwei Einbruchsdiebstähle. Im Untersuchungsgefängnis hatte er einen heftigen Erregungszustand; nachträglich gab er darüber an, er habe nie an sich gespürt, daß er nicht Herr seiner
Handlungen sei; die Tat im Arresthause habe er in großer Aufregung begangen. Die Erregung wurde ausgelöst durch das Abschlagen seiner Bitte um Bücher.

In der Klinik, in die er auf Grund des § 81 St.P.O. aufgenommen wurde, schimpfte
er anfangs in unverschämter Weise, später ordnete er sich unter und arbeitete fleißig auf
der Abteilung. Nachts schrie er zuweilen plötzlich auf, schlief wenig und redete wirr. War
keine Arbeit für ihn da oder wurde ihm eine solche abgeschlagen, so wurde er leicht erregt
und heftig. Am 12. III. 98 wurde er der Gerichtsbehörde wieder übergeben. Im Gutachten
heißt es: B. sei ein sehr schwach begabter Mensch und leide an transitorischen Geistesstörungen; die freie Willensbestimmung sei auch in der zwischen den Aufregungszuständen
liegenden Zeit mit großer Wahrscheinlichkeit auszuschließen. Zum Schlusse bemerkt
der Gutachter, daß B. ohne Fürsorge, sich selbst überlassen mit Notwendigkeit der Vaga-
bundage verfalle und hochgradig kriminell werde. „Es ist nun bei der Natur des Zustandes
ersichtlich, daß er für die Detention einer Irrenanstalt ebensowenig geeignet ist, wie für den
Strafvollzug in einem Gefängnis. Ebensowenig würde für ihn eine lediglich auf Detention
angelegte Station für verbrecherische Geisteskranke passen. B. gehört in eine psychiatrische
Kolonie, wie sie in Altscherbitz existiert, wo die Möglichkeit gegeben ist, seinen oft pathologisch gesteigerten Arbeitstrieb zur Geltung kommen zu lassen, während andererseits bei aus-
brechenden Erregungen die Zentralanstalt die Möglichkeit einer raschen Sicherung bietet.

B. wurde auf Grund des § 51 freigesprochen und auf Antrag der Polizei wieder in die
Klinik verbracht. An einem der ersten Tage hatte er einen Erregungszustand, dann hielt
er sich ruhig und war fleißig, so daß er im Mai Sonntags freien Ausgang erhielt. Da er ihn
nicht mißbrauchte, wurde für ihn eine Stelle auf dem Lande gesucht. Am 17. VI. 97 sollte
er sie antreten; statt dessen ging er in eine Wirtschaft, betrank sich und verschwand ohne
zu bezahlen. Er wurde eingeholt und in die Klinik zurückgebracht. Hier arbeitete er

wieder fleißig und erhielt nach einiger Zeit wieder freien Ausgang. Eines Tages kehrte er nicht zurück, sondern wurde später in betrunkenem Zustande von der Polizei gebracht; er soll bei der Festnahme rasend gewesen sein und mit dem Messer gedroht haben. In der Klinik hielt er sich wieder gut. Am 9. IX. wurde er zu einem Bauer entlassen. Schon am 12. kam er wieder in die Klinik und klagte, man habe ihn zu Arbeiten herangezogen, die er nicht verstanden habe und nicht habe ausführen können, er sei daher entlassen worden. Er ging von hier nach einem anderen Dorfe, um eine Stelle anzutreten, wurde aber schon am folgenden Tage wieder gebracht; beim Aussteigen aus dem Wagen gab er dem Kutscher einige Faustschläge und verschwand in der Dunkelheit; er konnte nicht eingeholt werden. Nachträglich stellte es sich heraus, daß er eine Scheune in Brand gesteckt hatte, wahrscheinlich aus Rache, weil er beim Betteln nichts erhalten hatte. Das Feuer war auf das Wohnhaus übergesprungen und hatte auch dieses eingeäschert. Im November 1897 wurde er verhaftet und in eine Irrenanstalt verbracht. Dort arbeitete er fleißig auf dem Felde und im Garten; er war leicht erregbar und stand im Verdachte, anderen Kranken Tabak abzunehmen. Im Oktober 1903 entwich er bei einem Feste.

Am 18. XI. wurde er auf Antrag der Bürgermeisterei wieder der Klinik überwiesen. Er soll gestohlen und gebettelt haben. Auf unsere Anfrage bei der Bürgermeisterei erklärte diese, B. habe seinen Verwandten gedroht, das Haus anzustecken. Hier verhielt er sich im allgemeinen ruhig und geordnet; nur hie und da trat ein Erregungszustand auf, der aber weniger heftig als früher war. Am 25. IV. 03 wurde er in eine Anstalt verbracht, wo er sich noch befindet. Er arbeitet fleißig als Schneider; die Stimmung ist sehr wechselnd; B. bringt oft gehässige, nichtige Klagen vor, ist schwer zufrieden zu stellen und droht gleich mit Gewalttätigkeiten.

Fall 124. X. G., Kaufmann, geb. 2. VIII. 81. G. wurde von 1908—1911 5 mal, davon 2 mal im Auslande wegen Eigentumsdelikten bestraft. Dann erhielt er am 16. XII. 13 wegen Urkundenfälschung und Betrugs 2 Jahre 10 Monate Gefängnis. Er hatte vielen Leuten mitgeteilt, er habe ein Inkassogeschäft eingerichtet, nahm dafür Abonnenten und erhielt von 28 Personen Geldbeträge in Höhe von 14 und 24 Mark; außerdem erschwindelte er noch von einer Witwe 952 Mark. Bei Festsetzung der Gesamtstrafe mußten noch 5 andere Strafen eingerechnet werden. Die Mitteilung des Pfarramtes lautete, die Familie sei gut, habe sich sehr viel Mühe gegeben, den Sohn auf anständige Wege zu bringen. Wenn es ihr nicht gelungen sei, so sei zum großen Teil die Frau daran schuld, sie sei arbeitsscheu und Trinkerin. In der Strafanstalt erhielt er zwei Strafen wegen schlechter Arbeit.

Fall 125. F. H., Kolporteur, geb. 12. X. 74, aufg. 2. VII. 03. H. ist erblich belastet. Schon mit 15 Jahren wurde er wegen Betrugs bestraft; dann folgte Strafe auf Strafe oder Irrenanstaltsaufenthalt. 1893 wurde zum ersten Male Geisteskrankheit festgestellt. Sommer 1896 bis Ostern 1897, ferner Oktober 1897 bis Mai 1899 und Oktober 1900 bis Mai 1902 war er in Irrenanstalten; zweimal gelang es ihm zu entweichen, doch wurde er jedesmal wieder zurückgebracht. Der Anlaß zu seinen Ergreifungen waren Betrügereien. Von der Direktion der einen Anstalt wurde er deswegen sogar für gemeingefährlich erklärt. November 1902 wurde die vom Vater beantragte Entmündigung durch das Gericht abgelehnt; es heißt in dem Beschlusse, daß das Gericht dazu neigen würde, die Frage, ob Geisteskrankheit vorliege, zu bejahen, daß aber eine etwa vorhandene Geisteskrankheit nicht die Wirkung habe, daß H. seine Angelegenheiten nicht zu besorgen vermöchte. In unserer Krankengeschichte finden wir am Rande die Bemerkung: „Es kommt nur darauf an, was man unter Angelegenheiten versteht." Nachdem H. wegen einer Betrügerei angeklagt, aber auf Grund des § 51 St.G.B. freigesprochen worden war, wurde er auf Antrag der Bürgermeisterei in die Klinik aufgenommen. Der Kreisarzt erklärte in seinem Zeugnis: „Die Krankheit . . . ist unheilbar und, wenn sie gebessert zu sein scheint, so hat der Kranke verstanden zu dissimulieren. — Ich halte den Kranken für gemeingefährlich und bin der Überzeugung, daß er dauernd in eine Irrenanstalt gehört und in den letzten Jahren aus dieser überhaupt nicht mehr hätte entlassen und dem menschlichen Verkehr hätte übergeben werden sollen." Während der kurzen Zeit, in der H. hier war, deutete er seine Wahnideen, z. B. sein Recht auf den Thron von Brasilien nur an; im allgemeinen verhielt er sich recht zurückhaltend. Am 11. VII. wurde er dem Kreisamte zugeschickt, da die Armenbehörde trotz mehrmaliger Mahnung sich um H. nicht kümmerte. Er wurde in eine Irrenanstalt verbracht, wo er bis zum 25. V. 04 verblieb. Er war freundlich und geordnet und gab selbst an, daß das, was er bisher geglaubt habe von seiner erlauchten Abkunft usw., unmöglich wahr sein könne.

Nach seiner Entlassung gründete er in F. eine Verlagsbuchhandlung. Das Geld dazu verschaffte er sich dadurch, daß er versiegelte Briefumschläge mit hohen Summen deklarierte, bei einer Bank deponierte und den Depotschein zu Betrügereien benützte, ferner dadurch, daß er Leuten, die bei ihm angestellt werden wollten, Kaution abnahm. Er wurde verhaftet, das Verfahren aber wegen Geisteskrankheit niedergeschlagen; der Staatsanwalt erklärte, er halte H. für gemeingefährlich und seine Entlassung nicht für angezeigt. Am 17. V. 06 wurde er wieder in eine Irrenanstalt überführt. Im allgemeinen war er ruhig und geordnet; nur hie und da war er erregt, zeigte sogar Neigung zum Angreifen. Nachdem er sich viele Monate gut gehalten hatte, wurde er am 10. X. 10 nach F. in eine Arbeitsstelle entlassen.

Wir konnten in Erfahrung bringen, daß er am 9. I. 13 wegen Betrugs zu einem Jahre drei Monaten Gefängnis verurteilt worden ist. Der Strafanstaltsdirektor berichtete am 21. II. 14 über ihn: „H. sitzt seit dem 16. Oktober vorigen Jahres im hiesigen Zentralgefängnis als Strafgefangener ein. Er hält sich im allgemeinen ruhig und bietet nach der Äußerung des hiesigen Anstaltsarztes ausgesprochene Zeichen einer geistigen Erkrankung gegenwärtig nicht dar. Eine Äußerung des Anstaltsarztes lautet weiter dahin: „Er — H. — gibt nur an, daß er nachts schlecht schlafe und viel grübele. Häufig sei sein Schlaf durch schwere Träume gestört, er glaube auch im Schlaf bisweilen Stimmen zu hören und wisse nach dem Erwachen nicht, ob es sich um Träume handle oder ob er tatsächlich Sinnestäuschungen gehabt habe. Er macht bei den Unterredungen meistens einen verschlossenen dabei aber recht selbstbewußten Eindruck". Ich selbst habe vielfach Gelegenheit genommen mit H. zu sprechen, da ich von der Strafvollstreckungsbehörde bereits darauf aufmerksam gemacht worden war, daß H. möglicherweise versuchen würde, Geisteskrankheit vorzutäuschen. Bei Vorlage der Strafakten fiel mir insbesondere ein ärztliches Zeugnis auf, in welchem es heißt: „Er — H. — ist ein äußerst gewandter Komödiant und hat bei seinem langen Aufenthalt in Irrenanstalten viel gelernt". Ohne jedoch hierdurch voreingenommen zu werden, habe ich den Eindruck gewonnen, daß H. geistig klar ist. Er hat stets die Haltung und die Redeweise eines großen Mannes. Er ist über alles klar orientiert, weiß gut zu beobachten und hat ein feines Empfinden für jedes, daß ihm als Unrecht erscheint. Der hiesige katholische Anstaltspfarrer, der lange Jahre hindurch Seelsorger an einer Irrenanstalt im Rheingau gewesen ist, hält H. für geistig nicht normal".

Fall 126. N. H., Gutspächtersfrau, geb. 3. II. 1861, aufg. 2. IX. 03. Vater war sehr nervös, Mutter stets traurig, Großvater väterlicherseits oft sehr erregt; beide Großmütter sehr lebhaft; eine Tante, ein Onkel und ein Vetter waren geisteskrank. H. lernte sehr gut, erteilte später in 6 Sprachen Unterricht, von denen sie 4 geläufig sprach. Sie heiratete etwa 1885 und hatte 5 Kinder. Lebte seit 1898 nach dem Tode des Mannes in Südamerika. — Vor und während der Menses war sie sehr aufgeregt und stark geschlechtlich erregt, so daß sie zu Bett bleiben mußte, damit es niemand merkte. In der letzten Zeit Zunahme der Erregung, war sehr vergeßlich und ganz unselbständig. Seit 1895 ist H. entmündigt. Sie wurde am 2. IX. 03 auf Antrag ihres Vormundes in die Klinik aufgenommen. In dem ausführlichen kreisärztlichen Zeugnis steht: „Die Gemeingefährlichkeit liegt darin, daß Pat. durchaus nicht mit Geld umgehen kann. Bettelt und borgt fortwährend und verschleudert andererseits jeden Pfennig". Der Vormund teilte mit: „Im Juni des Jahres kam sie als Reisebegleiterin zurück nach Deutschland . . . Ihr Aufzug war geradezu ein zerlumpter. . . . Ihr Einfluß auf die Kinder ist höchst verderblich. Füttern, umschmeicheln, allerlei verkehrte Ansprüche und Anschauungen in ihnen nähren, das ist ihre Liebeserweisung . . ." Zweimal habe sie die Rückreise nach Argentinien angetreten, sei aber nur bis Paris gekommen und nach Verbrauch des Reisegeldes völlig mittellos, noch dazu mit Pumpschulden zurückgekehrt. „Ihr Aufenthalt außerhalb einer Anstalt ist unmöglich wegen der Kinder, wegen der Brandschatzung des Publikums und ihrer sittlichen Haltlosigkeit. Sie schreibt nur ellenlange Briefe und sucht einen Mann." — Hier hielt sich H. leidlich, war verhältnismäßig indifferent, sprach gern über sexuelle Dinge, erzählte, sie habe in Argentinien mehrfach mit Männern verkehrt und am 10. XI. 00 ein Kind geboren. Am 4. III. 04 erfolgte die Überführung in eine Irrenanstalt, aus der sie später entwich. Ihr Vormund teilte uns am 23. II. 14 folgendes mit: „Nachdem die Genannte im Juli 1907 aus der Anstalt entwichen war, hat sie in Holland, England, Spanien in den verschiedensten Stellungen sich durchzubringen versucht, wobei sie jedoch mehrfach der Zuschüsse von hier aus bedurfte, dann längere Zeit in Callao sich aufgehalten; nun lebt sie seit Jahren in Santjago, zuerst von Stundengeben, dann versuchte sie's mit einem Konfektionsgeschäft, was aber mißglückte;

seit mehreren Jahren ist sie Leiterin einer blühenden Berlitzschule und hat ihr reichliches Auskommen. Zweimal hat sie den Antrag auf Aufhebung ihrer Entmündigung gestellt. Demselben habe ich aber beide Male widersprochen. Denn das Fortbestehen derselben ist ihr dort in keiner Weise hinderlich, dagegen würde die freie Verfügung über ihr Vermögen sie veranlassen, dasselbe in aussichtslosen Spekulationen alsbald zu verpulvern, wozu ich um so weniger glaubte, die Hand bieten zu dürfen, da man nicht wissen kann, ob dasselbe nicht später zu ihrer Versorgung hier in Deutschland oder in Chile dringend nötig ist. Ich glaube auch nicht, daß sie geistig gesund geworden ist. Es ist ja bewundernswert, wie sie sich durchschlägt und ihre glänzenden Gaben verwertet; ich glaube aber, daß ihre geordnete Lebensführung mehr auf den Zwang der Verhältnisse zurückzuführen ist, als auf psychische Heilung".

Fall 127. K. S., Glaser, geb. 10. IV. 92. S. wurde am 4. IX. 11 wegen Diebstahls in 4 Fällen zu 1 Jahre 3 Monaten Gefängnis verurteilt. Das Pfarramt teilte mit, es sei ihm nichts Nachteiliges über S. bekannt; die Eltern seien ordentliche Leute. Der Vater scheint den schlimmen Umgang seines Sohnes nicht beachtet zu haben. Durch letzteren ist der junge Mensch auf die schiefe Bahn geraten, auf der er leider schon ziemlich tief gesunken ist. Wir glauben aber, daß die Strafhaft bessernd auf ihn einwirken wird, wenn ihm mit der Zeit die Schwere seiner Tat, die über die alten Eltern und über die Schwestern viel Kummer gebracht hat, so recht zum Bewußtsein kommt." In den Akten finden sich folgende Bemerkungen des Strafanstaltsdirektors: „S., aus guter Familie stammend, stand mit Eltern und Geschwistern während der Strafverbüßung in regem Briefverkehr, aus dem er Anregungen zum Guten empfangen hat. Er ist in leichtsinnige Gesellschaft geraten und hat durch seine mit Raffinement ausgeführten Diebstähle seinen betagten Eltern . . . . so schweren Kummer bereitet, daß die Mutter darüber geisteskrank geworden ist . . . . Es ist zu hoffen, daß der zum ersten Male bestrafte S., durch das schwere Schicksal in seiner Familie ernster gestimmt, der ihm zu Teil gewordenen Gnade sich würdig erweist." — 2 Monate vor dem Strafende, am 6. IX. 12 wurde S. bedingt entlassen und schon am 5. II. 13 wurde er wegen zwei versuchter und zwei vollendeter Diebstähle wieder bestraft. Dieses Mal führt sich S. nicht gut; er mußte wegen Unbotmäßigkeit und Störens diszipliniert werden.

Fall 128. N. S., Primaner, geb. 22. IX. 95, aufg. 14. III. 14. Erblich belastet; lernte in der Schule gut, gehörte aber einer Gruppe „böser Schüler" an. Lernte Oktober 1913 eine Prostituierte kennen, mit der er im Dezember durchging, nachdem er von seinen Eltern Geld erschwindelt hatte. Als dieses verbraucht war, entschloß er sich dazu, dem französischen Militärattaché seine Dienste als Spion anzubieten. Die Antwort wurde aufgefangen und S. verhaftet; in der ersten Verhandlung schien S. die Tat tief zu bereuen; gemäß § 81 St.P.O. wurde er in die Klinik zur Beobachtung überführt. Es wurden keine Zeichen psychischer Störung wahrgenommen. Auch hier machte S. zunächst den Eindruck, als ob er seine Tat sehr bereue; kurz vor seiner Entlassung aber versuchte er einen Brief an die Prostituierte, mit der er verkehrt hatte, durchzuschmuggeln. Es heißt darin unter anderem: „. . . . Durch die Anzeige des . . . . wurde ich der Zuhälterei und Spionage beschuldigt. Die Zuhälterei habe ich natürlich geleugnet. Das andere konnte ich leider nicht, da der Schweinhund sich den Brief des Franzosen abgeschrieben hatte. Ich setzte mich nun sofort mit meinen Eltern in Verbindung, die mir Verzeihung gewährten und einen Rechtsanwalt stellten . . . . Im Knast habe ich nun sehr viel gelernt, was ich früher noch nicht wußte. Das wird mir in Zukunft sehr zu statten kommen. Ich mache Dir nun folgenden Vorschlag: Mit Hilfe meines Vaters werde ich schon eine gute Stelle bekommen, wo, das weiß ich nicht, ist mir auch ganz egal . . . . Du wirst Dir ja mittlerweile, soweit ich Dich kenne, einen Neuen zugelegt haben. Hoffentlich wird Dich das nicht hindern, mit mir auch noch zu verkehren . . . . Das alte Leben wollen wir natürlich nicht fortsetzen, doch hoffe ich jetzt neben dem Geld, was ich rechtschaffen verdiene, nebenbei noch so viel machen zu zu können, daß wir ganz gut durchkommen werden". S. wurde zu 5 Monaten Gefängnis verurteilt.

Wo man bei Eigentumsdelikten die Grenze zwischen gemeingefährlich, gemeinschädlich und harmlos ziehen soll, ist oft nicht leicht. Wer, wie S. in Fall 113, sich nicht scheut, den, der ihm in den Weg tritt zu erschießen, ist selbstverständlich gemeingefährlich; ihm kann man den zur Seite stellen, der durch seine Betrügereien Familien ruiniert, sogar seine Gläubiger zum Selbstmord treibt, wie X. in Fall 114. In Fall 115—117 muß man sich fragen, ob es nicht besser gewesen wäre, die Verbrecher nicht immer wieder einige Tage aus der Strafanstalt herauszulassen, damit sie rasch wieder einen Diebstahl oder ähnliches begehen konnten. T. in Fall 118 hat sich wenigstens von 1906—1912 gut gehalten. Ob T. in Fall 119 sich gut gehalten hat, erscheint mir sehr zweifelhaft. Wer von ihm bestohlen worden ist, hat jedenfalls das Recht, sich über die gänzlich unzulänglichen Sicherheitsmaßregeln kräftig zu beschweren. Bei K. in Fall 120 war es möglich, den Lebenslauf bis jetzt zu verfolgen. Es ist, ebenso wie bei den Fällen 121 und 122, ein ganz trostloses Bild. In Fall 123 hatte B. nicht so schwere und auch nicht so viele Straftaten begangen, daß eine Entlassung nicht versucht werden durfte; sie mißglückte. Es erschien infolgedessen die dauernde Unterbringung in eine Anstalt notwendig.

Zwei in gewisser Beziehung recht gefährliche Individuen sind G. und H. in Fall 124 und 125. Gerade durch Gründungen von Geschäften in betrügerischer Absicht wird mit einem Schlage eine große Zahl gutgläubige Menschen um Geld, nicht selten um ihr ganzes Ersparte gebracht. Daß gerade in Fall 125 die Entmündigung abgelehnt wurde, ist sehr bedauerlich, aber vom Standpunkte des geltenden Rechtes aus betrachtet, verständlich.

In Fall 126 ging der Kreisarzt wohl zu weit, wenn er die H. für gemeingefährlich hielt, weil sie mit Geld nicht umgehen könne; allerdings kam noch hinzu, wie uns der Vormund berichtete, daß der Einfluß auf die Kinder sehr schlecht war.

Wie man sich in Menschen täuschen kann, geht aus Fall 127 und 128 hervor. Beide stammen aus guter Familie, bei beiden gibt sich der Vater Mühe, den Sohn wieder einem geordneten Leben zuzuführen; in Fall 127 ist es das erste Mal mißglückt, in Fall 128, fürchte ich, wird es mißglücken. Gerade dieser Fall ist noch besonders interessant wegen der Art des Deliktes, zweifellos einem der gemeingefährlichsten, die es überhaupt gibt, wenn es zur Ausführung kommt. Wir müssen uns hier fragen, ob S. nicht nach der Strafverbüßung von französischen Agenten, die seinen Namen ja jetzt kennen, umgarnt und, selbst wenn er standhaft bleiben möchte, sich durch große Versprechungen doch zur Spionage verleiten läßt.

Fall 129. K. B., Taglöhner, geb. 18. XII. 70, aufg. 11. VI. 03. Großmutter war geisteskrank. B. wurde bei seinen Eltern erzogen; er hatte noch acht Geschwister. Als Kind soll er gern für sich gewesen sein. Er lernte nichts, sondern arbeitete stets als Taglöhner. März 1894 heiratete er. Kurz darauf nahm er unzüchtige Handlungen an minderjährigen Mädchen vor. In der Untersuchungshaft brach ein Erregungszustand aus, der als Delirium tremens, zum Teil aber auch als Simulation aufgefaßt wurde. Er war dann drei Monate in einer Anstalt. Nach seiner Entlassung wurden die gerichtlichen Verhandlungen fortgeführt. Während dieser Zeit war er auf freiem Fuße. Am 31. Mai 1905 beging er das gleiche Sittlichkeitsdelikt. Als ihm Vorwürfe gemacht wurden, geriet er in heftige Erregung und lief auf die Straße, wo er sich halb entkleidet und „wie toll" gebärdet haben soll; er schlief im Freien und will erst morgens zu sich gekommen sein und nichts von der Straftat gewußt haben. Erst am 30. Juni 1895 wurde er verhaftet. Bald darauf verfiel er in einen stuporartigen Zustand. Er wurde auf Grund des § 81 St.P.O. einer Anstalt überwiesen; im Gutachten wurde er für zurechnungsfähig erklärt und infolgedessen vom Gericht zu 3 Jahren Zuchthaus verurteilt. Im dritten Jahre traten religiöse Wahnideen auf; man ließ ihn aber die Strafe weiter verbüßen, da er harmlos war. Im November 1898 wurde er entlassen. Schon im März 1899 wurde er wieder verhaftet wegen Exhibitionierens. Diesesmal erklärten die Sachverständigen, es handle sich um eine Paranoia. B. wurde daraufhin freigesprochen und einer Irrenanstalt überwiesen. Die religiösen Wahnideen blaßten ab. Im Sommer 1900 verübte er an dem Töchterchen eines Angestellten ein Sittlichkeitsdelikt; im Februar 1901 entwich er aus der Anstalt und wurde erst im September wieder eingeliefert. Ein Jahr später wurde er entlassen. Aber schon nach einem halben Jahre beging er die gleiche Straftat wie früher. Er wurde zur Beobachtung gemäß § 81 St.P.O. der Klinik überwiesen.

Während des Aufenthalts in der Klinik bot B. nichts Besonderes; über seine religiösen Wahnideen teilte er mit, er sei zwar von seiner hohen Mission überzeugt gewesen; er sehe aber ein, daß alles unzutreffend sei. Einige nervöse Symptome konnten festgestellt werden. Über seine Straftaten gab er an, er habe stets unter einem eigentümlichen plötzlich auftretenden „seelischen Druck" gehandelt, dann habe er dem Triebe, Kinder zu betasten, nicht widerstehen können. Das Gefühl sexueller Befriedigung habe er nicht gehabt; nach der Tat sei er von Reue, Beschämung und tiefem Kummer erfaßt worden. B. wurde am 23. VII. der Gerichtsbehörde wieder übergeben. Er wurde freigesprochen und in eine Irrenanstalt überführt, da die Behörde die Ansicht des Gutachters teilte, daß er die öffentliche Sicherheit gefährde. Er entwich mehrere Male, wurde aber immer wieder zurückgebracht. Er war früher auf Grund der Diagnose Paranoia entmündigt worden. Während seines Aufenthalts in der Anstalt setzte er die Aufhebung seiner Entmündigung durch; in dem Gutachten heißt es, daß er „nicht mehr an Paranoia leide, wie sie zur Zeit des Entmündigungsgutachtens bestanden habe und zur Wahrnehmung seiner Angelegenheiten fähig erscheine". Dannemann, der diesen Fall veröffentlicht hat, schreibt über die Bemündigung: „Solange er in der Anstalt lebte, hatte es allerdings wenig Wert, daß B. einen Vormund besaß, denn Vermögen war nicht zu erwarten. Wäre ihm aber ein solcher bestellt gewesen, so wäre der Öffentlichkeit doch wenigstens ein Schein von Garantie gegeben worden, als B. nun im April 1906 auf Befürwortung der Anstaltsleitung hin abermals probeweise entlassen wurde. Herr seiner Handlungen begab er sich sofort in die nächste Großstadt und hier befindet er sich abermals in Untersuchungshaft wegen des eingangs erwähnten Deliktes".

Fall 130. K. J., Knecht, geb. 28. VII. 90. J. wurde wegen Notzucht vorbestraft; wegen eines Notzuchtsversuchs erhielt er am 29. IX. 09 $1^1/_2$ Jahre Gefängnis. Die Bürgermeisterei berichtete, J. sei ein guter Landarbeiter; er scheine ein ausgeprägtes moralisches Empfinden nicht zu besitzen. In den Akten finden wir folgende Bemerkung vom 14. II. 11: „Die Straftaten sind nicht Auswirkungen eines sinnlich erregten Augenblicks, sondern planmäßig überlegt und mit einer erschreckend-beängstigenden Konsequenz ausgeführt. J. beweist durch nichts, daß er seine tierischen Triebe sich übel nimmt oder unter energischer Zucht zu stellen gesonnen ist. Es muß doch als ein recht verantwortungsvolles Unternehmen bezeichnet werden, einen solchen, der öffentlichen Moral und Sicherheit gefährlichen Menschen in eine fremde Gemeinde zu importieren, wo er jetzt als Knecht Stellung finden soll". Aus dem Gefängnis wurde J. Ende Februar 1911 entlassen. Er bekam eine Stellung durch Vermittlung des Hilfsvereins. Schon im November 11 erhielt er wieder wegen Notzucht 5 Jahre Gefängnis.

Fall 131. D. P., Knecht, geb. 13. XI. 76, aufg. 9. IX. 03. Vater soll getrunken haben, lebte von seiner Familie getrennt; die Mutter war nach Aussage des Pfarramts eine rohe Person. P. war in der Schule ungezogen und faul, später frech, arbeitsscheu und heimtückisch, der, wie die Bürgermeisterei schrieb, sein größtes Vergnügen darin fand, Menschen und Tiere zu quälen und zu schädigen. 1896 wurde er wegen Hausfriedensbruchs bestraft, während der Militärzeit wegen einer Beteiligung an einer Schlägerei. Vom 22.—27. VI. 1901 beging er dreimal Notzucht und versuchte noch zweimal das gleiche Verbrechen; er wurde zu 15 Jahren Zuchthaus verurteilt. Schon am 14. II. 02 wurde er ängstlich und glaubte, er solle umgebracht werden; er gab an, nachts Stimmen zu hören; am 5. III. wurde er in die Gemeinschaftshaft verlegt. Er hielt sich dort bis zum 18. XII.: dann wurde er wieder ängstlich, blieb aber lenksam. Ende Juli 1903 verschlimmerte sich der Zustand, so daß er in die Klinik verbracht werden mußte. Hier trat allmählich eine Besserung ein; doch war die Stimmung noch sehr labil. Am 8. II. 04 entwich er. Erst am 26. II. 04 wurde er wieder verhaftet, gerade als er sich bei einem Einbruche beteiligte; er wurde der Klinik wieder zugeführt und am 16. III. der Polizei übergeben zum Zwecke der Weiterbeförderung in die zuständige Irrenanstalt.

Fall 132. L. X., Ingenieur, geb. 28. I. 84, aufg. I.: 24. V. 10, II.: 3. VIII. 10. Will schon früh zur Onanie verleitet worden sein und sie sehr stark betrieben haben auch ohne Rücksicht auf seine Umgebung. X. gab an, die Sucht, öffentlich zu onanieren, sei immer größer geworden. „Stundenlang hielt mich oft solche Erregung im Banne und trieb mich unstet umher; auch Samenerguß konnte diese Ekstase nicht niederdrücken. Erst vollständige Ermüdung und Mattigkeit brachten mich allmählich wieder zum ruhig denkenden Menschen zurück." X. wurde einmal wegen Exhibitionierens mit Geldstrafe bestraft, zweimal auf Grund des § 51 St.G.B. freigesprochen; zweimal war er längere Zeit, zuletzt 1 Jahr in einer Irrenanstalt. Aus der letzteren wurde er auf ein Gesuch ans Kreisamt hin entlassen. Aber schon nach 4 Wochen trat ein Rückfall ein; infolgedessen kam X. freiwillig am 24. V. 10 in die Klinik. Nachdem er sich etwas beruhigt hatte, wurde er am 5. VII. probeweise entlassen. Auf unseren Wunsch hin stellte er sich am 3. VIII. nochmals vor und blieb einige Tage hier; er hatte in der Zwischenzeit nicht mehr exhibitioniert.

Fall 133. H. X., Lehrer, geb. 25. VII. 75, aufg. 10. X. 03. Mutter ist zeitweise gemütsleidend. X. war in der Schule sehr ordentlich und fleißig. Mit $15^1/_2$ Jahren begann er angeblich zu onanieren. Er will 1895 schon einmal nervenleidend gewesen sein; er hatte zu der Zeit seine erste Stelle als Lehrer. 1897 war er vier Wochen in einem Sanatorium. Seit 1895 will er an erheblicher chronischer Obstipation leiden, welche nach seiner Ansicht die häufig bei ihm auftretenden Erektionen hervorruft. 1901 beging X. seine ersten unsittlichen Handlungen an Schülerinnen. Dieser Fall kam zur Kenntnis des Rektors, der es jedoch nicht für nötig hielt, gegen X. vorzugehen. Erst 1903, nachdem die Delikte sich gemehrt und schwerere Formen angenommen hatten, wurde eingeschritten und Anzeige erstattet. X. wurde auf Grund des § 81 St.P.O. in die Klinik eingewiesen. Es wurde festgestellt, daß X. an degenerativer Geistesstörung leide. Er wurde freigesprochen und am 31. V. 04 in eine Irrenanstalt überführt, wo er sich von Ende 1904 an gut hielt und fleißig beschäftigte. Er wurde am 9. IV. 05 zu seinen Eltern entlassen. Der Bürgermeisterei wurde Mitteilung davon gemacht. Sie teilte uns am 9. V. 14 mit, „daß dieser (X.) sich unseres Erachtens etwas gebessert hat. X. wohnt bei seinem Bruder und ist in der Landwirtschaft sehr tätig. Er ist gegen jedermann anständig, zeigt sich nur etwas zurückhaltend, so wie man zu sagen pflegt für sich."

Bekanntlich sind Internierungen bei Sittlichkeitsverbrechern verhältnismäßig oft ohne Einfluß; kommen sie heraus, werden sie sofort wieder rückfällig, wie B. und J. in Fall 129 und 130; in letzterem, sowie in Fall 131 handelt es sich um so schwere Delikte und um moralisch so tiefstehende Menschen, daß man in solchen Fällen nur Internierungen von langer Dauer empfehlen könnte. Anders liegt die Sache bei Exhibitionisten, wie in Fall 132; hier könnte wohl ständige Aufsicht genügen. In Fall 133 ist sehr merkwürdig, daß die dem X. vorgesetzte Behörde so spät eingriff.

Fall 134. C. X., geb. 31. I. 93, aufg. 24. IX. 08. Vater brutal; Mutter nervös, litt an Angstanfällen. X. hatte von jeher einen großen Hang zum Ausreißen und Herumstreifen, schlief oft in Scheunen und machte allerhand Unfug, wurde schon wegen Sachbeschädigung mit einem Verweise und wegen Diebstahls mit 3 Tagen Gefängnis bestraft. Es wurde festgestellt, daß die Anfälle von Wandertrieb alle 3—6 Wochen wiederkehren. X. selbst sagte darüber: „Ich kann nichts dazu, wenn das kommt, muß ich immerzu laufen". Er wurde in die Klinik auf Antrag des Kreisamtes aufgenommen. Hier wurden zeitweise Anfälle plötzlicher Erregung beobachtet, überhaupt war die Stimmung auffallend schwankend. Die Intelligenz war ziemlich mäßig. In den anfallsfreien Zeiten war X. leidlich gut lenkbar. Im Gutachten wurde vorgeschlagen, X. versuchsweise in eine geschlossene Zwangserziehungsanstalt unterzubringen. Am 11. II. 09 wurde er in eine solche überführt; er entwich aus ihr am 27. V. 12; seitdem ist nichts mehr über ihn zu erfahren. Die uns von der Anstalt gesandte Mitteilung lautet: „Daß X. während seines Aufenthaltes in unserer Anstalt dieselbe wiederholt heimlich verlassen hat. Er war zeitweise recht schwer zu dirigieren. Wir haben ihn als lügnerisch und diebisch, unbotmäßig und faul kennen gelernt. Neben manchem anderen war eine besondere Eigentümlichkeit auch noch seine Neigung zu Tierquälerei."

Fall 135. D. C., Kind, geb. 1. IV. 99, aufg. 2. I. 08. Vater arbeitsscheu, Trinker; oft bestraft, zuletzt wegen Sittlichkeitsvergehens an einem Kinde. Mutter geistig und sittlich tiefstehend. Bruder seit 1901 in Zwangserziehung, Schwester und C. selbst seit 1904.

Die beiden Schwestern waren zusammen bei einem Landwirt untergebracht; die gleichen erzieherischen Einflüsse wirkten auf die Entwicklung der Kinder ganz verschieden: C. war frech, log, stahl, hatte schlechte Zeugnisse, ihre Schwester war willig und kam gut vorwärts. C. war in sexueller Hinsicht trotz ihrer Jugend vollkommen orientiert, forderte Knaben zum Koitus auf, stopfte sich Sand in die Genitalien. In die Klinik wurde sie am 2. I. 08. zur Beobachtung aufgenommen; C. war in ihrem Betragen sehr wechselnd, vertrug sich im allgemeinen schlecht, war unfreundlich, ungehorsam und hie und da auch gewalttätig. Es wurde ein erheblicher Grad von Schwachsinn festgestellt. Am 6. VII. 08 wurde C. in eine Zwangserziehungsanstalt überführt. Der Vorstand der Anstalt teilte uns am 19. III. 14 folgendes mit: „C., welche sich seit 6. Juli 1908 in hiesiger Anstalt befindet, hat sich körperlich normal entwickelt und auch in geistiger Hinsicht recht befriedigende Fortschritte gemacht. Ihr Betragen dagegen gibt auch jetzt noch sehr oft Veranlassung zu ernstem Tadel. Namentlich kommt sie sehr oft in Differenzen mit dem Pflegepersonal und den Mitpfleglingen, während sie die Autorität der Anstaltsbeamten und Lehrer anerkennt, und ihnen gegenüber ein sehr schüchternes Wesen zeigt. Dabei ist sie verlogen und gewalttätig. Besonders aber ist sie geschlechtlich aufgeregt und überaus „mannstoll“. Sie benötigt daher strenge Anstaltsaufsicht und Erziehung.

Fall 136. J. O., geb. 17. VI. 91, aufg. 15. IV. 09. Eine Schwester ist imbezill. O. lernte spät sprechen, lernte sehr schlecht in der Schule und blieb dreimal sitzen; er war verschlossen. Mit 16 Jahren kam er in schlechte Gesellschaft. Er trieb sich dauernd umher, ohne zu arbeiten. Der Versuch, ihn bei einem Meister etwas Ordentliches lernen zu lassen, schlug 2 mal fehl. Er wurde 2 mal wegen Unterschlagung und mehrfach wegen Bettelns bestraft. Am 15. IV. 09 wurde er auf Antrag des Armenamts in die Klinik aufgenommen, um festzustellen, ob Aussicht auf Besserung bei geeigneten Maßnahmen erwartet werden könne. O. erwies sich als leicht schwachsinnig; der Begutachter hielt ihn für beeinflußbar in gutem Sinne und beantragte die Unterbringung in eine Erziehungsanstalt, und zwar in eine geschlossene wegen seiner Neigung zum Fortlaufen. Am 26. VIII. 09 wurde O. in eine entsprechende Anstalt überführt. Zurzeit treibt sich O. nach Aussage seiner Heimatbehörde als Landstreicher in der Welt herum.

Fall 137. M. H., geb. 21. VIII. 92, aufg. 23. III. 08. Eine Tante soll schwachsinnig sein. H. lernte erst im dritten Jahre gehen und sprechen. In der Schule kam er nur mit Mühe voran. Er blieb oft ohne Grund aus der Schule. Sein Lehrer erklärte: „H. ist ein gering beanlagter Schüler, der aber in jeder Weise die erforderliche Einsicht besitzt und weiß, daß er nicht stehlen darf. Er ist ein hinterlistiger und heimtückischer Mensch, bei dem die Ermahnungen von Schule und Haus vergeblich sind.“ Der Pfarrer gab an: „Der Junge saß immer so stumpf und teilnahmslos da . . . . Antwort gab er fast nie . . . . soll bei allen Streichen, die begangen wurden, der Rädelsführer gewesen sein. Alles in allem erweckte er durchaus den Eindruck, als ob er geistig nicht normal sei“. Schon mit 14 Jahren erhielt H. einen gerichtlichen Verweis wegen Sachbeschädigung und Hausfriedensbruchs. Mit 15 Jahren wurde er wegen Diebstahls zu 14 Tagen Gefängnis verurteilt und zur Zeit der Aufnahme in die Klinik schwebte gegen ihn ein Verfahren wegen Einbruchsdiebstahls. Das Gericht beschloß die Untersuchung auf den Geisteszustand, gleichzeitig beantragte der Staatsanwalt die Einleitung der Zwangserziehung „zur Verhütung des völligen sittlichen Verderbens“. Die Untersuchung ergab, daß es sich um einen angeborenen Schwachsinn handelte. Im Gutachten heißt es: „. . . . . Es steht zu befürchten, daß er in sittlicher Hinsicht völlig degeneriert, zum Gewohnheitsverbrecher wird. Es ist deshalb ratsam, durch Unterbringung in einer geschlossenen Erziehungsanstalt auf ihn einzuwirken . . . . Nach Beendigung der Zwangserziehung wird die Frage zu erwägen sein, ob er dann zu selbständiger Lebensführung entlassen werden kann oder ob weitere Fürsorge und Aufsicht bei ihm notwendig ist“. H. wurde am 27. V. 08 entlassen und in einer Erziehungsanstalt untergebracht. Vom 20. IV.—X. 09 war er bei einem Gärtner in der Lehre, brannte dort durch, hielt sich bei seinen Eltern bis 29. XI. 09 auf und beendete dann seine Lehrzeit bei einem anderen Gärtner. Seit 29. VII. 11 hatte er verschiedene Gehilfenstellen; während dieser Zeit wurde er einmal wegen Wein-, ein anderes Mal wegen Fahrraddiebstahls bestraft. Sein jetziger Aufenthaltsort ist der Heimatgemeinde unbekannt.

Fall 138. G. T., Schüler, geb. 16. I. 96, aufg. 23. VII. 09. Der Vater war Fuhrknecht und daher fast den ganzen Tag nicht zu Hause. Die Mutter war schwächlich; nach ihrer eigenen Angabe hatte sie keinen Einfluß auf den Jungen; er war frech und ungezogen gegen sie, Züchtigungen blieben ohne Erfolg. In der Schule kam er nicht mit; der Lehrer

der Hilfsschule stellte ihm folgendes Zeugnis aus: er ist ein sehr unaufmerksamer und träger
Schüler, macht seine häuslichen Arbeiten schlecht, besucht die Schule sehr unregelmäßig,
neigt stark zu Trotz und hat schon einige kleinere Diebstähle an Mitschülern begangen.
T. sollte in eine Erziehungsanstalt überwiesen werden; doch machte er während der Ver-
handlungen zeitweise einen geistig anormalen Eindruck. Infolgedessen wurde von der
Bürgermeisterei der Antrag auf Aufnahme in die Klinik gestellt; sie erfolgte am 23. VII. 09.
Hier hielt er sich unter strenger Aufsicht gut; der intellektuelle Schwachsinn war ziemlich
erheblich. Es wurde geraten, ihn zunächst in eine Fürsorgeanstalt unterzubringen, zugleich
aber bemerkt, daß später doch vielleicht eine Idiotenanstalt gewählt werden müsse. Die
Entlassung erfolgte am 17. IX. 09. Am 2. II. 14 teilte uns die Anstaltsleitung folgendes
mit: „Bei körperlich sehr guter Entwicklung war sein Betragen stets tadelhaft. Im Führungsbericht vom 1. Oktober 1910 wird er als faul, ungehorsam und verlogen bezeichnet,
am 1. April 1911 als ungezogen und faul; am 1. Oktober 1911 wurde bemerkt, daß er unter
dem Vorwand zum Pfarrer beichten zu gehen, oft den Gottesdienst geschwänzt und sich
herumgetrieben hat, am 1. April 1912 registrierte der Führungsbericht unter anderem
„Hang zum Vagabundieren". Aus der Anstalt war T. viermal entwichen und zwar am
20. Februar und 6. August 1911, am 19. Februar und 4. März 1912. Gewöhnlich entwich
T. um Fastnacht zu feiern. Einmal entwendete er dabei seiner Großmutter einen größeren
Geldbetrag und kaufte dafür für sich und seinen Kumpanen Larven und andere Sachen.
Am 29. Dezember 12 wurde er zu einem Gutsbesitzer in der Nähe der Anstalt in Dienst
gegeben. Dort entwich er im April 1913. Der Dienstherr war mit dem Zögling gut zufrieden, nur klagte er, daß der Zögling sehr verschlossen gewesen sei und auf Befragen kaum
geantwortet habe. Am 26. Juni 1913 wurde T. wieder festgenommen und in eine andere
Erziehungsanstalt verbracht. Auch hier entwich er am 12. August 1913, wurde aber am
22. August schon wieder eingeliefert. Schon am 28. August lief er wieder weg, trieb sich
mit gleichalterigen Burschen herum und wurde verhaftet, weil er einen hohlen Baum ange-
zündet hatte. Nun äußerte T. den Wunsch, zur See fahren zu dürfen. Am 27. September
1913 kam er an Bord des Seglers „Jahrstein" als Schiffsjunge. Mit dem Schiff machte er
eine Reise, entwich in Norwegen und tauchte am 1. Januar dieses Jahres wieder hier auf.
Am 23. V. wurde er an Bord des S. S. „Elbing" mit der Fahrtrichtung Australien als Trimmer
untergebracht. Ob er im Seemannsberuf aushält, ist wohl fraglich, immerhin scheint er
Neigung zu diesem Beruf zu haben."

Fall 139. X. T., Schreiner, geb. 29. VI. 82, aufg. 26. VI. 05. Der Vater war ein
eigentümlicher Mensch; die Mutter soll als Mädchen Lues gehabt haben. Der Großvater
väterlicherseits war angeblich Trinker. Mehrere Geschwister starben früh. Ein Bruder
war imbezill, ein anderer vorbestraft, eine Schwester minderwertig, eine Tante epileptisch.
T. selbst war als Kind schwer zu behandeln, von seinen Lehrern wird er als bösartig, frech,
verlogen, faul, tückisch und widerspenstig bezeichnet. Nach der Schulzeit wollte ihn niemand längere Zeit behalten. Schon vom 14. Jahre an wurde er bestraft wegen Obdachlosigkeit, Betrugs, Diebstahls, Unterschlagung, Körperverletzung, versuchter Gefangenenbefreiung usw. Die letzte Strafe (2 Jahre 9 Monate Gefängnis) erhielt er am 21. IV. 02.
Im Gefängnis gab es stets Reibereien, T. erwies sich als ein ganz unsoziales Element. Er
glaubte, alle Beamte seien gegen ihn und wollten ihn um die Ecke bringen. Er wurde aus
der Einzelhaft in die Gemeinschaftshaft versetzt und im Februar 1905 nach Verbüßung
der Strafe entlassen. Kurz darauf verübte er einen an Raub grenzenden Diebstahl. T.
wurde zur Beobachtung seines Geisteszustandes der Klinik überwiesen. Es wurde eine völlige
moralische Idiotie und eine intellektuelle Schwäche mit schwachsinnigen Beeinträchtigungsideen festgestellt. T. war zeitweise depressiv und lebensmüde, manchmal drohend und
aggressiv, dabei aber feige. Seine Zukunftspläne waren ganz absurd. Auf das psychiatrische
Gutachten hin wurde T. freigesprochen und unter Hinweis auf die Gemeingefährlichkeit
einer Irrenanstalt überwiesen. Während der ersten Jahre war T. stets sehr gereizt, schimpfte
und drohte in ganz schwachsinniger Weise. Entwich mehrfach, 1906 und 07, wurde aber
jedesmal in angetrunkenem Zustande zurückgebracht. In den letzten Jahren führte T.
sich gut, so daß er 1910 mehrere Tage zu seinen Eltern beurlaubt werden konnte. Am
21. XII. 11 wurde er mit Einwilligung des Kreisamtes entlassen. Über seine weitere Lebensführung konnte nichts ermittelt werden.

Fall 140. L. Q., Schüler, geb. 5. VII. 87, aufg. 2. V. 1900. Keine hereditäre Belastung; Vater ist Maurer; die Mutter starb bei der Geburt des Q. Zwei Stiefgeschwister
sind gesund. Schon früh war Q. sehr vergeßlich. In der Schule lernte er sehr schlecht,

seinen Mitschülern nahm er Gegenstände fort, kleinen Mädchen griff er an die Geschlechts-
teile, zu Hause onanierte er. Kurz vor der Aufnahme stahl er aus einem Laden eine Schachtel
Stahlfedern und verteilte sie unter seinen Altersgenossen. In der Klinik, in die er auf Antrag des Vaters aufgenommen wurde, war Q. zeitweise sehr störend und unruhig, neckte
die anderen und schimpfte viel; er arbeitete oberflächlich und ohne Ausdauer. Die Schulkenntnisse waren sehr mangelhaft. Einmal Bettnässen. Am 19. V. wurde er von der Mutter
abgeholt. Am 23. I. 05 wurde er auf Veranlassung der Staatsanwaltschaft in der Poliklinik
untersucht, weil er einen kleinen Jungen blutig geschlagen hatte. Es wurde festgestellt,
daß Q. sich weder auf intellektuellem noch auf ethischem Gebiete gebessert hatte. Die
Mutter klagte sehr, daß man kaum mehr mit ihm auskommen könne, verdienen könne er
nichts, er treibe sich nur herum und habe, weil er leicht geneckt würde, immer Streit. Da
es unmöglich war, ihn zu Hause zu halten, wurde er am 26. IV. 05 in die zuständige Heil-
und Pflegeanstalt gebracht, in der er sich noch befindet. Nur unter strenger Aufsicht hält
er sich gut und ist auch bei leichter Arbeit zu gebrauchen. Er neigt sehr zum Stehlen und
onaniert viel.

Fall 141. X. H., Feinmechaniker, geb. 7. V. 91, aufg. 25. III. 09. Die Mutter ist
nervenschwach; in der Familie der Mutter starben mehrere an Schlaganfällen in jungen
Jahren. H. hatte bis zum 14. Jahre Krämpfe. Er lernte anfangs gut, später wurde er
nachlässig. In der Lehre war er drei Jahre; sein Meister war zunächst mit ihm zufrieden.
Ende 1907 starb sein Vater; von dieser Zeit an versäumte er oft seine Arbeit, beschimpfte
seine Mitarbeiter, belog seine Vorgesetzten, trieb sich nachts herum, verkehrte mit Variété-
Künstlerinnen, unterschlug seiner Mutter Geldbeträge und öffnete die Haustüre, welche
seine Mutter versperrt hatte, mit Nachschlüsseln. Infolgedessen beschloß das Gericht
seine Zwangserziehung. Er kam in eine optische Werkstätte und arbeitete dort einige
Monate fleißig; im März 1909 wurde er wieder rückfällig. Er wurde daher zur Begutachtung
vom Kreisamte in die Klinik eingewiesen. Es wurde festgestellt, daß H. leicht schwachsinnig ist, ferner im Gutachten darauf hingewiesen, daß H. unter geeigneter Leitung Brauch-
bares leisten könne, und empfohlen, ihn in eine geeignete geschlossene Anstalt unterzubringen, um ihn vor völliger Verwahrlosung zu schützen. H. war bis zum 2. XII. 10 in einer
Erziehungsanstalt; seitdem arbeitet er als Mechaniker; der Bürgermeisterei ist nichts Nachteiliges über ihn bekannt.

Fall 142. L. T., Schüler, geb. 26. V. 86, aufg. 6. IV. 99. Mutter ist geistig minderwertig, kann weder lesen noch schreiben. Die Geburt des T. erfolgte durch Kaiserschnitt;
die Entwicklung war leidlich. In der Schule saß er gewöhnlich in der Mitte. Am 9. III. 98
entwendete er mit einem anderen Knaben 40 kg Schrauben, die er dann wieder zu verkaufen
versuchte. Am 9. II. 99 morgens gegen 8 Uhr wurde T. in einem total betrunkenem Zustande auf der Straße liegend von einem Schutzmann aufgefunden; er hatte dem Hausherrn
seiner Eltern eine Flasche Schnaps gestohlen und diese mit einem anderen Knaben fast
ganz geleert. Die häusliche Erziehung ließ sehr viel zu wünschen übrig. Einmal kam T.
angetrunken in die Schule, mehrfach war er mit Ungeziefer behaftet und auch sonst in seinem
Äußeren sehr vernachlässigt. Auf Veranlassung der Bürgermeisterei wurde er von seinen
Eltern zur Beobachtung in die Klinik gebracht. Hier wurden keine intellektuellen Störungen festgestellt; im allgemeinen war T. fleißig, doch neigte er dazu, sich den getroffenen
Anordnungen nicht zu fügen. Die anderen Kranken neckte er gern. Die Prüfung der
ethischen Empfindungen ergab nicht unbedeutende Lücken. Am 29. IV. wurde T. von
seinen Eltern abgeholt. Im Gutachten wurde angegeben, daß der Zwangserziehung keine
Bedenken entgegenstünden. T. lebt jetzt in geordneten Verhältnissen als Anstreicher;
er ist verheiratet und hat zwei Kinder.

Fall 143. B. T., geb. 9. XII. 95, aufg. 1. VII. 11. Eine Schwester und eine Tante
angeblich epileptisch. T. war als Kind sehr schwächlich, lernte schwer. Seit dem 13. Lebensjahre Anfälle, vielfach nach den Menses, bei denen sie sich mehrfach verletzte. 5. V. 08
gerichtlicher Verweis wegen Fundunterschlagung; 8. XI. 11 Eintritt in ein Mädchenheim,
aus dem sie zweimal entwich; einmal fuhr sie in die Schweiz; sie wurde von einer Frau aus
Mitleid aufgenommen; sie stahl gleich am zweiten Tage Geld und Eier und entfernte sich
unbemerkt. Außerdem entwendete sie einem Kinde einen Geldbeutel mit 2 Mark. Nachträglich erzählte sie, in Basel habe ein Kutscher sie mitgenommen und, als sie in seinem
Zimmer angekommen seien, geschlechtlich mißbrauchen wollen; den Namen des Mannes
wisse sie nicht; es sei ihr gelungen, zu entfliehen. Ob diese Angabe auf Wahrheit beruhte,

ließ sich nicht sicher feststellen; doch gab T. in der Klinik selbst zu, daß die Erzählung lediglich Erfindung gewesen sei. Am 1. VII. 11 wurde T. zur Beobachtung in die Klinik aufgenommen; sie hatte hier keinen Anfall, war aber zeitweise verstimmt und gereizt. Ihre Intelligenz war ziemlich mäßig. Es wurde empfohlen, T. in einer geschlossenen Anstalt unterzubringen, und zwar in einer solchen, in der möglichst wenig Zöglinge seien, damit diese die sexuellen Regungen des Mädchens, die auch in der Klinik in Gestalt von Annäherungsversuchen an die Ärzte wahrgenommen wurden, nicht noch weiter reizen könnten. Am 16. IX. 11 erfolgte die Überführung in eine kleine geschlossene Erziehungsanstalt. T. ist nach Angabe der Bürgermeisterei zurzeit erwerbsfähig und hat eine Laufstelle.

Fall 144. K. L., Dienstmädchen, geb. 18. V. 84, aufg. 17. X. 99. Vater geisteskrank. Geschwister zum Teil mit starken sexuellen Trieben. Jugend sehr wechselvoll, wurde in den verschiedensten Familien untergebracht. War zuletzt von 1893 an 5 Jahre in der gleichen Familie, wurde gut, aber sehr wenig streng behandelt. Mußte die Schule vorzeitig verlassen, weil sie wiederholt auf ihre Mitschülerinnen unsittliche Angriffe machte. Von der Pubertät an war bei L. dauernd ein stark sexueller Zug bemerkbar; dabei große Neigung zum Lügen und Betrügen, teils um ihre Ziele zu erreichen, teils ohne Grund. Schon vor dem 14. Jahre bot L. sich einem Mann zum sexuellen Verkehr an und belog ihn in einer bei einem so jungen Mädchen kaum glaublichen Weise in bezug auf ihr Alter. Die Aufnahme in die Klinik am 17. X. 99 wurde durch das Amtsgericht veranlaßt; L. hatte ihrem Pflegevater und ihrem Vormunde, zwei vollkommen unbescholtenen Männern, nachgesagt, sie hätten unsittliche Handlungen an ihr vorgenommen. Es sollte in der Klinik festgestellt werden, was mit L. am besten gemacht würde. Der Gutachter sprach sich gegen die Unterbringung in eine Zwangserziehungsanstalt aus; er war der Ansicht, daß von dem erzwungenen Zusammenleben des Mädchens mit einer größeren Anzahl ethisch defekter und kriminell veranlagter Altersgenossinnen der erwünschte Erfolg voraussichtlich nicht zu erhoffen wäre. Er schlug vor, noch einmal die Unterbringung in einer Familie, in der L. streng gehalten würde, zu versuchen. In der Klinik hatte L. nie zu Klagen Anlaß gegeben, war stets entgegenkommend und hilfsbereit. Sie wurde am 24. I. 00 vom Vormunde abgeholt und in eine Dienststelle auf dem Lande untergebracht. Leider konnten wir über den jetzigen Zustand nichts erfahren.

Fall 145. N. E., Dienstmädchen, geb. 7. I. 88, aufg. 28. XI. 02. Erbliche Belastung nicht nachweisbar. Schon in der Schule fiel die Neigung zum Lügen auf. Mit 13 und 14 Jahren führte sie, während ihre Mutter krank war, eifrig den Haushalt ihrer Eltern und sorgte gut für ihre Geschwister. Dann trat sie in Stellung als Dienst- und Kindermädchen. Am 8. VII. 02 gab sie ihrem schutzbefohlenen, ein Jahr altem Kinde Schwefelsäure, wodurch der Tod des Kindes nach kurzer Zeit eintrat. E. wurde am 29. XI. 02 in die Klinik zur Beobachtung gemäß § 81 St.P.O. aufgenommen. Es konnte nur eine gewisse Reizbarkeit, Neigung zum Lügen mit sexueller Färbung, zeitweiliger Mangel an Überlegung festgestellt werden. Ein Motiv für die Tat konnte nicht gefunden werden; man mußte annehmen, daß E. lediglich aus Neugierde gehandelt habe. Es konnte aber auch keine Reue und kein Mitleid mit dem Kinde oder den Eltern wahrgenommen werden. Auch den Aufenthalt im Gefängnis empfand E. nicht als entehrend; sie liebte ihn nur der Unbequemlichkeit halber nicht. E. wurde am 10. I. 03 in das Untersuchungsgefängnis zurückgeschickt und vom Gerichte verurteilt. Am 14. X. 04 hatte sie ihre Strafe verbüßt; da sie sich tadellos geführt hatte, wurde von einer Zwangserziehung abgesehen. Sie wurde durch Vermittlung des Schutzvereins in einer Dienststelle untergebracht. Ihr Pfleger, ein Pfarrer, teilte uns am 29. III. 06 mit, daß die Arbeitgeberin mit E. im allgemeinen zufrieden sei; nur periodenweise sei kaum mit ihr auszukommen; sie sei dann frech und launisch.

Die Heimatbehörde gab kürzlich folgende Auskunft: „E. ist hier . . . . verheiratet und besitzt mehrere Kinder. Sie hat sich hier noch keine strafbare Handlung zu schulden kommen lassen, doch ist ihr Leumund nicht der allerbeste".

Eine der wichtigsten Fragen ist die: Was soll man mit den jungen Leuten machen, welche als Kinder — vor allem in den Zwangserziehungsanstalten — nichts taugten, bei denen man voraussehen kann, daß sie zu Verbrechern werden? In Fall 134—140 wird von solchen Kindern berichtet; die Kinder aus den beiden ersten Fällen sind noch nicht aus der Fürsorgeerziehung heraus; nur mit Sorge werden sie später entlassen werden müssen. Was O. und H. in Fall 136 und

137 alles schon angestellt haben, wissen wir nicht, viel Gutes wohl kaum. Ob der Seemannsberuf T. in Fall 138 dauernd von Straftaten fernhalten wird, ist zum mindesten fraglich. Das beste Beispiel für den Lebensweg eines kriminell veranlagten Kindes ist der des T. in Fall 139. Es ist meines Erachtens sehr ungewiß, ob die Eltern T. nach seiner Entlassung genügend beaufsichtigen konnten. Q. in Fall 140 hätte wohl noch früher in eine Anstalt verbracht werden dürfen.

Zu einem geordneten Leben brachten es H. und T. in Fall 141 und 142; zweifellos trug bei ihnen die Erziehung nicht wenig dazu bei, daß sie auf die abschüssige Bahn gekommen waren. Auch in Fall 143 und 144 ist zu hoffen, daß die beiden Mädchen sich halten werden. Im letzten Falle muß man sich wundern, daß es trotz der schweren ethischen Defekte nicht wieder zu Straftaten kam.

III. Abschnitt.

Die Einteilung der Gemeingefährlichkeit.

Im 1. Abschnitt haben wir geschieden zwischen den Voraussetzungen und den zu befürchtenden Folgen bei der Gemeingefährlichkeit. Wir haben gesagt, daß zur Feststellung der Gemeingefährlichkeit als Voraussetzung die Krankheit selbst im allgemeinen genüge. Aus den Krankengeschichten müssen wir leider ersehen, daß bei Geisteskranken oft mit dem Einschreiten gewartet wird, bis ein Delikt begangen ist, daß es ferner aber auch Fälle gibt, in denen erst eine gemeingefährliche Handlung das deutliche Zeichen einer Geistesstörung darstellt oder wenigstens die erste berechtigte Handhabe zum Einschreiten gibt.

1. Kapitel.

Bei welchen Handlungen kann man den Täter als gemeingefährlich bezeichnen?

Zunächst müssen wir natürlich daran festhalten, daß eine, auch noch so schwere Straftat an sich keine Gemeingefährlichkeit bedingt. Andererseits fällt eine schwere Straftat zweifellos mehr ins Gewicht als eine leichte, wenn die Frage nach der Gemeingefährlichkeit eines Menschen entschieden werden soll.

Man muß, um den einzelnen Menschen gerecht zu werden, verschiedene Arten der Gemeingefährlichkeit unterscheiden. Verbrecher, die für die Allgemeinheit gefährlich, also im engsten Sinne des Wortes gemeingefährlich sind, sind z. B. die, welche gegen den 27. Abschnitt St.G.B. verstoßen, ferner Hoch- und Landesverrat begehen; es folgen die anderen mit schwereren Strafen bedrohten Delikte; durch sie werden so wesentliche Güter eines einzelnen Individuums verletzt, daß die Gefährdung des einzelnen der Gefährdung der Allgemeinheit gleichgesetzt werden kann. Dahin gehören u. a. die Verbrechen gegen das Leben, schwere Körperverletzung und Sittlichkeitsdelikte. Rothamel hält sich meines Erachtens zu eng an das Wort „gemein", wenn er sagt: „Es handelt sich um Schädigung, welche nicht bestimmte Individuen sondern größere Gruppen der sozialen Gemeinschaft oder einzelne Mitglieder derselben, aber infolge von zufälliger Verkettung ohne bestimmte Auswahl betreffen können". Ich glaube, daß auch ein bestimmtes einzelnes Individuum ein Recht auf Schutz hat und wir den Ausdruck „gemeingefährlich" entsprechend weit fassen dürfen.

Zu schwerer Körperverletzung ist vor allem auch die Übertragung von Infektionskrankheiten zu rechnen; Cramer (1905), Dannemann (1905) und Rothamel haben schon darauf aufmerksam gemacht, daß darin eine besondere Gefahr liegt. Ich erinnere nur an den Prozeß gegen den Impfgegner Dr. Spohr; sogar im Urteil erklärte das Gericht den Verurteilten für gemeingefährlich. Aschaffenburg (1906) führt als Beispiel die Verheimlichung einer Choleraepidemie an. Solche Fälle sind natürlich verhältnismäßig selten. Viel häufiger haben wir es mit der Verbreitung von Geschlechtskrankheiten zu tun. v. Michaelis sagt: „Erklecklich hoch ist die Zahl derer, die der Lustseuche verfallen sind. Man denke sich das namenlose Unglück, das die Verbreitung der Syphilis in Familien anrichtet! Körperliches und seelisches Siechtum, zerrüttete und entnervte Existenzen, Wahnsinnige, Verbrecher aller Art!" Schultze (1912) meint, daß hier der Begriff „gemeingefährlich" besonders angebracht sei. Wir haben zwei Fälle, 15 und 63, bei denen in der starken sexuellen Erregbarkeit die Gemeingefährlichkeit erblickt wurde; in beiden Fällen war die bestehende Geistesstörung nicht für jeden sofort erkennbar. In Fall 15 wurde, als die Frage der Entlassung zur Erörterung kam, ausdrücklich in unserem Zeugnis auf die Wahrscheinlichkeit der Verbreitung der Geschlechtskrankheiten hingewiesen. Außerdem muß man sich fragen, ob nicht der Geschlechtsverkehr Geisteskranker deswegen eine Gefahr darstellt, weil durch ihn oft Kinder erzeugt werden, die mit geistigen und körperlichen Mängeln behaftet sind.

Von Eigentumsverbrechern sind natürlich die Räuber am gefährlichsten, aber auch andere können unter Umständen unter diese Gruppe fallen; betrachtet man Fall 114, so muß man sagen, daß ein Mann wie X., der durch seine Betrügereien einen Menschen zum Selbstmord getrieben hat, gemeingefährlich gehandelt hat. Auch die Eigentumsdelikte, durch welche mit einem Schlage eine große Anzahl Menschen ruiniert werden, können noch zu dieser Gruppe gerechnet werden, vor allem die Neugründungen in betrügerischer Absicht, wie in Fall 124 und 125. Das ungarische Gesetz über die Behandlung der gemeingefährlichen Arbeitsscheuen hat, wie Auer berichtet, gerade zwei Typen als besonders gefährlich gekennzeichnet: erstens die, welche sich dadurch erhalten, daß sie in öffentlichen Lokalen verbotene Glücksspiele betreiben und zweitens die, welche den Leichtsinn, die Unerfahrenheit oder den Schwachsinn anderer gewerbsmäßig ausbeuten. Van Hamel (1910) will die Möglichkeit einer Gemeingefährlichkeitserklärung nur bei Verbrechen gegen das Leben, Sittlichkeitsverbrechen, Diebstahl und Betrug gesetzlich festlegen.

Bei weiteren Delikten wird man nicht ohne weiteres von einer Gemeingefährlichkeit des Täters sprechen dürfen. Wer aber häufig Vergehen, wie leichte Körperverletzung oder Eigentumsdelikte begeht, fügt seinen Mitmenschen doch einen sehr erheblichen Schaden zu; es gibt sogar Autoren, wie Oba, die gerade in der Häufigkeit des Deliktes die Größe der Gefahr erblicken. Meines Erachtens könnte man hier von einer Gemeinschädlichkeit sprechen, einem Ausdruck, den das Statut für die Anhaltische Anstalt schon kennt, und den auch Dannemann (1905) schon verwendet hat. In diesen Fällen ist nicht das Delikt als solches, sondern die Häufigkeit der Begehung das maßgebende. Typische Beispiele für solche gemeinschädliche Individuen sind F. in Fall 115, welcher in 11 Jahren 87 Monate Gefängnis und Zuchthaus wegen Diebstähle und Betrügereien absaß, dann der Einbrecher in Fall 116, welcher 1889 zu vier

Jahren Zuchthaus, 1894 zu 7, 1901 zu 3 und 1906 wieder zu drei Jahren Zuchthaus verurteilt wurde, ferner K. in Fall 120, welcher seine erste Strafe schon vor Vollendung des 13. Lebensjahres erhielt und von da an den bei weitem größten Teil seines Lebens in Zwangserziehungsanstalten, Gefängnissen und Irrenanstalten zubrachte; auch N. in Fall 121 und X in 122 verübten, sobald sie nicht interniert waren, Eigentumsdelikte; X. hat sich von 1895 bis 1904 nicht einmal ein Jahr lang ununterbrochen draußen halten können. Während nach den Strafgesetzen nur dann ein Rückfall angenommen werden darf, wenn schon Bestrafung erfolgt ist, dürfte für eine Gemeingefährlichkeitserklärung die Häufigkeit der Handlungen maßgebend sein, wie z. B. in Fall 131, in dem P. vor der Bestrafung 3 Notzuchtsattentate beging und zwei zu begehen versuchte. Kronecker hat schon darauf hingewiesen, daß es bei Beurteilung des Rückfalles nicht darauf ankomme, ob der Täter bei den voraufgehenden Handlungen erwischt worden sei oder nicht.

Von den Sittlichkeitsverbrechen dürften u. a. die Erregung öffentlichen Ärgernisses und die leichten Fälle aus § 176 hierher zu rechnen sein; die schweren Fälle aus § 176 sind dagegen zur Gemeingefährlichkeit zu zählen. Merkwürdigerweise scheint der Rektor in Fall 133 diese Ansicht nicht vertreten zu haben; denn er ließ seinen Lehrer X. im Amte, obwohl er wußte, daß er an den Schülerinnen unsittliche Handlungen vorgenommen hatte.

Zur Gemeinschädlichkeit kann unter Umständen die Schädigung des guten Rufes gehören, wie in Fall 19, in dem ein Student, wie aus den mitgeteilten Briefen, die zum Teil als Flugblätter verteilt wurden, hervorgeht, seine Lehrer öffentlich verleumdete. Auch die Schädigung der eigenen Kinder in sittlicher Beziehung kann als etwas Gemeinschädliches aufgefaßt werden. Wenn Frau C. in Fall 33 ihren Mann in Gegenwart der Kinder mit „Hurenkerl, Sauhund" beschimpft und zu ihrer 14jährigen Tochter unter Hinweis auf den Vater sagt: „Da steht Dein Bursch, gib acht, daß er Dir kein Kind macht", so hat der Staat die Pflicht, die Kinder vor einer solchen Mutter zu schützen. Das bayerische Bezirksamt hat ja auch anerkannt, daß die schädlichen Einflüsse und Folgen, welche derartige Vorkommnisse auf die Entwicklung des Charakters der Kinder ausüben, nicht zu leugnen sind, es lehnte aber ein Eingreifen ab, weil die Sittlichkeit nicht öffentlich gefährdet worden sei. — Auch in Fall 30 und 56 mußten die Kinder die gemeinsten Ausdrücke anhören und in Fall 90 verlangte X. sogar von seiner Frau den Koitus in Gegenwart der Kinder. Nicht nur die seelische sondern auch die körperliche Verwahrlosung der Kinder kann, wenn sie einen erheblichen Grad erreicht, eine Gemeinschädlichkeit sein; so war es in Fall 126 unmöglich, der Frau H. die Erziehung der Kinder zu überlassen; in Fall 14 trat eine förmliche Zerrüttung des Haushaltes ein infolge der Erkrankung der Frau C.

Neben den gemeingefährlichen und gemeinschädlichen können wir drittens auch noch die gemeinstörenden Menschen nennen. Die Allgemeinheit hat ein Recht darauf, vor Personen, die ihr ständig lästig fallen, wie Bettler und Landstreicher geschützt zu werden. Man kann sogar noch weiter gehen und sagen, daß ein einzelner ein Recht auf Schutz hat, wenn er von einem Menschen dauernd in sehr erheblicher Weise belästigt wird, wie der Fabrikbesitzer in Fall 31, dessen Büroschreiber infolge von Wahnideen immer wieder um die Hand seiner Tochter anhielt.

Bisher war nur die Rede von solchen Handlungen, durch die andere geschädigt wurden; wie steht es mit solchen, durch die man sich selbst schädigt? Zweifellos kann ein Gesunder mit seinem Leben, seinem Körper und seinem Eigentume machen was er will, wenn durch diese Handlung nur kein Dritter geschädigt wird. Einen Geisteskranken sollte man vor derartigen Handlungen schützen dürfen und müssen; es ist unverständlich, daß manche Bestimmungen für Anstalten diesen Schutz versagen, so vor allem die preußischen und bayerischen. Wenn eine Anstaltsdirektion, um einen Sichselbstgefährlichen gegen seinen Willen halten zu können, dieses damit begründet, daß er auch Dritte verletzen könne, so ist das vielfach nur ein Ausweg. Jedenfalls will eine Bestimmung, die nur von „gemeingefährlich" spricht, nicht auch die schützen, die sich selbst gefährlich sind, wie deutlich aus der im I. Abschnitte mitgeteilten Entscheidung des preußischen Oberverwaltungsgerichtes hervorgeht. — Ein Fall von besonders hartnäckiger Selbstmordneigung ist Fall 75; E. erschoß sich 6 Tage nach der Entlassung aus der Klinik. Unser Regulativ gestattete nicht, ihn gegen seinen Willen zu halten; die neuesten Bestimmungen für die hessischen Landesanstalten hätten die weitere Internierung zugelassen. Leider besteht bei der Allgemeinheit keine Neigung, die Selbstmordgefährlichen den Gemeingefährlichen gleichzusetzen. Schultze (1912) hat auf die Reichstagssitzung hingewiesen, in der Rechtsanwalt Lenzmann sich bitter über eine wegen Selbstmordgefahr erfolgte Internierung wider Willen des Kranken beklagte. „Nur wenige Abgeordnete widersprachen ihm".

Wenn im folgenden von Gemeingefährlichkeit die Rede ist, sind immer die drei Gruppen und auch die Selbstgefährlichkeit darunter zu verstehen; wenn Gemeingefährlichkeit im engeren Sinne gemeint ist, so ist dieses ausdrücklich erwähnt.

2. Kapitel.

Die Beurteilung der Zukunft aus Gesinnung und Krankheitserscheinungen.

1. Die Geistesgesunden.

Neben einer oder mehreren Straftaten gebrauchen wir, um einen Menschen für gemeingefährlich erklären zu können, vor allem noch ein Merkmal: die verbrecherische Gesinnung. Aschaffenburg (1907) hat auf dem 28. deutschen Juristentage bei Besprechung der Rückfälle als 3. These aufgestellt: „Die Straftat ist nur als ein Merkmal zu betrachten, das im Rahmen der Gesamtindividualität zu werten ist". v. Engelberg glaubt, daß wir eine Gemeingefährlichkeitserklärung nicht auf zwei Gesetzesverletzungen stützen dürfen, daß man vielmehr dafür sorgen müsse, sagen zu können: das Gesamtleben des Betreffenden gebe uns die Überzeugung, daß er gemeingefährlich sei.

Aus dem I. Abschnitte können wir erkennen, daß die meisten Autoren sich nicht dazu entschließen wollen, von den Vorstrafen ganz abzusehen; das ist ja auch erklärlich; muß man doch, wenn man gleich nach der ersten Tat einen Menschen auf Grund seiner verbrecherischen Gesinnung hin internieren will, Zukunftsschlüsse ziehen, was zweifellos eine nicht zu unterschätzende Unsicherheit mit sich bringen wird. Engelen glaubt zwar, ein Richter könne den „état dangereux" auch ohne Rückfall erkennen; van Hamel (1905) dagegen gibt dieses nur für einige Fälle zu; „meistenteils brauchen wir doch die Rückfälligkeit". Selbst Aschaffenburg schreibt: „Kann man sie (die Gefährlichkeit) gelegentlich ausnahmsweise schon bei der ersten Strafe vorhersagen, so kann man gelegentlich auch nach der zehnten Strafe nicht wissen, wie gefährlich der Täter und ob er es überhaupt ist". Ungarn hat sich in dem Gesetz „Über die Bestrafung der gemeingefährlichen Arbeitsscheuen" von 1913, worüber Auer berichtet hat, entschlossen, diese Menschen auch dann zu internieren, wenn keine positiven Tatbestandsmerkmale vorliegen, sondern nur gewisse Symptome, aus denen die Notwendigkeit der Bestrafung gefolgert werden kann.

Über die Gesinnung des Täters gibt ein Teil unserer Fälle gut Auskunft. In Fall 106 wurde nach dem ersten schweren Delikte vom Pfarramte darauf hingewiesen, daß E. sich nur in böser Gesellschaft herumtreibe, faulenze und trinke. Nach der dritten Tat lesen wir in den Strafanstaltsakten, E. habe seine Halt- und Willenlosigkeit so unzweideutig bewiesen, daß er auch fernerhin gefährlich erscheinen müsse. Wie treffend dieses Urteil war, geht daraus hervor, daß E. einige Monate nach der Entlassung aus der Strafanstalt einen anderen tötete. E.'s Mittäter X. (Fall 105) ist schon im Urteil als roher, brutaler, gemeingefährlicher Mensch gekennzeichnet worden.

G. in Fall 107 wurde vom Pfarramte als frecher und roher Mensch hingestellt; in der Strafanstalt mußte er mehrfach bestraft werden; die Beamten sind der Ansicht, daß er sofort nach der Entlassung wieder etwas anstellen wird.

In Fall 108 können wir aus dem Vorleben des Täters Schlüsse auf seine Gesinnung ziehen. Die Mitarbeiter fürchteten ihn wegen seiner großen Erreglichkeit und seinem mißtrauischen Wesen; er lebte in Konkubinat und koitierte am Tage der Taufe seines Kindes die Schwester seiner Braut. Er war vorbestraft wegen gefährlicher Körperverletzung. Ist es zu verwundern, daß ein derart roher Mensch im Zorn einen anderen ersticht? Die gleiche Tat könnte man G. in Fall 83 zutrauen, der seine Frau in der rohesten Weise mißhandelte, nichts arbeitete, nur trank.

Auch bei Eigentumsdelikten kann die Gesinnung des Täters für die Gemeingefährlichkeitserklärung den Ausschlag geben; wer, wie X. in Fall 114, sich mit der Pistole in der Hand Geld erpreßt, wer, wie er, seine Gläubiger zum Selbstmord treibt, ist zu allem fähig. Gerade die Frage ist auch bei Einbrechern von besonderer Bedeutung: wird der Einbrecher, wenn ihm jemand entgegentritt, sich zur Wehr setzen oder nicht? Bei K. in Fall 116 müßte man diese Frage ohne weiteres bejahen; denn erstens handelt es sich hier nicht nur um Eigentums-, sondern auch um Roheitsdelikte, zweitens wurde er während seiner Strafverbüßungen mehrfach gegen die Aufseher tätlich. Nichts fruchtete, selbst Peitschenhiebe nicht. Man lese den Eintrag des Anstaltsgeistlichen in den Akten; er gab K. schon 1894 auf und hat recht behalten.

Bei T. in Fall 118 stellte die Polizei 1904 die Prognose: zu allen Schlechtigkeiten geneigter Mensch. Auch ihr hat die Zukunft Recht gegeben; T. mußte 1906 wegen Gefangenenbefreiung und Diebstahls bestraft werden und sitzt jetzt wieder wegen Diebstahls. In der Strafanstalt führt er sich schlecht, schlägt und beleidigt die Mitgefangenen. K.'s Gesinnung in Fall 120 wurde schon

1895 vom Direktor des Zuchthauses richtig erkannt; er spricht von einem „nichtswürdigen Buben" und bedauert ihn nicht mit Stockhieben bestrafen zu dürfen. In den folgenden Jahren finden wir in den Akten neben den verschiedensten Diebstählen 1901 auch Bedrohung einer Dirne und ihres Zuhälters mit Totschlag und im gleichen Jahre Überfall auf ein 11 jähriges Mädchen, um es zu berauben. Auch B. in Fall 123 wurde schon Mitte der neunziger Jahre von einem Strafanstaltsdirektor als ein durchaus verwahrloster Mensch geschildert, bei dem sich auch nicht ein Anknüpfungspunkt zur Einwirkung auf das Gemüt finde, und dem der ehrliche Wille ganz und gar fehle; B. steckte später eine Scheune an und bedrohte seine Verwandten mit Brandstiftung.

Eine besondere Gefahr stellen die Verbrecher dar, die auf ihr eigenes Leben keinen Wert legen. So hatten wir vor kurzem einen Einbrecher zur Beobachtung hier, der in der Untersuchungshaft zwei schwere ernstgemeinte Selbstmordversuche gemacht hatte. Er gab uns an, wenn er in eine Irrenanstalt komme oder bestraft werde, nehme er sich das Leben; es sei doch verpfuscht, er bringe es doch nicht mehr zu einem ordentlichen ehrlichen Beruf. Wir mußten den Menschen für zurechnungsfähig, aber haft- und verhandlungsunfähig erklären wegen einer psychogenen Depression mit Erregungszuständen. Sollte er die Strafe, die er zu erwarten hat, verbüßen, so wird er sicher in den ersten Tagen nach seiner Entlassung wieder rückfällig; wird er auf frischer Tat ertappt, so wird er keine Rücksicht nehmen, da er auf sein eigenes Leben auch keine Rücksicht nimmt.

Auch bei Sexualdelikten kann man nicht selten vorher beurteilen, ob ein Rückfall stattfinden wird oder nicht; so finden wir bei J. in Fall 130 am 14. Febr. 1911 in den Akten den Eintrag, J. beweise durch nichts, daß er gesonnen sei, seine tierischen Triebe unter energische Zucht zu stellen; die Bürgermeisterei hatte vorher schon erklärt, J. scheine kein ausgeprägtes moralisches Empfinden zu besitzen. Ende Februar 1911 wurde er aus der Strafanstalt entlassen und am 26. November 1911 zum dritten Male wegen Notzucht bestraft.

Um die Gesinnung des Täters zu beurteilen, darf man natürlich nicht zu großen Wert auf die Tat legen, mag sie auch noch so schwer sein, wie bei dem jugendlichen Raubmörder X. in Fall 110. Die Bürgermeisterei stellte ihm ein sehr gutes Zeugnis aus; das Pfarramt gab an, es sei berechtigt anzunehmen, daß X. im Grunde des Herzens ein gutmütiger und williger Bursche sei. Im Urteil heißt es, X. sei geradezu als Opfer des Mittäters anzusehen, in der Strafanstalt endlich führt X. sich sehr gut; er wird nach Ansicht des Direktors, wenn er entlassen ist, keine neuen Straftaten begehen. — Auch dem N. in Fall 111 wird das beste Zeugnis ausgestellt.

Selbst wenn ein Rückfall vorliegt, soll man erst genau die Gesinnung prüfen, bevor man über den Täter urteilt. Aschaffenburg (1905), Clement, Finkelnburg u. a. haben darauf hingewiesen, daß ein großer Teil der rückfälligen harmlos ist und Sommer betont in seiner Kriminalpsychologie, daß die Gleichsetzung von Rückfälligkeit mit ausgeprägter krimineller Anlage sehr bedenkliche Folgen haben könne. Ein guter Beweis dafür ist Frau T. in Fall 112. Mitte der neunziger Jahre verübte sie einen Kindsmord und wurde dafür mit einigen Jahren Gefängnis bestraft; im Juni 1898 verübte sie das gleiche Delikt an Zwillingen und erhielt 7 Jahre Zuchthaus. Nun lebt sie schon fast 10 Jahre draußen und hat sich sehr gut geführt.

Daß Irrtümer bei Beurteilung der Gesinnung, vor allem nach der ersten Straftat, vorkommen können, ist selbstverständlich. Wer hätte beispielsweise bei S. in Fall 127 angenommen, daß er kurz nach der Entlassung aus der Strafanstalt wieder rückfällig werden würde! Pfarramt und Strafanstalt stimmten beide in ihrem Urteile überein, daß nur die schlechte Gesellschaft S. auf die abschüssige Bahn gebracht habe und anzunehmen sei, er werde zu einem geordneten Leben zurückkehren.

In dieser Beziehung ist auch Fall 128 von Interesse. Bei der ersten Verhandlung und während des Aufenthaltes in der Klinik machte S. den Eindruck, als ob er die Tat bereue; er unterhielt — ebenso wie S. in Fall 127 — eine rege Korrespondenz mit seinen Angehörigen, was bei der ersten Verhandlung vom Vorsitzenden auch ausdrücklich als anerkennenswert betont wurde; seine Briefe machten einen durchaus ernsten Eindruck. Wie ein Blitz aus heiterem Himmel kam für alle Beteiligten der Brief, den S. kurz vor der Entlassung aus der Klinik an die Prostituierte, mit der er verkehrt hatte, schrieb. Ich habe ihn im zweiten Abschnitte teilweise wörtlich wiedergegeben. Ich hatte in der zweiten Verhandlung den Eindruck, daß S. seine Gefängnisstrafe lediglich diesem Briefe zu verdanken hatte; hätte er ihn nicht geschrieben, würde er mit Festungshaft davon gekommen sein.

Natürlich kommt es auch vor, daß man eine ungünstige Prognose zu Unrecht stellt, wie in Fall 84. Die Aussagen der Ehefrau, des Arbeitgebers, des Gendarmen des Heimatortes, endlich auch die zahlreichen vorhergegangenen Straftaten mußten zu der Überzeugung führen, daß C. sich draußen nicht werde halten können; tatsächlich hat sich C. nun schon über 10 Jahre gut geführt.

Auch in Fall 126 scheint uns und dem Vormunde der Frau H. die Zukunft Unrecht zu geben. Wir hatten H. für vollkommen haltlos gehalten. Sie hat aber bewiesen, daß sie — als alleinstehende Frau — in der Fremde imstande gewesen ist, ihren Lebensunterhalt zu erwerben. Der Vormund ist zwar noch skeptisch, muß aber selbst zugeben, daß es bewundernswert ist, wie die Frau sich durchschlägt.

Die 4 Fälle, die ich zuletzt erwähnt habe, sollen uns nur zeigen, daß wir nicht unfehlbar sind, und daß wir mit der Beurteilung der Gesinnung des Täters recht vorsichtig sein sollen. Sie sollen aber nicht den Eindruck verwischen, den die Besprechung der anderen Fälle gemacht hat, nämlich den, daß es in vielen Fällen möglich ist, die Zukunft eines Verbrechers vorauszusagen. Ob wir in gewissen Fällen auf den Rückfall ganz verzichten wollen, wenn wir Maßnahmen ergreifen, die für den Verbrecher besonders empfindlich sind, ist sehr schwer zu sagen; sicher gibt es Fälle, in denen man die Begehung eines schweren Verbrechens voraussagen und durch geeignete Maßnahmen verhindern könnte. Jedenfalls dürfen wir uns nicht an den im Gesetze festgelegten Begriff des Rückfalles halten.

2. Die Jugendlichen.

Die Frage, ob man aus dem Verhalten der Jugendlichen Schlüsse auf ihre Zukunft machen darf, ist zwar sehr wichtig, zugleich aber auch sehr schwer zu beantworten. Wir wissen ja, welchen unheilvollen Einfluß die Pubertät oft auf die Jugendlichen ausübt und wir können viel seltener als bei Erwachsenen voraussehen, welche günstigen oder ungünstigen Faktoren auf die Jugendlichen noch einwirken werden. Trotzdem wollen wir an Hand der mitgeteilten Krankengeschichten versuchen, uns ein Urteil zu bilden.

Sehen wir uns zunächst die an, von denen wir wissen, was aus ihnen geworden ist. Bei T. in Fall 82 fällt der außerordentlich schlechte Einfluß des Vaters auf; selbst durch Briefe des Vaters wurde T. zu Ungehörigkeiten verleitet. Er stahl schon als Kind, beschädigte Grabmäler und quälte Tiere. Dieses rohe Wesen ist auch in seinem späteren Leben, besonders bei seinen Straftaten, immer deutlich erkennbar. Besonders roh war auch P. in Fall 131 als Kind; nach Aussage der Bürgermeisterei war seine größte Freude, Menschen und Tiere zu quälen; dazu kam noch sein heimtückisches freches Wesen. Er verübte als junger Mann drei Notzuchtsattentate und zwei Notzuchtsversuche. Auch T. in Fall 139 war von Jugend an heimtückisch, frech, verlogen und faul; mit 14 Jahren mußte er zum ersten Male bestraft werden; Eigentums- und Roheitsdelikte ließ er sich zu schulden kommen; im Gefängnis erwies er sich als ein ganz unsoziales Element; hier in der Klinik wurde festgestellt, daß es sich um eine völlige moralische Idiotie mit intellektueller Schwäche handle.

Einen anderen Typus stellen die Kinder dar, die störrisch sind und den erzieherischen Maßnahmen gleichgültig gegenüber stehen. Dahin gehört B. aus Fall 123. Bei ihm hatten Züchtigungen keinen Erfolg; dabei war er frech und faul; mit 16 Jahren verübte er den ersten Diebstahl; dann folgte ein Eigentumsdelikt dem anderen. Später gab sich die Klinik große Mühe, ihn geeignet unterzubringen, aber ohne Erfolg. Im Gegensatze zu B. hat sich T. aus Fall 103 zu einem geordneten Leben durchgekämpft; auch er galt als Kind für störrisch und gleichgültig. Er wurde in einer Erziehungsanstalt aufgezogen.

Als dritten Typus finden wir Kinder, die eine besondere Neigung zum Vagabundieren zeigen, wie T. in Fall 119; schon vom 16. Jahre an arbeitete er kaum, sondern wandelte umher, bettelte und stahl, bis er schließlich mit 21 Jahren wegen schwerer Eigentumsdelikte zu 11 Jahren Zuchthaus verurteilt wurde.

Wir kommen nunmehr zu den Fällen, bei denen uns nur das Jugendleben bekannt ist. Die Prognose in Fall 134 dürfte besonders schlecht gestellt werden; es handelt sich hier um eine Vermischung des ersten und dritten Typus. X. zeigte eine besonders große Neigung zum Ausreißen und zugleich auch zur Tierquälerei; er log, stahl und war faul. Er entwich aus der Zwangserziehungsanstalt.

Mehr zum ersten Typus dürfte H. in Fall 137 zu rechnen sein; schon als Kind war er hinterlistig und Ermahnungen nicht zugänglich; mit 14 Jahren erhielt er einen gerichtlichen Verweis, mit 15 verübte er einen Diebstahl, mit 16 einen Einbruchsdiebstahl; infolge dessen kam er in eine Zwangserziehungsanstalt. Während der Lehrzeit scheint er sich ganz gut gehalten zu haben, nachher begann er wieder zu stehlen; es erscheint zum mindesten fraglich, ob er später ein geordnetes Leben führen wird.

Zum ersten und zweiten Typus könnte man E. in Fall 145 zählen. Zweifellos handelt es sich hier um einen schweren Fall von moralischer Idiotie; eine Besserung ist eingetreten, doch fragt es sich, ob sie anhalten wird. Ich glaube nicht, daß man in diesem Falle annehmen darf, daß sich der Charakter der Frau geändert hat. Die Auskunft der Heimatbehörde, daß ihr Leumund nicht der beste sei, dürfte für diese Annahme sprechen.

Fall 136 und 143 stellen Beispiele vom dritten Typus dar. O. treibt sich seit der Entlassung aus der Erziehungsanstalt in der Welt umher. Ob er gemeingefährlich oder gemeinschädlich werden wird, ist fraglich. T., welche mehrmals aus einem Mädchenheime entwichen war, scheint sich zurzeit zu halten.

Eine Verbindung zwischen dem zweiten und dritten Typus finden wir in Fall 138. Die Erziehungsanstalten, in denen F. untergebracht war, hatten sehr viel Mühe mit ihm. Man ließ ihn schließlich den Beruf wählen, zu dem er die meiste Neigung hatte, er wurde Seemann. Ob man die Prognose für das weitere Leben günstig stellen darf, erscheint fraglich. Jedenfalls wissen wir schon das eine, daß T. auf seiner ersten Fahrt das Schiff in Norwegen verließ. Mönkemöller warnt übrigens vor der Anstellung anormaler Elemente auf Schiffen.

Einen Typus für sich stellen die Kinder dar, die schon frühzeitig einen regen Geschlechtstrieb verspüren. Die beiden Mädchen in Fall 135 und 144 zeigen schwere ethische Defekte. C. forderte Knaben, L. Erwachsene zum sexuellen Verkehr auf. Bei beiden Mädchen bestand eine große Neigung zum Lügen. In Fall 140 liegt die Sache insofern etwas anders, als Q. auch auf intellektuellem Gebiete sehr schwach war. Ob in Fall 135 und 144 die sexuelle Erregung nach Ablauf der Pubertät abnehmen wird, läßt sich nicht sicher sagen, ist aber immerhin möglich, wenn auch die ethischen Defekte recht bedeutend sind. Birnbaum sagt, daß sich die sozial oft recht bedenklich geartete „Minderwertigkeit" der Pubertät bei Normalen mit der natürlichen Ausreifung wieder zurückbildet.

Ein erfreulicheres Bild zeigt H. in Fall 141; es besteht allerdings auch ein bedeutender Unterschied zwischen ihm und den bisher besprochenen Jugendlichen. H. hatte sich bis zum Tode seines Vaters gut gehalten; erst dann begannen die Ausschweifungen, allerdings in recht beträchtlichem Umfange. Es ist daher auch erklärlich, daß eine Zwangserziehung ohne Internierung keine dauernde gute Einwirkung ausüben konnte. Erst der Aufenthalt in einer Erziehungsanstalt führte H. wieder einem geordneten Leben zu. Auch in Fall 142 scheint mehr die ungenügende Erziehung und die schlechte Gesellschaft T. auf Abwege gebracht zu haben.

Die Frage, ob Jugendliche später gemeingefährlich werden, ist, wie ich schon sagte, sehr schwer zu beantworten; sie kann eigentlich nur zugleich mit oder nach der Beantwortung der Hauptfrage, wann Jugendliche unter gewissen Umständen kriminell werden, gelöst werden. In absehbarer Zeit wird Mönkemöller uns sicher ein großes Material zur Beantwortung dieser Frage vorlegen können, wenn er Erhebungen darüber angestellt hat, was aus den von ihm untersuchten Fürsorgezöglingen geworden ist. Das eine ist aber sicher daß man bei manchen Bedenken haben muß, sie nach Ablauf der Fürsorgeerziehung aus der Anstaltspflege zu entlassen, z. B. bei X. im Falle 134. Mönkemöller konnte bei 7 unter den von ihm untersuchten Zöglingen die sichere Vermutung aussprechen, daß sie auch nach dem Abschluß der Fürsorgeerziehung nicht den nötigen inneren Halt besitzen würden, um sich eine sichere Existenz zu gründen. „Bei ihnen konnte man jetzt schon den trüben Werdegang so mancher Psychopathen ahnen, die direkt dem sozialen Verfall zutreiben und nach der üblichen Ausnützung der Unterkunftsstätten, die der soziale Parasitismus sich erschließt, der Arbeitshäuser, Zuchthäuser, schließlich der Irrenanstalt zutreiben".

3. Die Geisteskranken.

Wie schon im I. Abschnitt erklärt wurde, genügt zur Gemeingefährlichkeitserklärung eines Geisteskranken der Zustand; eine Straftat wird nicht verlangt. Dieses erschwert natürlich die Beurteilung. Schultze (1912) sagt: „Es wäre bedenklich, wollte man mit der Aufnahme warten, bis ein Unglück geschehen ist . . . . Weder darf eine unmittelbar bevorstehende, gewissermaßen schon hereinbrechende Gefahr gefordert werden, noch auch genügt jede bloß mögliche noch in weiter Ferne liegende Gefahr. Ein tatsächlicher Anhaltspunkt für die Annahme einer Gefährdung muß gegeben sein."

Am einfachsten liegt in der Regel die Entscheidung dann, wenn der Kranke eine Handlung begangen hat, die ihn als gemeingefährlich kennzeichnet, sei es, daß das Gericht sich schon mit ihm beschäftigt hat, sei es, daß die Geisteskrankheit so klar erkennbar war, daß ein gerichtliches Einschreiten von vorn herein unnötig erschien.

Leider sind die Fälle, bei denen derartige Handlungen abgewartet worden sind, nicht selten. Wir wollen im folgenden sehen, ob es nicht möglich ist, die Gemeingefährlichkeit schon aus dem Zustande des Täters allein rechtzeitig zu erkennen.

Am schwierigsten wird dies sein, bei den plötzlich auftretenden Erregungs- und Dämmerzuständen. Der Arzt in Fall 77 hatte recht, als er T. lediglich auf Grund der Verwirrtheitszustände für gemeingefährlich erklärte; wir sehen dieses deutlich am Fall 79; während des ersten und zweiten Dämmerzustandes war N. verhältnismäßig wenig aggressiv, auch der Dämmerzustand in der Klinik März 1906 verlief ohne Gewalttaten. Dezember 1905 und September 1910 war aber N. zweifellos gemeingefährlich. Auch in Fall 78 trat zwar der Dämmerzustand, in dem N. seine Umgebung mit dem Messer bedrohte, plötzlich auf, kurz vorher hatte er aber einen durchgemacht, der ganz harmlos verlaufen war. In Fall 76 waren auch Bewußtseinsstörungen vorausgegangen, so daß man nicht sagen darf, die Tat sei vollkommen überraschend gekommen; man muß aber doch gestehen, daß eine derartig schwere Bluttat kaum erwartet werden konnte. In Fall 87 wurde von den Sachverständigen angenommen, daß der Mord an dem Mädchen im Dämmerzustand begangen worden sei; aber auch hier hatte man schon früher gewußt, daß X. an anfallsweisen Zuständen litt, in denen er fortlief und strafbare Handlungen beging.

Wir müssen jedenfalls aus diesen Krankengeschichten die Lehre ziehen, daß Dämmerzustände eine große Gefahr mit sich bringen, und zwar eine so plötzliche, daß an ein Einschreiten oft nicht mehr gedacht werden kann, wenn man erst das Eintreten der Dämmerzustände abwarten wollte.

Es gibt auch Menschen, die im Dämmerzustande sich stets ganz gleichmäßig verhalten; dahin gehören vor allem die Sittlichkeitsverbrecher, wie T. in Fall 80 und U. in Fall 81. In beiden Fällen wurden die Bewußtseinsstörungen immer durch Alkoholgenuß ausgelöst; wir haben hier also nicht nur das eine Merkmal, daß der Kranke früher schon einmal Bewußtseinsstörungen durchgemacht hat, um auf weitere gefaßt sein zu müssen; es kommt noch als zweites Warnungssignal der Alkoholgenuß hinzu.

Überhaupt sind bei Alkoholikern bekanntlich plötzlich auftretende Erregungszustände nicht selten. In Fall 7 haben wir es mit einem Epileptiker, der dem Trunke ergeben war, zu tun; in einem Delirium griff er seine Frau an und verletzte sie schwer. In Fall 29 handelt es sich um einen jungen, bisher harmlosen Potator, der einen Herrn, welcher seiner Mutter geraten hatte, ihm keinen Alkohol mehr zu geben, plötzlich zu erschießen drohte.

Gute Beispiele für Gewalttaten, die von Alkoholikern plötzlich ausgeführt wurden, finden wir unter den Fällen 82—85 und 88—90. Wenn man hier auch von einer plötzlichen Ausführung des Angriffes sprechen darf, so weiß die Umgebung doch ganz genau, daß der Täter trinkt und daß er in der Trunkenheit zu Gewalttaten neigt; man kann also nicht sagen, daß derartige Angriffe für die Umgebung überraschend kommen. T. in Fall 82 trank schon als Kind und war während seiner Militärzeit als streitsüchtiger Trunkenbold bekannt. C. in Fall 85 war wegen seiner Trunkenheitsdelikte 18 mal in einer Irrenanstalt und wurde 17 mal bestraft. In Fall 89 war T. 6 mal in unserer Klinik, 1898 zum ersten, 1913 zum letzten Male. Überhaupt ist keiner unter den genannten Fällen, in dem nicht die Trunksucht und Neigung zu Gewalttätigkeiten schon viele Jahre bekannt war.

Ich komme nunmehr zu den anderen Erkrankungen, bei denen plötzlich auftretende Erregungszustände vorkommen. Nicht selten sind sie bei Paralytikern, wie in Fall 92 und 93; doch besteht in den seltensten Fällen vorher ein Zweifel über die Diagnose. Aus Fall 94 entnehmen wir, daß ein Reiz von außen einen geistig Minderwertigen in die heftigste Erregung versetzen und zu den schwersten Taten verleiten kann. In Fall 91 haben wir es mit einer Taubstummen zu tun; ihr jähzorniges Wesen war bekannt, so daß die Erregungszustände nicht unerwartet kamen.

Eine der wichtigsten, zugleich aber auch eine der am schwierigsten zu beurteilenden Erkrankungen ist der Verfolgungswahn. Der Grad der Gefährlichkeit richtet sich nach der Art der Verfolgungsideen. Am gefährlichsten sind die Kranken, die nebenher noch Stimmen hören, welche ihnen eine Straftat auftragen; bei ihnen können die Entladungen ganz unvorhergesehen eintreten, so in Fall 1, in dem N. in einem Tobsuchtsanfall auf der Straße aufgegriffen wurde. In Fall 6 wurde dem S. zugerufen: „Schieß drauf los, es ist Mord, es dringt auf Mord."

Häufiger sind die Fälle, in denen die Stimmen keinen Befehl geben, sondern der Kranke sich lediglich gegen seine vermeintlichen Verfolger wehrt. In diesen Fällen werden die Kranken in der Regel zunächst nur die Verfolgungsidee ihren Angehörigen gegenüber äußern, wie E. in Fall 23 vor der ersten Aufnahme und B. in Fall 3, welcher plötzlich um Hilfe rief und fürchtete eine Mörderbande würde ihn umbringen. E. in Fall 57 glaubte sich jahrelang von seinen Vorgesetzten und Bekannten zurückgesetzt, bevor er zu Bedrohungen überging.

Sind die Verfolgungsideen sehr intensiv oder mit Sinnestäuschungen gepaart, wie in Fall 10, so können sie rasch eine Entladung herbeiführen; im genannten Falle wurde N. zugerufen: Wir haben ihn, er kann uns nicht entgehen. Infolgedessen schoß er auf eine vorübergehende Militärpatrouille. In Fall 27 handelt es sich um Geruchs- und vielleicht auch Geschmackshalluzinationen, welche das Ziehen an der Notleine und das Bedrohen des Eisenbahnpersonals mit einem Revolver herbeiführten.

In vielen Fällen werden die Kranken, bevor sie zum Äußersten schreiten, zunächst alles versuchen, um ihre Verfolger los zu werden oder sich vor ihren

Nachstellungen zu sichern. Sehr oft finden wir häufigen Wechsel der Stellung, wie in Fall 59 und 60. Dann versuchen die Kranken durch Beschwerden bei den Behörden sich von ihren Verfolgern zu befreien, wie M. in Fall 49. Glaubt ein Kranker vom Teufel verzaubert zu werden, so wird er, wie M. in Fall 22 und T. in Fall 34, dauernd beten; fürchtet er, daß seine Feinde schon in seiner nächsten Nähe sind, so wird er, wie K. in Fall 37, alles durchsuchen oder sich einschließen, wie F. in Fall 60. Hält er sich von seiner Frau hintergangen, wird er sie oft unerwartet kontrollieren, wie G. in Fall 17. J. in Fall 9 und S. in Fall 13 suchten sich durch Nahrungsverweigerung vor den Angriffen ihrer Verfolger, von den sie vergiftet zu werden fürchteten, zu schützen. Sehr energisch ging Frau N. in Fall 39 vor; sie ließ sich, weil sie glaubte, ihr Mann verfolge sie, einfach von ihm scheiden.

Sehen wir alle Krankengeschichten über die Kranken, welche an Verfolgungsideen leiden, durch, so werden wir keine finden, in der der Kranke plötzlich, ohne vorherige Andeutungen, gedroht hat oder aggressiv geworden ist, ausgenommen die wenigen, die ich zuerst besprochen habe, bei denen der plötzliche Angriff durchaus begründet erscheint. In Fall 35 scheint der Sachverhalt so zu liegen, daß der Kranke vorher Wahnideen geäußert hat, sie ihm aber nicht geglaubt wurden. Auch in Fall 66 zeigten die Angehörigen kein Verständnis für die Krankheitserscheinungen des S. Ähnlich muß wohl Fall 62 zu beurteilen sein; bei J. war schon 1905 die Veränderung seines Wesens aufgefallen, aber 1907 wurde er noch wegen Körperverletzung bestraft.

Können sich die Kranken von ihren Verfolgern auf eine ungefährliche Weise nicht befreien, so kommt es bei einzelnen zum Selbstmordversuch, wie in Fall 21, 32 und 33; die meisten bedrohen ihre Umgebung und manche greifen schließlich zur Waffe. Da die Kranken hierin die letzte Möglichkeit sehen von ihren Feinden loszukommen, gehen sie in der Regel sehr energisch vor; sie drohen mit einem geladenen Revolver, Messer, Beil, einer Heugabel; sie schießen und schlagen ohne jede Rücksicht. Unter den mitgeteilten Krankengeschichten befindet sich nur eine, in der der Kranke, nachdem er zunächst über seine Verfolgungsideen gesprochen hatte vor der Tat nicht auch noch gedroht hatte: Fall 61, in allen anderen Fällen von Verfolgungswahn ging die Drohung der Tat voraus.

Gute Beispiele für die Reihenfolge, welche die Kranken fast stets einhalten, sind Fall 12, 4 und 16. Im ersten äußerte X. zunächst 1897 Verfolgungsideen, 1899 drohte er, zum Fenster hinauszuspringen und einige totzuschlagen; erst 1902, nach einer Remission, griff er seinen Vater an und verletzte ihn. Die gleiche Reihenfolge finden wir bei M. in Fall 4; nur ist alles auf einen ganz kurzen Zeitraum zusammengedrängt: Am 25. VIII. glaubte M. sich verfolgt, am 26. suchte er Schutz im Offizierskasino; 2 Offiziere beruhigten ihn anscheinend für ganz kurze Zeit, aber schon am gleichen Nachmittage kaufte er sich einen Revolver, setzte sich in den Zug und legte den geladenen Revolver auf einen ihm gegenübersitzenden Herrn an. — In Fall 26 war den Angehörigen das Vorhandensein der Verfolgungsideen schon seit 1896 bekannt; seit Ende 1896 wußten sie, daß er einen Revolver hatte. Herbst 1897 hielt er in der Eisenbahn dem Schaffner, der nach der Fahrkarte verlangte, den Revolver entgegen. Zur Tat kam es in den beiden zuletzt genannten Fällen glücklicher Weise nicht.

Zu dieser Krankheitsgruppe gehören auch die Alkoholisten mit Eifersuchtsideen; bevor sie aggressiv werden, äußern sie zunächst ihre Wahnideen und drohen der Umgebung, wie O. in Fall 50, dessen Frau schon vor 1901 vor den Drohungen ihres Mannes flüchtete, aber erst 1902 von ihm verletzt wurde; in Fall 69 bestanden schon seit der Eheschließung Eifersuchtsideen und mehrfach hatte T. seine Frau bedroht, bevor er aggressiv wurde.

Wenn ich auch die Alkoholisten mit Eifersuchtsideen zu den vorher besprochenen Kranken mit Verfolgungsideen gerechnet habe, weil auch hier die Tat gewöhnlich erst langsam vorbereitet wird, so darf man doch das eine nicht vergessen, daß Eifersüchtige bei ihren Angriffen gewöhnlich nicht mit einer solchen rücksichtslosen Energie vorgehen, wie Verfolgte, es sei denn im Rausche. Das erkennen wir auch deutlich an der Art der Waffe, welche die Eifersüchtigen benutzen; sie drohen zwar mit Totschlag, wie X. in Fall 44, O. in Fall 50, L. in Fall 53 und T. in Fall 69; wenn es aber zu Tätlichkeiten kommt, so benutzen sie in der Regel nur die Hand oder einen Gegenstand, der gerade vorhanden ist, so O. eine Kanne und T. eine Tasse. Gefährliche Waffen werden nicht verwendet. Natürlich soll damit nicht gesagt sein, daß die rohe Handlungsweise der eifersüchtigen Alkoholisten nicht die schlimmsten Folgen nach sich ziehen könne. Es sei auch darauf hingewiesen, daß die Alkoholisten im Rausch, über die S. 98 berichtet wurde, oft zu sehr gefährlichen Waffen greifen.

Fall 49 kann hier nicht herangezogen werden, da neben Eifersuchts- auch Verfolgungsideen bestehen; wir finden in ihm die Ansicht bestätigt, daß Kranke mit Verfolgungsideen gefährlicher sind als solche mit Eifersuchtsideen; M. hatte zum Schutze gegen seine Verfolger ein Beil mit in seine Wohnung genommen, seine Frau aber nicht mit diesem geschlagen, sondern gewürgt, weil sie es mit anderen Männern halte und ihn verraten wolle.

Sehr schwer ist Fall 18 zu beurteilen. Schon etwa 1904 glaubte B., die Leute wollten ihm nicht wohl, äußerte im übrigen keine ausgesprochenen Verfolgungsideen. Die Maßnahmen, die er gegen seine Feinde ergriff, bestanden in erster Linie in Beleidigungen; er suchte also nicht seine Feinde von sich abzuwehren, sondern wollte sie nur kränken; es hat den Anschein, als ob die Verfolgungsideen noch nicht eine derartige Gewalt über B. gewonnen hätten, daß sie eine kräftigere Entladung gefordert hätten. Nur ein Zeuge gab an, B. habe einmal gedroht, eine Kugel für Frau S. sei schon geladen, nachher kämen noch andere daran. Da die Tat auf eine Reizung des Gegners hin erfolgte und die Wahnideen sich nur auf ganz bestimmte Personen bezogen, wollen wir im folgenden Kapitel noch einmal auf diesen Fall zurückkommen.

Von großem Interesse ist auch Fall 19. Mir scheint, daß man der Erkrankung des C. zwei Momente zugrunde legen muß: erstens den außerordentlichen Haß gegen die Juden und zweitens das Unglück in der Familie des C.; diese beiden Faktoren hat C. zusammengearbeitet, und es hat sich bei ihm die Überzeugung festgesetzt, daß die Juden an dem Unglück seiner Familie schuld seien, daß er von den Juden verfolgt werde. Die Folge davon ist, daß er die Juden bekämpft. Er wendet sich an einflußreiche Antisemiten und beschwert sich bei den Behörden; er beschimpft öffentlich die Juden und solche Leute, von denen er glaubt, daß sie Juden seien. Diese Art der Taktik hat ihm aber keinen Erfolg gebracht, im Gegenteil Mißerfolg; denn er wurde nicht zum medizinischen Staatsexamen zugelassen. Es ist nicht anzunehmen, daß C., der bis jetzt so energisch vorgegangen ist, die Flinte ins Korn werfen wird, er wird nach weiteren Mitteln suchen, um die Juden zu bekämpfen und sich vor ihnen zu schützen. Ob C. auch vor dem Äußersten nicht zurückschrecken wird, wird davon abhängen, ob die Verfolgungsideen noch mehr ausgebildet, ob sie eine greifbare Gestalt annehmen werden, vielleicht aber auch davon, ob sich ihm bestimmte Menschen in den Weg stellen werden, von denen er die Überzeugung hat, daß sie seine und seiner Familie Existenz vernichten werden.

Mit der Vernichtung einer Existenz haben wir es auch in Fall 42 zu tun. Auch in diesem Falle entwickelten sich die Verfolgungsideen langsam. Die Bekämpfung der Gegner geschah zunächst auf legalem Wege, dann durch öffentliche Beleidigungen, wie im vorigen Falle. Ich glaube, daß S. noch nicht alle Mittel versucht hatte, um sich selbst zum offensiven Vorgehen mit der Waffe in der Hand entschließen zu müssen; die Polizei kam ihm zuvor. Durch seine Verhaftung mußte S. fürchten, die ihm noch möglich erscheinenden Mittel nicht mehr ausnutzen zu können; infolgedessen griff er zum letzten Mittel, welches ihm vielleicht schon immer als solches vorgeschwebt hatte: er erschoß einen seiner Gegner. Ich glaube, daß wir hieraus für den vorhergehenden Fall lernen können, daß es sehr wohl möglich ist, daß C. in Fall 19 auch zur Waffe greifen wird, sollte er merken, daß ihm durch eine Verhaftung oder Internierung in einer Anstalt die Möglichkeit des Weiterkämpfens abgeschnitten werden soll. Würde in Fall 42 S. freie Hand behalten haben, so bin ich der Überzeugung, daß S. — analog der vorher besprochenen Fälle — bevor er angegriffen hätte, gedroht haben würde. Die gleiche Überzeugung möchte ich auch für Fall 19 aussprechen.

Es gibt Fälle, in denen Kranke bedrohlich werden, nicht um sich vor ihren Verfolgern zu schützen, sondern aus anderen Motiven, z. B. um einen bestimmten Zweck zu erreichen, wie B. in Fall 31, welcher die Tochter seines Prinzipals, und X. in Fall 51, welcher eine reiche Witwe seines Heimatortes heiraten wollte; in diesen Fällen ist eine drohende Gefahr natürlich lange vorauszusehen. — In Fall 55 handelt es sich um einen reizbaren, empfindlichen Menschen, der sich durch die Einführung von Kontrollmarken gekränkt und durch die wegen Widersetzlichkeit erfolgte Kündigung benachteiligt fühlte. Wenn er sich auch schon früher zu Tätlichkeiten hatte hinreißen lassen, so müssen wir doch sagen, daß man, soweit wir den Fall beurteilen können, wohl kaum voraussehen konnte, daß es zu einer schweren Tat kommen würde. Allerdings wissen wir nicht, was er zu Hause erzählt hat und ob die Frau nicht doch aus dem reichlichen Alkoholgenuß Schlüsse auf eine bevorstehende Entladung hätte ziehen können.

Auch Fall 41 ist derart in Dunkel gehüllt, daß es nicht möglich ist, mit Wahrscheinlichkeit zu sagen, der Mord hätte vermieden werden können, worauf ich im II. Abschnitte schon hingewiesen habe. Wir finden nur sehr wenig Andeutungen vor der Tat und keine einzige Drohung; dies ist auch erklärlich; denn bei J. handelt es sich nicht um einen ausgesprochenen Verfolgungswahn. J. selbst hat sich nachträglich über das Motiv zur Tat geäußert: er war mit Gott zerfallen und wollte durch eine ungeheuerliche Tat Gott eine besonders große Kränkung zufügen; außerdem glaubte J. durch die Ermordung des Vaters, diesen weiterer Sorgen zu entheben und zu erlösen. Es ist klar, daß der Mensch, welcher aus solchen Motiven handelt, mit seinen Äußerungen über sein Vorhaben sehr zurückhaltend sein wird. Glücklicherweise begegnen uns diese Motive nur äußerst selten; sie erinnern an die des Hauptlehrers Wagner, der Anfang

September 1913 seine Familie umbrachte, worüber Gaupp und Wollenberg ausführlich berichtet haben; allerdings erinnert das Primäre bei Wagner — die Wahnidee, daß alle Leute ihm nachsagten, er habe Sodomie begangen — eher an Fall 9.

Verhältnismäßig häufig begehen Deprimierte einen Mord; zunächst denken sie an ihren eigenen Tod; dann aber fallen ihnen ihre Angehörigen ein; vor allem denkt die Mutter an ihre kleinen Kinder, die nach ihrer Ansicht ohne sie nicht leben können. Sie entschließt sich daher, sie mit in den Tod zu nehmen. Dannemann (1905) hat recht, wenn er schreibt, die Melancholiker seien deswegen so gefährlich, weil sie ihre Taten vorher so genau überlegen. Andererseits muß man sagen, daß, wie auch Fall 70—74 lehrt, die Idee, sich und andere umzubringen nicht gleich zu Beginn der Erkrankung auftritt; wie bei den meisten Paranoikern haben wir auch hier ein Vorstadium, welches uns auf die bevorstehende Gefahr aufmerksam macht. Wir können auch mit einer gewissen Wahrscheinlichkeit beurteilen, ob und wen der Kranke, wenn er Selbstmordneigung zeigen sollte, voraussichtlich mit in den Tod zu nehmen beabsichtigen würde. Unter unsern 5 Fällen handelt es sich um 4 Mütter, welche sich und ihre Kinder töten wollten, und um einen Mann, der die ganze Familie umbringen wollte, um sie vor Unglück zu schützen.

Daß auch Manische aggressiv werden können, ist selbstverständlich. Aber auch hier gehen in der Regel Vorboten voraus, wie in Fall 86.

Recht gefährlich können Schwachsinnige durch unüberlegte Handlungen werden. Es ist durchaus falsch, sie stets für harmlos zu halten, mag es sich nun um Paralytiker, Senildemente, angeborene Schwachsinnige oder andere handeln. Besonders häufig haben wir es mit Brandstiftung zu tun, wie in Fall 96—98. Auch Fall 36 dürfte vielleicht hierhin gehören, obwohl es sich hier nicht lediglich um eine Unvorsichtigkeit, sondern um absichtliche Brandstiftung handelte; das Motiv — die Freude am Feuer — ist aber so schwachsinnig, daß man den Fall hier erwähnen kann, womit nicht ausgeschlossen sein soll, daß man es mit einer hysterischen Zwangshandlung zu tun hat. In Fall 97 scheint Heimweh zur Tat getrieben zu haben. Daß schon geringe äußere Reize bei Schwachsinnigen gemeingefährliche Handlungen auslösen können, wie in Fall 100 und 101, soll im nächsten Kapitel besprochen werden.

Ob man gegen Schwachsinnige vor Begehung einer Straftat einschreiten kann oder nicht, wird von dem Grade des Schwachsinns und dem Charakter des Kranken abhängen, bei K. in Fall 102 lag sicher kein Grund vor, vor dem ersten Delikte irgendwelche Maßnahmen zu ergreifen, ebensowenig in Fall 100 und 103.

Wir sind hier auf dem Grenzgebiet angelangt. Die Schwachsinnigen leichten und mittleren Grades und die große Zahl der geistig Minderwertigen können nicht nur nach ihrem Geisteszustande beurteilt werden; es muß auch, wie bei Verbrechern, die Gesinnung berücksichtigt werden. In vielen Fällen wird man sich sagen müssen, der Krankheitszustand und die Gesinnung des Individuums allein rechtfertigen ein Eingreifen nicht. Die Möglichkeit, daß das Individuum keine Straftat begehen wird, ist so groß, daß es eine zu große Härte wäre, vorher gegen dasselbe vorzugehen.

Die geistig Minderwertigen sind bei den gesunden Verbrechern mitbesprochen worden; sehen wir die Krankengeschichten durch, so finden wir, daß sie zahlreich vertreten sind. Van Hamel (1905) und Weber haben schon darauf hingewiesen, daß gerade unter den Gemeingefährlichen eine große Zahl Minderwertiger sind. Birnbaum sowie Wilmanns (1911) betonen den engen Zusammenhang zwischen Degeneration und Kriminalität.

3. Kapitel.

Die Beeinflußbarkeit der Gemeingefährlichkeit und das Auftreten partieller Gemeingefährlichkeit.

1. Reize, welche die Gemeingefährlichkeit herbeiführen oder erhöhen.

Dannemann hat schon darauf hingewiesen (1905), daß viele Geisteskranke nur dadurch gefährlich werden, daß sie von ihrer Umgebung gereizt werden. Ich habe im vorigen Kapitel einen Fall berührt, 42; hier sind mindestens drei Momente zu beachten, welche den Kranken zum Erschießen des Gendarmen veranlaßten, zunächst der Prozeß selbst, dann die gegenseitige Aufstachelung der Familienmitglieder und endlich die bevorstehende Verhaftung. Für die gemeinschädlichen Handlungen des S., die öffentlichen Beleidigungen, kamen nur die beiden zuerst genannten Reize in Betracht.

Einer der wichtigsten und häufigsten Reize ist der, welcher von den eigenen Angehörigen ausgeht. In Fall 82 sehen wir deutlich, welchen unheilvollen Einfluß der Vater auf seinen Sohn ausübt; er braucht nicht einmal selbst zu kommen; es genügen schon Briefe, um den Sohn aufzuwiegeln. Schon als Kind wurde T. mit in die Wirtschaft genommen. Später bei einer Verhaftung des T. ergriffen die Angehörigen für ihn Partei, so daß 3 Schutzleute einschreiten mußten. — In Fall 125 scheint die Ehefrau an dem verbrecherischen Leben mit schuld zu sein; in Fall 110 wurde X. durch den Mittäter zur Tat verleitet, er wurde, wie es im Urteil heißt, das Opfer dieses Menschen; C. in Fall 84 scheint durch seine erste Frau sehr ungünstig beeinflußt worden zu sein, während die zweite Frau es fertig gebracht hat, ihn zu einem geordneten Leben zu bringen.

Bei Geisteskranken liegt in der Regel natürlich die Sache nicht so wie bei Verbrechern, daß die Angehörigen die Kranken zu Straftaten anstiften, sondern so, daß die Angehörigen durch eine falsche — vielfach unnachgiebige — Behandlung die Kranken reizen und so die Tat heraufbeschwören. In Fall 29 wurde die Bedrohung dadurch herbeigeführt, daß die Mutter sich weigerte, ihrem Sohne mehr Alkohol zu geben; in Fall 45 scheinen konfessionelle Streitigkeiten zur Erregung des G. beigetragen zu haben.

Ein besonders trauriges Bild bietet Fall 88; ein Zeuge sagte ausdrücklich, die Frau verstehe nicht ihren Mann zu behandeln; andere erklärten, die Frau sei fleißig, aber leicht aufgeregt, sie reize ihren Mann immer wieder; so entstand ein Streit dadurch, daß die Frau sich und ihre Kinder zu Hause einschloß und den Mann, als er heimkehrte, nicht einließ. Bei der letzten Aufnahme erklärte J. seine Frau und Töchter hätten ihn bei seiner am Tage vorher erfolgten Rückkehr aus der Klinik in einer Weise empfangen, die ihn tief verletzt habe; infolgedessen habe er wieder getrunken. J. machte seinem Leben durch Selbstmord ein Ende.

X. in Fall 100 scheint durch das ständige Widersprechen des Vaters erregt geworden zu sein. In Fall 66 hat der Schwiegersohn den Vater gegen seinen Sohn aufgehetzt; in Fall 18 waren es schwere Kränkungen, die B. zum Schlagen veranlaßten, in Fall 46 und 101 das Necken der Kameraden, welches die Wutanfälle hervorrief, in Fall 51 endlich das vielleicht etwas zu rigorose Vorgehen des Vorgesetzten, welches in K. den Gedanken, diesen oder sich zu erschießen, entstehen ließ.

Wie gute Folgen die Vermeidung des Reizes ausüben kann, geht aus Fall 11 hervor; nach Angabe der Bürgermeisterei kann T. nur dadurch daheim gehalten werden, daß seine Frau so nachgiebig ist. Auch G. in Fall 73 scheint sich infolge des guten Einflusses, den ihr Bruder auf sie ausübt, draußen noch halten zu können.

Es ist klar, daß für die Beurteilung des Reizes seine Stärke von großer Bedeutung ist; bei manchen Kranken, besonders bei Paranoikern, genügt oft ein ganz kleiner Reiz, um die Entladung herbeizuführen. Deswegen empfiehlt Dannemann auch (1905), sich Paranoikern gegenüber stets zurückzuziehen, wie es die beiden Herrn in Fall 4, die mit M. zusammen in einem Abteil fuhren, noch gerade rechtzeitig tun konnten, bevor M. auf sie schoß; wir sehen aber aus diesem Fall, daß es sehr schwer sein kann, einen Paranoiker so rechtzeitig zu erkennen, daß man sich noch zurückziehen kann. In Fall 100 handelt es sich nur um ganz geringfügige Ursachen, die X. zu den gefährlichsten Drohungen veranlaßte; in Fall 101 scheinen nur leichte Neckereien den Wutanfällen des C. vorangegangen zu sein.

Natürlich können derartige Reize auch geistesgesunde, vor allem geistig minderwertige Menschen zu einer Straftat veranlassen; als Beispiel führe ich nur Fall 94 an, in dem C. seine Geliebte erstach, weil sie ihm erklärt hatte, sie gehe, auch wenn er es nicht wolle, doch mit einem anderen. In diesem Falle war der auslösende Reiz wohl der Widerspruch. Der Hauptreiz lag aber darin, daß die Eifersuchtsidee des C. begründet war.

Ich komme damit auf eine andere Art des Reizes; bisher wurde nur das mangelnde Verständnis, das aufreizende Widersprechen und ähnliches erwähnt. Viel schlimmer sind die Reize die krankhafte Ideen bestärken oder Ahnungen zur Wahrscheinlichkeit oder gar Wirklichkeit werden lassen. So scheint in Fall 66 S. mit Recht angenommen zu haben, daß sein Vater und Schwager ihn übervorteilen wollten. Auch bei Eifersuchtsideen muß man sich stets fragen, ob nicht doch ein Körnchen Wahrheit an der Sache ist. In Fall 88 ist es zum mindesten wahrscheinlich, daß die Ehefrau des J. den Besuch von fremden Männern empfing; sicher ist, daß dieses dem J. von Nachbaren erzählt wurde. Auch in Fall 53 scheint nach Aussage der Bürgermeisterei die Ehefrau nicht einwandfrei zu leben. Es soll damit natürlich nicht gesagt sein, daß in solchen Fällen die Eifersuchtsideen nicht krankhaft sein können; es soll vielmehr lediglich darauf hingewiesen werden, daß durch tatsächliche Anhaltspunkte, die dem Kranken gegeben werden, der Reiz und somit die Gemeingefährlichkeit erhöht wird.

Von anderen Reizen, die auf die Handlungsweise Geisteskranker ungünstig einwirken können, finden wir in unseren Krankengeschichten noch Not in Fall 67, Aufregungen durch einen Prozeß in dem oben erwähnten Fall 42 und dem dazu gehörenden Fall 52, durch Pensionierung in Fall 10 und 46. Endlich sei auch noch der Reiz erwähnt, den vielfach Schülerinnen auf junge Lehrer ausüben und diese hierdurch zur Vornahme unzüchtiger Handlungen verleitet werden, wie in Fall 133. Dieses sollen nur Beispiele sein, die sich noch erheblich vermehren ließen. Wie ich gleich anfangs gezeigt habe, treffen oft mehrere Reize zusammen. Cramer hat schon darauf hingewiesen (1905) „daß es häufig eine Verkettung von unglücklichen Zufällen ist, daß ein Geisteskranker überhaupt in Konflikt mit dem Strafgesetzbuch kommt".

Zum Schlusse sei noch eines Reizes gedacht, der wichtiger ist als die meisten anderen und der oft erst die Grundlage bildet für die Reizbarkeit des Individuums, ich meine den Alkohol. Bei Trinkern ist es nicht verwunderlich, wenn die Angehörigen, die durch den ständigen Kummer und Ärger selbst in eine gereizte Stimmung versetzt sind, keine Rücksicht nehmen. Natürlich kann es auch vorkommen, daß jemand infolge von unglücklichen häuslichen Verhältnissen ans Trinken kommt, wie vielleicht in Fall 84.

2. Die Gemeingefährlichkeit für eine bestimmte Zeit.

Schwerer noch als die Gesinnung eines Geistesgesunden und den Krankheitszustand eines Geistesgestörten ist die vermutliche Dauer der Gemeingefährlichkeit zu bestimmen. Natürlich gibt es Erkrankungen, die vollständig vorübergehen, wie das manisch-depressive Irresein und die Haftpsychosen; da ist die Frage verhältnismäßig leicht zu lösen.

Bei sog. unheilbar Geisteskranken muß man an zweierlei denken: erstens an einen Irrtum in der Diagnose, zweitens an ein Fortbestehen der Geisteskrankheit bei Aufhören der Gemeingefährlichkeit, worauf Weber schon hingewiesen hat. Er sagt: „Daß bei dieser Prognosestellung auch dem erfahrensten Psychiater Überraschungen passieren, ist bekannt, ganz abgesehen davon, daß man mit ganz unerwarteten Spätheilungen rechnen muß". Ferner: „Es ändert sich natürlich die Eigenschaft der Gemeingefährlichkeit bei einem Kranken auch mit seinem geistigen Zustand".

Für das erste ist Fall 43 ein gutes Beispiel. Da F. schon während seiner ersten Ehe 1893—94 mißtrauisch war, sich während der zweiten Ehe ständig verfolgt glaubte, auch in der Irrenanstalt an seinen Wahnideen festhielt, war es sehr unwahrscheinlich, daß die Erkrankung und Gemeingefährlichkeit in absehbarer Zeit aufhören würde, selbst bei der Annahme, daß er ganz abstinent leben würde.

Auch in Fall 49, bei dem kein Alkoholmißbrauch festgestellt wurde, konnte man nicht annehmen, daß der Kranke sich halten würde; er wurde wegen der eingetretenen Besserung auf dringendes Bitten der Frau entlassen, obwohl die Wahnideen und Sinnestäuschungen noch nicht vollkommen verschwunden waren. Vergleicht man hiermit Fall 25, indem bei der ersten Entlassung die Wahnideen auch abgeblaßt waren, der Kranke sogar selbst glaubte, er habe eine falsche Idee im Kopfe gehabt, so muß man sich doch sagen, daß man bei der Prognosestellung sehr vorsichtig sein muß, sobald man die Überzeugung gewonnen hat, daß die Wahnideen eine endogene Ursache haben. Ähnlich liegt Fall 22, bei dem während des ersten Aufenthaltes in der Klinik angenommen wurde, es handle sich um eine periodische Geistesstörung, da nur eine ängstliche Erregung mit den dabei üblichen Wahnideen festgestellt werden konnte; schon ein halbes Jahr nach der Entlassung mußte M. wieder aufgenommen werden wegen paranoider Ideen und Neigung zu Gewalttätigkeiten. — In Fall 16 möchte ich noch keine sichere günstige Prognose stellen; doch ist es immerhin beachtenswert, daß der Kranke sich ein ganzes Jahr gut gehalten hat und einen gesunden Eindruck macht.

Nicht so selten kommt es vor, daß die Geistesstörung bleibt, die Gemeingefährlichkeit aus irgendwelchen Gründen, z. B. dem Hinzukommen einer körperlichen Erkrankung, wie in Fall 12, 22 und 50, aufhört. Bei paranoiden Erkrankungen kann auch eine fortschreitende Verblödung die Gemeingefährlichkeit zum Schwinden bringen, wie in Fall 31 und 51.

Wenn aus rein endogenen Gründen der Kranke ruhiger wird, so besteht natürlich stets die Gefahr, daß die Gemeingefährlichkeit nur ruht oder, wie Dannemann (1905) sich ausdrückt, latent ist. In dieser Beziehung ist Fall 4 interessant; von August 1902 bis August 1904 war jeder Entlassungsversuch fehlgeschlagen; seitdem hat sich der Kranke verhältnismäßig gut gehalten, soweit uns bekannt bis 1910. Auch in Fall 3, in dem der Kranke anfangs stark halluzinierte und mit Mord drohte, hält die Besserung bereits acht Jahre an; während dieser Zeit scheinen keine Anzeichen von Gemeingefährlichkeit bemerkt worden zu sein.

In einigen Fällen hängt die Gemeingefährlichkeit mit einzelnen Phasen der sexuellen Entwicklung und Fortpflanzung, sowie mit den einzelnen Altersstufen zusammen, worauf auch Cramer (1905) hinweist. Dahin gehört Fall 145, bei dem sicher die Pubertät eine Rolle spielt; wenn E. auch jetzt noch nicht den besten Leumund genießt, so hat sie sich doch keine Straftat mehr zu Schulden kommen lassen. Daß ein Verbrechen nicht so selten ein Äquivalent für die sexuelle Befriedigung ist, ist ja bekannt; Groß hat erst kürzlich wieder darauf hingewiesen. Häufiger finden wir Sittlichkeitsdelikte, wie in Fall 103, wo T. nur zur Pubertätszeit sich gegen den § 176³ St.G.B. verging. Ob man bei J. in Fall 130, der nun schon 3 mal wegen Notzucht und Notzuchtsversuch bestraft worden ist, eine günstige Prognose stellen darf, ist fraglich, aber durchaus nicht ganz von der Hand zu weisen, da alle drei Straftaten noch in die Pubertätszeit fallen.

Diese Frage ist ja auch bei Beurteilung der Jugendlichen von besonderer Wichtigkeit; ich habe schon bei Besprechung der Jugendlichen darauf hingewiesen, daß man in Fall 135 und 144, bei denen es sich um zwei ethisch tiefstehende Mädchen handelt, die sich Knaben bzw. Erwachsenen zum Geschlechtsverkehr angeboten hatten, mit der Möglichkeit einer Besserung rechnen muß.

Bei Frauen spielt, wie wir wissen, die Schwangerschafts-, Geburts- und Laktationsperiode, ferner die Menstruation eine so große Rolle, daß ein Schützen vor gemeingefährlichen Handlungen gerade für diese Zeit oft vollkommen ausreichen würde. Ich verweise nur auf Fall 112, wo eine Frau zweimal ihre unehelichen Kinder kurz nach der Geburt tötete. Jetzt wird ihr das beste Leumundszeugnis ausgestellt.

Sehr schwierig ist die Frage zu beurteilen, wie lange Alkoholiker gemeingefährlich sind. Solange sie interniert sind, kann natürlich von einer Gemeingefährlichkeit nicht die Rede sein. Der erste Tag in der Freiheit kann sie wieder bringen. In Fall 89 wurde es mit T. immer wieder draußen versucht und immer wurde er gemeingefährlich. Wir wissen zwar, daß Trinker so leicht rückfällig werden, andererseits gibt es aber auch solche, die sich halten, z. B. X. in Fall 44, der eine schwere Alkoholhalluzinose durchmachte und etwa ein Jahr in einer

Irrenanstalt war; er ist jetzt wieder in seinem Berufe tätig. Auch L. von Fall 46 gehört hierher; er war derat dem Trunke ergeben, daß er pensioniert werden mußte, jetzt führt er ein ganz geregeltes Leben. In Fall 47 hat sich Q. jetzt über 5, in Fall 48 L. über 8 Jahre gut gehalten. Eine Seltenheit stellt Fall 85 dar: C. war von 1889 bis 1908 18 mal in Irrenanstalten und 17 mal bestraft, trotzdem gelang es ihm, wohl mit Hilfe seiner Frau, eine geordnete Lebensführung zu beginnen. V. Hentig sagt in seiner Arbeit über Strafrecht und Auslese, daß auch seine Untersuchungen zu dem Ergebnis geführt haben, daß eine soziale restitutio möglich ist.

3. Die Gemeingefährlichkeit gegen bestimmte Personen und an bestimmten Orten.

Unter der Handlungsweise der Geisteskranken leidet natürlich in erster Linie die allernächste Umgebung, da sie am meisten mit ihnen zusammen ist; sie wird bedroht und mißhandelt, sie wird vernachlässigt, die eigenen Möbel werden zerstört, vor den eigenen Kindern die gemeinsten Reden gehalten. Bringt man die Kranken in eine andere Umgebung, so dauert es gewöhnlich nicht lange, bis auch sie unter ihnen zu leiden hat; so richtete sich N.'s Haß in Fall 7 zunächst gegen seine Frau, nach der Aufnahme in die Klinik auch gegen die Ärzte. X. in Fall 25 schoß zunächst auf seinem eigenen Gelände, später auf der Straße. C.'s Wahn in Fall 26 bezog sich in der ersten Zeit nur auf die Haushälterin, später auch auf andere, z. B. den Eisenbahnschaffner, der seine Fahrkarte verlangte.

Es gibt aber auch Fälle, in denen sich ein Kranker nur einer oder mehreren bestimmten Personen gegenüber feindlich verhält, ein Punkt, der für die Frage der Behandlung außerordentlich wichtig ist. Nicht selten finden wir, daß nur der eigene Ehegatte bedroht wird, vor allem beim Eifersuchtswahn, so in Fall 44, 45 und 53; in diesen Fällen war der Wahn ganz scharf abgegrenzt und richtete sich nicht auch gegen etwaige Nebenbuhler, da die Kranken keinen Verdacht auf eine bestimmte Person hatten. In Fall 33 dagegen wollte Frau W. nicht nur ihren Mann, sondern auch die Frau umbringen, von der sie glaubte, daß sie mit ihrem Manne verkehre.

Sind Kinder im Hause so werden sie in der Regel nicht verschont; bekanntlich neigen besonders Alkoholisten dazu, ihre eigenen Kinder zu mißhandeln, z. B. in Fall 69 und 89; aber auch bei anderen Kranken, wie bei Frau N. in Fall 54 und bei der taubstummen Frau in Fall 91, kommt dies vor. Leider lassen sich auch Geistesgesunde zu solch rohen Handlungen nicht selten hinreißen; Max Jungnickel hat Anfang dieses Jahres im Berliner Tageblatt mitgeteilt, daß er nur durch Zeitungsausschnitte festgestellt habe, daß vom 1. Januar 1913 bis zum 1. Januar 1914 in Deutschland 10 546 Kinder mißhandelt worden seien; brennende Lampen, Schürhaken, Hämmer, Stiefel, Kochtöpfe, Stricknadeln, Scheren, Lederriemen, Beile dienten dazu, die armen Kinder zu bearbeiten. Ich glaube, wir ahnen gar nicht, wie gemeingefährlich die Menschen sind, welche Kinder in so scheußlicher Weise martern können.

Ganz andere Motive liegen natürlich den Handlungen der melancholischen Mütter zugrunde; sie wollen ihre Kinder vor Unglück schützen, wenn sie sie mit in den Tod nehmen wollen. Ein ähnliches Motiv finden wir bei dem Vatermörder J. in Fall 41.

S. in Fall 66 wandte sich nur gegen seinen Vater und Schwager, weil er glaubte, von ihnen benachteiligt zu sein, X. in Fall 100 nur gegen seine Eltern, was in dem Bericht der Bürgermeisterei ausdrücklich betont worden war. Außerhalb des elterlichen Hauses scheint er sich später gut gehalten zu haben; gegen die Eltern ist er jetzt noch „ungezogen" wie uns die Bürgermeisterei mitteilte.

Außerhalb stehende Personen kommen ziemlich selten für sich allein als Angriffsobjekt in Betracht. T. in Fall 2 glaubte sich von einem bestimmten Mädchen und dessen Vater verfolgt; B. in Fall 31 hatte es auf die Tochter seines Prinzipals und im Anschluß daran auf diesen selbst, X. in Fall 51 auf eine reiche Witwe abgesehen. Die Geschwister in Fall 42 und 52 wehrten sich gegen die ihrer Ansicht nach ungerechten Eingriffe von seiten der Polizei. E. in Fall 55 fühlte sich von seinem Fabrikdirektor, J. in Fall 65 vom Strafanstaltsdirektor verfolgt. Der Arzt in Fall 18 glaubte, daß die Leute seines Ortes ihm übel wollten; in seinem jetzigen Wirkungskreise scheint er auskommen zu können. Der Lehrer in Fall 133 verging sich nur an seinen Schülerinnen. Auch die Tötung der Geliebten aus Fall 94 gehört hierher.

Zusammenfassung.

Es erscheint angebracht, einen Unterschied zu machen, zwischen Individuen, die gemeingefährlich im engeren Sinne, gemeinschädlich und gemeinstörend sind. Es ist oft nicht möglich, von einem Einschreiten gegen die Gemeinschädlichen und -lästigen abzusehen. Auch selbstgefährliche Kranke sollten beschützt werden.

Ob ein Mensch zu einer dieser oben genannten Gruppen gehört und zu welcher er zu rechnen sein wird, hängt nicht nur von der Handlung als solchen, sondern auch von der Art und Häufigkeit der Ausführung ab.

Ferner sind zu berücksichtigen: Die Gesinnung des Täters bei Geistesgesunden und der krankhafte Zustand bei Geistesgestörten.

In vielen Fällen ist es nicht schwer, die Gesinnung zu erkennen; doch handelt es sich in der Regel um Verbrecher, die schon Straftaten begangen haben. Je weniger ein Mensch von der Polizei, den Richtern, den Strafanstaltsbeamten beobachtet worden ist, desto schwerer ist es, seine Gesinnung festzustellen; insofern wird ein erstmalig Bestrafter am schwersten zu beurteilen sein. Um die Gesinnung erkennen zu können, ist es gleichgültig, aus welchem Grunde jemand bestraft wurde; auf die Gleichheit oder Ähnlichkeit der Delikte kommt es nicht an. Natürlich werden die vorhergehenden Straftaten selbst zur Beurteilung der Gesinnung auch herangezogen werden; oft kann man sich schon aus kleinen Vergehen in Verbindung mit dem Vorleben ein Bild machen, das vollkommen genügt. Dabei ist es gleichgültig, ob vorher Bestrafung erfolgte oder nicht. Da es sich um Zukunftsschlüsse handelt, werden Irrtümer nie auszuschließen sein.

Die Beurteilung der Gesinnung Jugendlicher macht besondere Schwierigkeiten, selbst wenn sie in Erziehungsanstalten untergebracht sind, da sie leicht beeinflußbar sind und die Einwirkung der Pubertät nicht zu unterschätzen ist. Es gibt aber auch Jugendliche, von denen man mit einer an Sicherheit grenzenden Wahrscheinlichkeit sagen kann, daß sie gemeingefährlich werden.

Unter den Geisteskranken gibt es einige, welche plötzlich gemeingefährliche Handlungen begehen, ohne daß irgendwelche Äußerungen oder Handlungen vorher darauf hindeuten. Diese Fälle sind sehr selten. In anderen Fällen wissen wir, daß möglicherweise von dem Kranken gemeingefährliche Handlungen plötzlich zu erwarten sind, weil Dämmerzustände, Anfälle, leichte Erregungszustände usw. vorausgegangen sind. Oft kann der Genuß alkoholischer Getränke als Warnungszeichen dienen.

In den meisten Fällen wird eine gemeingefährliche Handlung durch andere Krankheitssymptome, die leicht erkennbar sind, vorbereitet. Solche Symptome sind: Äußerungen von Sinnestäuschungen, Verfolgungs-, depressiven und Eifersuchtsideen. Ferner Handlungen, die darauf hinweisen, daß der Kranke sich den Einwirkungen seiner Verfolger entziehen oder vor einem bevorstehenden Unglück auf ungefährliche Weise schützen möchte.

Bei Schwachsinn leichten und mittleren Grades und bei geistiger Minderwertigkeit wird die Prüfung des Krankheitszustandes die Prüfung der Gesinnung mitumfassen. Während man bei Verbrechern vielfach nach einer Tat die Gesinnung noch nicht zur Genüge beurteilen kann, während man andererseits bei Geisteskranken oft schon vor einer Tat Gemeingefährlichkeit voraussehen kann, wird man bei den Grenzzuständen häufig den Mittelweg einschlagen und die Begehung einer strafbaren Handlung abwarten müssen.

Außer den bisher besprochenen Hauptpunkten sind folgende noch zu beachten: Viele gemeingefährliche Handlungen werden nur durch einen Reiz von außen hervorgerufen; dieser Reiz kann groß oder klein sein; er kann von den eigenen Angehörigen oder von Fremden ausgehen, oder auch in der ganzen Konstellation der Umstände liegen. Einen besonders gefährlichen Reiz übt der Alkohol aus.

Die Dauer der Gemeingefährlichkeit ist in manchen Fällen leicht, oft aber sehr schwer zu bestimmen. Die Gemeingefährlichkeit kann aufhören infolge von Genesung oder Besserung, durch Änderung der Krankheitserscheinungen, durch Hinzutreten anderer Momente, z. B. körperlicher Erkrankungen, welche die Gemeingefährlichkeit nicht zum Ausbruch kommen lassen, durch Fortfall von Reizen, durch Änderungen auf sexuellem Gebiete, wie Pubertät, Menstruation etc. Dementsprechend gibt es auch Menschen, die nur zeitweise gemeingefährlich sind. Nie darf man behaupten, selbst nicht, wenn die Geisteskrankheit für unheilbar gehalten wird oder eine Änderung in der Gesinnung des Täters nicht mehr zu erhoffen ist, daß die Gemeingefährlichkeit dauernd bestehen bleiben wird.

In erster Linie leidet die nächste Umgebung unter der Gemeingefährlichkeit eines Menschen. In vielen Fällen aber sind die Angehörigen nur deswegen am meisten gefährdet, weil sie mit dem Kranken am häufigsten in Berührung kommen. Eine andere Umgebung würde genau so gefährdet sein. In manchen Fällen richten sich die Bedrohungen und Angriffe ausschließlich gegen bestimmte Personen, den Ehegatten, die Kinder, die Vorgesetzten, die Polizei, die Schulkinder (Sexualdelikte bei Lehrern).

Die Behandlung und Bekämpfung der Gemeingefährlichkeit.

Allgemeines.

Auf Grund der Ausführung des voraufgegangenen Abschnittes können wir an die Frage der Behandlung der gemeingefährlichen, gemeinschädlichen und gemeinlästigen Individuen herantreten.

Wir wollen uns von vornherein darüber klar sein, daß es nicht für eine Gruppe nur eine Behandlungsart gibt, etwa für die gemeingefährlichen nur die Internierung. Das würde zu einer schweren Schädigung der persönlichen Freiheit führen in Fällen, wo es durchaus nicht immer nötig ist. Andrerseits kann, wenn der Schutz der Allgemeinheit oder auch bestimmter Personen es gebieterisch fordert, auch die Internierung gemeinschädlicher oder -lästiger Personen in Frage kommen.

Wir müssen versuchen, immer neue Mittel ausfindig zu machen, um die Gemeingefährlichkeit zu bekämpfen, ohne den einzelnen zu sehr zu schädigen. Thomsen tritt schon seit einigen Jahren dafür ein, daß man statt zu strafen, lieber die Reize, die das Verbrechen hervorrufen, soweit es möglich ist, beseitigen soll; er wünscht kein „Strafrecht" mehr, sondern ein „Verbrechensbekämpfungsrecht".

Die Behandlung der Gemeingefährlichen muß sich nach ihrer Art richten, worauf Aschaffenburg (1908), Dannemann (1905), Delbrück und Moravcsik unter Mitteilung treffender Beispiele hingewiesen haben. Van Hamel sagte (1906) auf einer Versammlung der I. K. V.: „. . . wenn man einem Arzt eine Anstaltskarte wie eine Speisekarte vorlegt und sagt: Sie können jetzt wählen — dann wird der gute Psychiater schon wissen, welche er dem Richter vorschlagen will". So steht es auch mit der ganzen Behandlungsweise.

Zu berücksichtigen bleibt ferner, daß gerade die Gemeingefährlichen oft recht brauchbare Arbeiter sind, worauf besonders Rothamel aufmerksam gemacht hat und was auch aus unseren Krankengeschichten zur Genüge hervorgeht; ich erinnere nur an die vorzüglichen Arbeiter B. in Fall 123, und T. in Fall 89, denen wir noch viele hinzufügen könnten.

Wie groß die Zahl der Gemeingefährlichen ist, läßt sich auch nicht annähernd bestimmen; die meisten Autoren, die darüber berichten, meinen entweder die Geisteskranken, welche einer länger dauernden Internierung bedürfen, wie Aschaffenburg (1912), Heilbronner, Hübner und Weber, oder die, welche mit dem Strafgesetze in Konflikt gekommen sind, wie **Kullmann**, **Kundt** und **Rüdin** oder endlich die Gemeingefährlichen unter den rückfälligen Verbrechern, wie **Clement** und **Finklenburg**. **Aschaffenburg** (1912) gibt darüber eine gute Übersicht. Wenn er, **Cramer** (1905) und **Weber** vor einer Überschätzung der Zahl der gemeingefährlichen Geisteskranken warnen, so meinen sie auch nur die internierungsbedürftigen.

Wie im vorigen, so habe ich auch in diesem Abschnitte nicht von vornherein zwei große Kapitel, das eine für geistesgesunde, das andere für geisteskranke Gemeingefährliche getrennt, da vieles für beide gemeinsam behandelt werden kann. **Van Hamel** erklärte auf der oben erwähnten Versammlung: „Eigentlich müssen wir nur fragen: Was soll mit dem Manne geschehen? Ob er zurechnungsfähig heißt oder nicht, das ist mir ganz gleichgültig."

1. Kapitel.

Die Internierung.

1. Allgemeines.

Liegen schwere Straftaten vor und ist auf Grund der Prüfung der Gesinnung zu erwarten, daß der Täter neue Delikte begeht, oder muß man bei einem Geisteskranken annehmen, daß er schwere Delikte begehen wird, handelt es sich also um Verbrecher oder Geisteskranke, die gemeingefährlich im engern Sinne sind, so wird in der Regel eine Internierung am Platze sein. Über die Ausnahmen werden die folgende Kapitel Aufschluß geben.

Bei gemeinschädlichen und -lästigen Personen wird man oft mit anderen Mitteln auskommen, aber nicht immer. So halte ich es bei J. in Fall 116 für das Beste, wenn er interniert wird; wenn, wie bei ihm, zwischen der ersten und zweiten Zuchthausstrafe nur $\frac{1}{2}$ Jahr liegt, zwischen der zweiten und dritten $\frac{3}{4}$ Jahr und zwischen der dritten und vierten 3 Jahre, mit anderen Worten, wenn J. von 1889—1910 17 Jahre im Zuchthaus saß und nur 4 Jahre in der Freiheit war, so wäre es besser gewesen, ihn gar nicht herauszulassen; auf diese Weise hätte man der Allgemeinheit genützt und ihm nicht allzu sehr geschadet. Auch K. in Fall 120, N. in Fall 121 und X. in Fall 122 gehören hierher. Im dritten Falle handelt es sich zwar nicht um so schwere Eigentumsdelikte; sie sind aber so zahlreich daß eine Internierung am Platze ist, zumal die Versuche, X. bei seinem Bruder unterzubringen, stets fehlgeschlagen sind. Zwischen dem zweiten und dritten Notzuchtsattentate des J. in Fall 130 lagen nur einige Monate; **Aschaffenburg** (1906) erwähnt einen gleichen Verbrecher, bei dem zwischen zwei Delikten nur einige Wochen lagen.

Bei leichten Sittlichkeitsdelikten, die immer wiederholt werden, wie in Fall 132 wird man zunächst alles andere versuchen, bevor man zur Internierung schreitet, selbst auf die Gefahr hin, daß zu der großen Zahl der begangenen Straftaten noch einige hinzukommen. Zum Schlusse wird aber nichts anderes als die Internierung übrig bleiben.

Ebenso wird auch eine große Zahl anderer gemeinschädlicher und -lästiger Individuen zu behandeln sein. In vielen Fällen wird man sich auch fragen müssen, ob nicht hinter einer Gemeinschädlichkeit oder -lästigkeit, wie in Fall 31 und 104, eine Gemeingefährlichkeit im engeren Sinne steckt und deswegen die Internierung geboten erscheint.

Leider haben wir bis jetzt nur die Möglichkeit, Geisteskranke auf unbestimmte Zeit zu internieren. Die gemeingefährlichen Verbrecher müssen wir laufen lassen, wenn sie ihre Strafe verbüßt haben; die gemeingefährlichen geistig Minderwertigen kommen noch eher in die Freiheit zurück. Einfach haarsträubend in dieser Beziehung ist Fall 119: T. wurde nach mehreren Vorstrafen am 8. V. 99 zu 11 Jahren Zuchthaus verurteilt; im Januar 1902 bekam er eine Haftpsychose; er wurde auf Grund eines psychiatrischen Gutachtens aus dem Strafvollzuge entlassen, von der Klinik aus der Polizei übergeben zwecks Überführung in die zuständige Irrenanstalt; da diese anscheinend mit der Anstalt noch nicht verhandelt hatte, ließ sie T. kurze Zeit ohne Bewachung zu Hause, so daß es ihm möglich war, sich zu entfernen. Als er nach einigen Monaten zurückkam, war er geistig gesund, konnte also nicht mehr in einer Irrenanstalt untergebracht werden.

Auch in Fall 122 steht man vor einem unheilvollen Kreislaufe: Ist X. draußen, begeht er sofort Eigentumsdelikte, wird er bestraft und kommt in die Strafanstalt, so wird er geisteskrank, wird er der Irrenanstalt überwiesen, so wird er wieder gesund und infolgedessen entweder entlassen, so daß er wieder neue Delikte begehen kann, oder in den Strafvollzug zurückgeschickt, wo er dann von neuem erkrankt.

Für solche Menschen gibt es nur eben eine Unterbringungsart: Zwischenanstalten; das wesentliche ist, daß sie auf unbestimmte Zeit interniert und individuell behandelt werden. Dannemann (1905), v. Hessert, v. Liszt (1904), Pelman (1906), Staiger und andere haben schon auf diese Behandlungsweise hingewiesen. Kielhorn verlangt eine langdauernde, erzieherische Internierung. Nur Verwahrung ohne Bestrafung wünschen Bleuler und Schultze. Leider hat der V.E. in §§ 63 und 65 nur eigene Anstalten für die Strafverbüßung vorgesehen, während die nachfolgende Verwahrung in den Irrenanstalten stattfinden soll, wogegen sich die Psychiater natürlich mit Recht gewehrt haben. Es gibt auch Autoren, die gegen die Einführung von Zwischenanstalten sind z. B. Hoegel unter den Juristen, weil man sich noch kein Bild von einer Sicherungsanstalt zu machen vermag, und Wilmanns (1914) unter den Psychiatern, weil er lieber eine Reform aller Strafanstalten herbeiführen möchte und die Beurteilung der verminderten Zurechnungsfähigkeit in der Praxis Schwierigkeiten bereiten würde. Mit Recht wiesen aber im Anschluß an Aschaffenburgs Referat, Bonhoeffer, Hoche, Kraepelin und Moeli auf der diesjährigen Versammlung des deutschen Vereins für Psychiatrie darauf hin, daß die Anerkennung der Schwierigkeiten nicht dazu Anlaß geben könne, an der Notwendigkeit der Anerkennung der verminderten Zurechnungsfähigkeit zu zweifeln.

Bekanntlich bringt der V.E. auch für die Verbrecher in § 89 eine Art Sicherungshaft, die in einer Verlängerung der Strafe besteht; er legt aber viel zu viel Wert auf vorhergegangene Strafen und richtet sich in erster Linie gegen gewerbs- und gewohnheitsmäßige Verbrecher, was durchaus nicht gleichbedeutend ist mit gemeingefährlichen Verbrechern. Die Strafverbüßung soll in Strafanstalten, die ausschließlich für diesen Zweck bestimmt sind, geschehen. Mittermaier (1910 und 1911) verlangt auch für die geistesgesunden Verbrecher, wie für die minderwertigen, die gemeingefährlich sind, bei längerer Internierung milde Behandlung, wie es in England jetzt schon geschieht. Garçon und Torp haben auf der 12. Versammlung der I. K. V. 1913 die gleiche Ansicht vertreten, sogar verlangt, man solle von der Strafe absehen und nur Sicherungshaft eintreten lassen.

Im übrigen wollen wir nicht weiter auf die Frage eingehen, wie die Internierungsanstalten beschaffen sein müssen, ob wir Zentralanstalten für gemeingefährliche Verbrecher schaffen müssen, ob für gemeingefährliche Geisteskranke und geistig Minderwertige Adnexe an Strafanstalten, solche an Irrenanstalten oder besondere Anstalten am geeignetsten sind. Diese Frage ist in der Literatur schon zur Genüge behandelt; ich verweise nur auf Aschaffenburgs und Webers Bearbeitungen, die Verhandlungen des 27., 28. und 31. D. J. T., sowie der I. K. V. von 1905 und 1910, endlich auf die niederländischen Gesetzentwürfe für Psychopathen, über die van Hamel, Schermers und van der Torren berichtet haben.

Nur das eine muß betont werden, daß nicht alle Gemeingefährlichen in die festen Häuser gehören; wie die Art der Behandlung überhaupt verschieden sein muß, so muß natürlich auch jede einzelne Behandlungsweise, vor allem die Internierung mehrere Abstufungen aufweisen. Man darf sich nicht daran stoßen, daß viele Autoren von der „Unterbringung gemeingefährlicher Geisteskranken" und ähnlichem sprechen; sie meinen eben nur die gemeingefährlichen Geisteskranken, deren Unterbringung in festen Häusern notwendig ist. Wir sehen an solchen Titeln nur immer wieder, wie verschieden das Wort „gemeigefährlich" aufzufassen ist. Es kommt, wenn man von „gemeingefährlich" spricht, gar nicht in Betracht, ob jemand in einem festen Hause untergebracht werden muß; maßgebend ist lediglich das Verhalten draußen. Dementsprechend stellen natürlich auch Behörden und Ärzte ihre Zeugnisse aus.

Ebenso verwirrend ist es, wenn Delaquis und v. Kunowski von anstaltsgefährlichen Kranken sprechen und nur diese in feste Häuser unterbringen wollen; auf die Anstaltsgefährlichkeit kommt es erst in zweiter Linie an; es müssen auch andere Gemeingefährliche in feste Häuser untergebracht werden, z. B. solche, die große Neigung zum Entweichen zeigen.

Wir müssen an der im III. Abschnitte geschilderten Verschiedenartigkeit der Gemeingefährlichkeit festhalten und dementsprechend auch eine verschiedene Behandlung, speziell Internierungsarten fordern, worauf auch schon v. Liszt (1906) unter Beziehung auf die vermindert Zurechnungsfähigen hingewiesen hat. Zweifellos hat Aschaffenburg (1912) recht, wenn er für sehr viele gemeingefährliche Geisteskranke die Unterbringung in einer Irrenanstalt für genügend hält. Auch Cramer (1905) und Rothamel treten für eine möglichst freie Behandlung ein und haben gute Erfahrungen damit gemacht. Als Beispiel dafür möchte ich nur den Alkoholisten in Fall 89 erwähnen, der von uns dauernd bei der Außenarbeit beschäftigt wurde. Wir hatten auf Grund der Akten das Recht anzunehmen, daß T., wenn er fortlaufen würde, zunächst trinken und dann erst eine gemeingefährliche Handlung — und zwar nur gegen seine Angehörigen — vornehmen würde; es wäre also möglich gewesen, die Angehörigen vorher zu warnen und die Polizei zu benachrichtigen.

In anderen Fällen wird man sich nicht scheuen dürfen, einen gemeingefährlichen Geisteskranken in ein offenes Haus zu verlegen, ihm sogar freien Ausgang zu gewähren. In Fall 4 konnte dieser Versuch gemacht werden, da die Wahnideen zurückgetreten waren und man annehmen mußte, bei der in einem offenen Hause üblichen Aufsicht eine Verschlimmerung rechtzeitig zu bemerken. In Fall 68 und 123 wurde dem T. und B. freier Ausgang gewährt, bei T. mit Erfolg. Auch B. hielt sich zunächst gut; nach den Entlassungen vom 17. IV. und 9. IX. aber wurde er sofort wieder rückfällig; die dritte Aufnahme mißlang, da es B. glückte zu entweichen. Kurz darauf steckte er eine Scheune in Brand. Wir ersehen daraus, daß Kranke, die sich bei freiem Ausgange gut halten, durchaus nicht immer entlassungsfähig sind.

Kurz gesagt, für gemeingefährliche Geisteskranke eignen sich je nach ihren Eigenarten, die wir im III. Abschnitte besprochen haben, sämtliche Behandlungsmöglichkeiten der Irrenanstalt, auch die Familienpflege, worauf wir im folgenden Kapitel noch zu sprechen kommen werden.

Die Frage, ob gemeingefährliche Geisteskranke auch in Privatanstalten untergebracht werden dürfen, wird im allgemeinen bejaht, so von Aschaffenburg (1909 und 1910), Cramer (1910), Landerer (1910) und Moeli (1910). Ich glaube, daß manche Kranke den Privatanstalten recht große Schwierigkeiten bereiten werden. Ich verweise nur auf Fall 26, in dem C. seine Entlassung gegen den Willen des Anstaltsleiters durchsetzte, und Fall 27, in dem die Angehörigen Schwierigkeiten machten. In Fall 4 dagegen verlief der Aufenthalt des M. ohne Störung. Im allgemeinen wird es im eigenen Interesse der Privatanstalten sein, wenn sie sich Kranke, die gemeingefährlich und schwer zu behandeln sind, fern halten. Gudden (Bonn) hat ja auch Landeres Ansicht auf der Versammlung des psychiatrischen Vereins der Rheinprovinz vom 18. Juni 1910 widersprochen.

Neben den Straf-, Zwischen- und Irrenanstalten kommen für die Internierung noch Arbeitshäuser und Trinkerheilanstalten in Betracht.

Die Arbeitshäuser sind für die gemeinlästigen geistesgesunden Individuen besonders geeignet. Leider wissen wir aber, daß zurzeit sehr viele geistig Minderwertige in ihnen untergebracht sind, worauf Wilmanns (1906) u. a. aufmerksam gemacht haben.

Die Unterbringung gemeingefährlicher Alkoholisten in Trinkerheilanstalten wird nicht immer ratsam sein; es werden vorher in jedem einzelnen Falle zwei Fragen zu prüfen sein: Ist Heilung zu erwarten und weiter bietet die Anstalt genügend Sicherheit? In unserem Falle 89 würde ich beide Fragen verneinen, während in Fall 68 ein langdauernder Aufenthalt in einer Trinkerheilanstalt möglicherweise gute Folgen gehabt hätte. Aschaffenburg (1908) wendet sich mit Recht dagegen, daß nach V.E. § 43 eine Einweisung in eine Trinkerheilanstalt nur erfolgen darf, wenn der Täter zu einer mindestens zweiwöchigen Gefängnis- oder Haftstrafe verurteilt worden ist, also nicht bei geringeren, aber auch nicht bei Zuchthausstrafen.

2. Aufnahme.

a) Aufnahme in Irrenanstalten.

Leider werden gemeingefährliche Geistesgestörte oft viel zu spät einer Anstalt zugeführt, worauf von allen Seiten immer wieder aufmerksam gemacht worden ist. Wie ich schon im dritten Abschnitte dargelegt habe, treten im allgemeinen vor Begehung einer gemeingefährlichen Handlung Erscheinungen auf, welche auf eine Erkrankung hinweisen. So bestanden in Fall 6 schon $^1/_4$ Jahr lang Verfolgungsideen, bevor S. seine Angehörigen mit einem geladenen Revolver bedrohte. In Fall 8 zerstörte die X. alles, was ihr in die Hände kam, und lief nachts mit einer brennenden Lampe auf den Speicher und in die Scheune; es war bekannt, daß sie schon zwei Jahre an Verfolgungs- und Größenwahn litt. N. in Fall 10 hatte auf die Patrouille geschossen, nachdem er kurz vorher sein Büropersonal auf Grund von Wahnideen aus dem Hause gejagt hatte; diese Handlungsweise hätte genügen müssen, um N. einer Anstalt zu überweisen.

X. in Fall 12 hatte schon $1^1/_2$ Jahre Verfolgungs- und Selbstmordgedanken geäußert, bevor er seinen Vater angriff und verletzte. In Fall 25 hatte X. sogar schon mehrere Male zum Fenster hinausgeschossen, ohne daß gegen ihn eingeschritten wurde; erst der Schuß auf einen Vorübergehenden führte zur Internierung. In Fall 36 genügten nicht einmal einige Brandstiftungen um B. einer Anstalt zuzuführen. Besonders lange warteten die Angehörigen in Fall 43; selbst die gefährlichsten ·Drohungen und die schlimmste Behandlung dienten nicht zur Warnung; erst der Mordversuch auf die eigene Frau brachte die Internierung des F.-L. in Fall 59 litt 4 Jahre an Verfolgungsideen, bis er zum ersten Male, weitere 6 Jahre bis er zum zweiten Male aufgenommen wurde; jedesmal wurde ein lebensgefährlicher Angriff abgewartet. In Fall 67 kam es soweit, daß S. in der Nacht, bevor er in eine Anstalt verbracht wurde, von der Polizei bewacht werden mußte, obwohl er schon lange Verfolgungsideen geäußert hatte. In Fall 71 und 73 waren Selbstmordversuche der Aufnahme vorausgegangen, die man sehr gut hätte voraussehen können. Die Handlungsweise des Paralytikers S. hätte mindestens zu einer psychiatrischen Untersuchung führen müssen; dann wäre die zweite und dritte Gefährdung eines Eisenbahnzuges nicht vorgekommen. Es gibt Angehörige, die erst dann verständig werden, wenn sie von der Schreckenstat eines Geisteskranken hören, wie der Vater von X. in Fall 100. X. in Fall 114, der ein schwerer Potator war und sich die bedenklichsten Eigentumsdelikte hatte zu schulden kommen lassen, sogar sich mit der Pistole in der Hand Geld verschafft hatte, wurde erst in eine Anstalt verbracht, nachdem er mit Selbstmord gedroht und sein Hauptgläubiger sich selbst umgebracht hatte.

Diese Beispiele könnten aus den mitgeteilten Krankengeschichten noch beliebig vermehrt werden. Sie geben ein trauriges Bild von der Uneinsichtigkeit und dem Unverstande der Bevölkerung. Rittershaus hat die gleiche Erfahrung gemacht; von 225 durch Geisteskranke hervorgerufene Todesfälle berichtete die Hamburger Presse innerhalb eines Jahres; weitaus der größte Teil hätte durch rechtzeitiges Eingreifen verhütet werden können; das Vorurteil gegen die Irrenanstalten hinderte daran.

Hier kann man sehr schwer helfen. Nach und nach wird sich vielleicht der Abscheu gegen die Irrenanstalten legen. Jedenfalls müssen alle Beteiligten an einer Hebung des Interesses für das Irrenwesen mitwirken. Cramer (1905) und Dannemann (1905) sind warm dafür eingetreten, daß man die Bevölkerung aufklären solle; Keraval wünscht, man solle Propaganda machen für die Anstalten und für eine frühzeitige Behandlung. Ich verspreche mir einen besonders günstigen Einfluß davon, wenn unsere Irrenanstalten unserer Bevölkerung bereitwilligst gezeigt werden. Vielleicht würde auch eine Beaufsichtigung der draußen lebenden Geisteskranken von Erfolg sein; darüber wollen wir in dem folgenden Kapitel noch sprechen.

Viel seltener als Angehörige sind Ärzte oder die zuständige Verwaltungsbehörde an der Verschleppung der Aufnahme schuld. Doch kommt es leider noch häufig genug vor.

In Fall 56 genügte es meines Erachtens nicht, wenn der behandelnde Arzt die Ehefrau wiederholt ermahnte, recht vorsichtig zu sein, da ihr Mann sehr gefährlich sei; er hätte unbedingt für die Überführung in eine Irrenanstalt sorgen müssen. Im Gegensatz hierzu war in Fall 61 der Arzt bei der Hand, die Behörde schob aber die Internierung immer wieder hinaus, bis X. nachts Schüsse abgab. Auch in Fall 54 drang der Kreisarzt darauf, daß die Behörde einschreite; aber erst nach 3 Monaten stellte die Bürgermeisterei auf nochmaligen Antrag des Kreisarztes hin den Antrag auf Unterbringung in eine Anstalt. In Fall 8 hatten die Nachbarn schon am 22. XII. 98 bei der Bürgermeisterei die Überführung des X. in eine Anstalt zu erwirken gesucht, und mit Recht; sie erfolgte aber erst am 26. VII. 99.

In Fall 89 hatte die Ehefrau am 26. VI. 03 die Unterbringung ihres Mannes in eine Besserungsanstalt beantragt, da er an Säuferwahnsinn leide und sie bedrohe; infolgedessen ließ das Kreisamt den T. durch den Kreisarzt untersuchen, der feststellte, daß T. ein starker Trinker sei und zeitweise an Erregungszuständen leide, daß er aber in der letzten Woche ruhiger geworden sei und der Anstaltspflege nicht bedürfe. Am 6. VII. 03 bedrohte und mißhandelte T. seine Frau wieder und wurde, nachdem die Frau selbst Anzeige erstattet hatte, zu 6 Monaten Gefängnis verurteilt. In Fall 34 bescheinigte der Kreisarzt am 5. IX. 03, daß eine Wiederaufnahme in eine Irrenanstalt notwendig sei, er zog aber seinen Antrag zurück, weil der Bruder den Kranken zu sich nehmen wollte, und im Hinblick darauf, daß die Klinik eine Entlassung riskiert hatte. Diese war am 7. V. 03 vorgenommen worden, also 4 Monate früher; der Kreisarzt durfte den Zustand zur Zeit der Entlassung mit dem im September nicht gleichstellen und darauf sein Gutachten bauen. In Fall 79 bestätigte die Bürgermeisterei die Gemeingefährlichkeit nicht, obwohl N. gegen seine Umgebung gewalttätig geworden war. In manchen Fällen ist es natürlich nicht leicht, die Gemeingefährlichkeit festzustellen, besonders wenn die nötigen Unterlagen, z. B. Zeugenaussagen fehlen, wie in Fall 82; die Belassung des T. in der Freiheit hätte fast üble Folgen gehabt.

Die Schwierigkeit der Erkennung der Geisteskrankheit führt zuweilen noch dazu, daß es zu Delikten, ja sogar zur Bestrafung kommt, wie in Fall 35 und 103; immerhin dürfte es nicht vorkommen, daß ein Gericht einen Menschen ohne vorherige Zuziehung eines Psychiaters verurteilt, weil es die von ihm vorgebrachten Wahnideen für Simulation hält wie in Fall 62.

Sehr interessant ist Fall 51; die Bürgermeisterei und der Kreisarzt hatten die Überführung des X. in eine Anstalt beantragt, weil er anderen gedroht hatte; die Angehörigen und der Hausarzt waren dagegen. Das Vormundschaftsgericht stellte sich auf seiten der Angehörigen. T. wurde daraufhin in ein Sanatorium geschickt, mußte aber, da sich sein Zustand nicht geändert hatte, doch einer Irrenanstalt überwiesen werden. Zweifellos hatte die Verwaltungsbehörde, die für die Unterbringung gemeingefährlicher Geisteskranker allein ausschlaggebend ist, zu Unrecht dem Gerichte nachgegeben.

Es gibt Fälle, in denen die Aufnahme dadurch verzögert wird, daß eine geeignete Anstalt zu weit entfernt ist und daß die zur Aufnahme nötigen Papiere nicht schnell genug beschafft werden können. So mußte S. in Fall 6 eine Nacht in Polizeigewahrsam, B. in Fall 3 fünf Tage im Krankenhause zubringen und S. in Fall 67 eine Nacht unauffällig in seiner eigenen Wohnung von der Polizei bewacht werden.

Um diesem Übelstande zu begegnen, müssen erstens geeignete Asyle für Geisteskranke in allen größeren Städten und Verkehrszentren sowie genügend Platz in den Landes- sowie Provinzialanstalten geschaffen werden, worauf Dannemann (1901 und 1905), sowie Rittershaus hingewiesen haben. Zweitens muß die Aufnahme in Irrenanstalten möglichst erleichtert werden, was schon von Aschaffenburg (1912), Cramer (1905), Dannemann (1905), Keraval und Rittershaus verlangt wurde. Im März 1903 schrieb uns ein hessischer Kreisarzt, daß die Beibringung von Belegen in vielen Fällen ein meist notwendiges rasches Handeln verzögere; „mußten wir doch erst vor kurzem wieder erleben, daß in der kurzen Zeit zwischen Beantragung der Untersuchung und Bestätigung des Fragebogens der Kranke Hand an sich gelegt hatte.“

Die Aufnahmen in vielen städtischen Anstalten, z. B. Frankfurt a. M., und Kliniken kann jetzt schon ohne alle Formalität vor sich gehen. Für die Aufnahmen in den Irrenanstalten bestehen Vorschriften, die in den einzelnen Bundesstaaten und preußischen Provinzen verschieden sind und zum Teil sehr viel verlangen. In allen Bestimmungen finden wir aber Zusätze, die in dringlichen Fällen eine Vereinfachung der Aufnahmeformalitäten vorsehen. In dieser Beziehung stehen am besten die Anstalten von Bayern, Sachsen, Hessen, Oldenburg, Sachsen-Meiningen, Hamburg und Posen da, die, wenn es sein muß, ohne irgend eine Formalität einen Geisteskranken vorläufig aufnehmen dürfen, wenn auch ein Aufnahmeantrag oder ein kurzes ärztliches Zeugnis in der Regel beigebracht werden soll. Die meisten Staaten und Provinzen verlangen ein ärztliches Zeugnis und einen Antrag, zuweilen einen behördlichen, Anhalt und Brandenburg außerdem eine Kostenzusicherung, die in Lübeck für Fremde beigebracht werden muß.

Wer weiß, wie schwierig oft ein ärztliches Zeugnis und ein behördlicher Antrag zu erlangen ist, besonders auf dem Lande, der kann nur in einer vollkommen formlosen Aufnahmemöglichkeit die beste Lösung finden, vorausgesetzt, daß in einer bestimmten Frist die erforderlichen Papiere nachgeliefert werden. Griesinger hat schon 1868 darauf hingewiesen und seitdem ist diese Forderung immer wieder befürwortet worden, zuletzt von dem Dresdener Stadtarzt Schubart; er führt eine Verordnung des sächsischen Ministeriums des Innern vom 11. IX. 06 an, in der dieses sich gegen die „überstürzte“ Zuführung „hochgradig erregter“ Geisteskranker in die staatlichen Irrenanstalten wendet und zunächst anderweitige Unterbringung befürwortet, damit die Direktion der Staatsanstalt nicht gezwungen würde, ihrer Instruktion zuwider zu handeln. Danach scheint Dannemann (1905) leider recht zu haben, wenn er glaubt, daß eine Gemeingefährlichkeit, die nicht klar auf der Hand liegt und bereits zu lebensgefährlichen Bedrohungen oder Angriffen geführt hat, für die Behörden keine Dringlichkeit darstelle.

In den meisten Staaten und preußischen Provinzen werden bei gemeingefährlichen Kranken, bzw. solchen, die wider ihren Willen aufgenommen werden, noch besondere Bescheinigungen verlangt, so in Bayern, Baden und Hessen ein amtsärztliches Zeugnis; in Württemberg kann vom Direktor der Anstalt stets eine amtsärztliche Beglaubigung des ärztlichen Zeugnisses verlangt werden; im übrigen bestehen dort sehr umständliche Bestimmungen, Dannemann spricht von einem „Irrenprozeß mit förmlichem Instanzenzug". In Bremen kann die Medizinalbehörde einen Kranken gegen den Willen der Angehörigen einweisen; im allgemeinen steht dieses Recht der Verwaltungsbehörde zu. In Hannover muß die Verwaltungsbehörde vorher die Angehörigen des Kranken anhören. In Pommern muß die Ortspolizeibehörde ein Gemeingefährlichkeitszeugnis beibringen. In Westpreußen und nach dem Regulativ unserer Klinik sollen Zeugen über die Gemeingefährlichkeit vernommen werden.

Alle Bestimmungen gehen dahin, daß ein Kranker nur dann wider Willen in einer Irrenanstalt gehalten werden darf, wenn eine Behörde zustimmt. Sicher ist es auch am besten, wenn vor oder kurz nach der Aufnahme eine kurze amtsärztliche Untersuchung stattfindet, solange wenigstens im Volke das Vorurteil gegen die Irrenanstalten noch so groß ist. Als sehr zweckmäßig haben sich bei uns die protokollarischen Zeugenvernehmungen erwiesen, da weder der Kreisarzt noch auch die Verwaltungsbehörde sich ein genaues Bild von der Gemeingefährlichkeit machen können. Natürlich darf die Aufnahme nicht von der Zeugenvernehmung abhängig gemacht werden, wie in Fall 33, da dadurch gerade das, was wir anstreben, die möglichst schnelle Aufnahme, unmöglich wird. Ich werde auf die Zeugenvernehmungen noch bei Besprechung der Entlassung zurückkommen.

Es gibt natürlich auch Fälle, in denen man im Zweifel sein kann, ob eine Internierung angebracht erscheint oder nicht, wie in Fall 21. Die Irrenanstalt hatte die Aufnahme des J. abgelehnt, nicht allein wegen mangelnder Papiere, sondern auch deswegen, weil er keinen geisteskranken Eindruck mache. Auch der Kreisarzt konnte sich bei seiner ersten Untersuchung nicht von der Geistesstörung des J. überzeugen; erst weitere gefährliche Handlungen veranlaßten ihn, das ärztliche Zeugnis auszustellen. Durch die dann vernommenen Zeugen wurde die Gemeingefährlichkeit klar festgestellt.

Über die Einweisung in eine Irrenanstalt nach der Freisprechung auf Grund des § 51 St.G.B. ist in den Kritiken über den V. E. soviel geschrieben worden, daß eine Besprechung hierüber unnötig erscheint. Es ist allgemein bekannt, daß die Überweisung an die Landespolizeibehörde nach dem Freispruch schon zu Unzuträglichkeiten geführt hat. So z. B. glaube ich nicht, daß dem T. in Fall 119 Gelegenheit zum Entweichen gegeben worden wäre, wenn das Gericht die Überführung in eine Anstalt anzuordnen gehabt hätte.

b) Aufnahme in Sicherungsanstalten.

Auf die Aufnahme von geistesgesunden und geistig minderwertigen Gemeingefährlichen in Sicherungsanstalten brauche ich hier nicht weiter einzugehen. Es sei nur nochmals darauf hingewiesen, daß es sehr zweckmäßig wäre, wenn man einen geistig Minderwertigen rechtzeitig in eine Sicherungsanstalt unterbringen könnte, vorausgesetzt natürlich, daß die Gemeingefährlichkeit feststeht. Die Möglichkeit eines frühzeitigen Eingreifens wurde schon von v. Hentig und v. Liszt verlangt. Auch Lobedank tritt dafür ein; nur will er bei der Aufnahme gleich die Dauer des Aufenthaltes festsetzen und glaubt, wenn die Unterbringung wegen Gemeingefährlichkeit noch über die zulässige Zeit hinaus sich als notwendig erweise, es sich nicht mehr um einen geistig Minderwertigen, sondern um einen Geisteskranken handle. Als ob die Stellung einer Diagnose von der Dauer der Gemeingefährlichkeit abhinge!

Merkwürdigerweise gibt der Entwurf zu einem österreichischen Strafgesetzbuche nur dann die Möglichkeit, eine verminderte Zurechnungsfähigkeit anzunehmen, wenn es sich um eine dauernde Störung handelt. Bischoff hat darauf hingewiesen, daß es auf diese Weise vorkommen kann, daß einer der im Rausch ein Delikt begangen hat, statt für vermindert zurechnungsfähig für unzurechnungsfähig erklärt wird, dann aber weder in einer Irrenanstalt noch in einer Zwischenanstalt untergebracht werden kann, ja nicht einmal in einer Trinkerheilanstalt, wenn er nicht an Trunksucht leidet. In § 48 des Regierungsentwurfs ist dieser Passus nicht geändert.

3. Entlassung.

a) Entlassung aus Irrenanstalten.

Nicht so oft erfolgt die Entlassung zu früh wie die Aufnahme zu spät. Immerhin kommt eine zu zeitige Entlassung oft genug vor. Auch das liegt im allgemeinen an der Einsichtslosigkeit der Angehörigen. Man muß sich nur in die Lage des Arztes versetzen, der dauernd von den Angehörigen oder dem Kranken selbst um Entlassung gebeten, geradezu bestürmt wird. Er wird, wenn der Zustand des Kranken sich einigermaßen gebessert hat und die Familie in bedrängter Lage ist, wie in Fall 34, schließlich nachgeben und sich dadurch zu decken versuchen, daß er von den Angehörigen die Ausstellung eines Reverses verlangt, d. h. sie schriftlich erklären läßt, daß sie auf die Gefahren, welche die Entlassung mit sich bringen kann, aufmerksam gemacht worden sind und die volle Verantwortung übernehmen.

Die Frage, wann man einen Kranken gegen seinen oder seiner Angehörigen Willen in der Anstalt halten muß, ist oft sehr schwer zu entscheiden. Jedenfalls kommt es nur auf den Zustand des Internierten, nicht auf die vorausgegangene Handlung an, worauf Aschaffenburg (1908 und 1912), Cramer (1905), Delbrück und Sommer (1912) hingewiesen haben; Aschaffenburg bringt das Beispiel von einem Typhuskranken, der eine Straftat im Delirium begeht, später aber wieder vollkommen gesund wird, und Delbrück vergleicht die schwere Körperverletzung, die von einem Melancholiker begangen wird, mit der, die ein Paranoiker ausführt. Mit Recht weist Gakkebusch darauf hin, daß die Bestimmungen des russischen Strafgesetzbuches, nach denen jeder Geisteskranke, welcher eine dort näher bezeichnete Straftat begangen hat, zwei Jahre nach seiner Genesung in einer Irrenanstalt verbleiben muß, ganz unbegreiflich sind. Als Beispiel führt er eine Melancholika an, die ein Nichtchen umgebracht hatte, zur Zeit der Verhandlung völlig genesen war, aber doch in eine Irrenanstalt eingesperrt wurde.

Bei Prüfung der Entlassungsfrage sind natürlich auch die im III. Abschnitte erörterten Umstände maßgebend. In Fall 3 war die erste Entlassung gegen Revers immerhin gerechtfertigt, weil B. bisher nur Verfolgungsideen geäußert, aber noch nicht gedroht hatte, auch nicht anzunehmen war, daß er durch Stimmenhören zu einer plötzlichen Handlung veranlaßt werden würde. In Fall 12 dagegen hatte X. schon Drohungen geäußert und in der Irrenanstalt Pfleger und Kranke angegriffen; es wäre daher wohl besser gewesen, ihn gegen den Willen der Eltern zu halten; allerdings muß man zugeben, daß X. noch über zwei Jahre zu Hause sein konnte, bis eine Verschlimmerung eintrat und X. schließlich seinen Vater verletzte.

In vielen Fällen tritt in den Anstalten eine wesentliche Beruhigung ein, so daß man eine Entlassung wagen kann, wie in Fall 24 und 25, wenn man nur annehmen darf, daß die Umgebung beizeiten eine eintretende Verschlimmerung wahrnimmt. Anders steht es in den Fällen, in denen ganz plötzlich gemeingefährliche Handlungen zu erwarten sind wie bei den Epileptikern in Fall 78 und 79; solche Kranke sollte man nicht so schnell entlassen; allerdings hat Evensen recht, daß man niemand nur der Sicherheit wegen behalten darf; das bezieht sich aber wohl mehr auf Manisch-Depressive, als auf Epileptiker und Alkoholisten, da man diese in der anfallsfreien Zeit nicht ohne weiteres als geistesgesund bezeichnen kann. Wenn erwiesen ist, daß die Anfälle, in denen die Vornahme gemeingefährlicher Handlungen befürchtet werden muß, sehr lange aussetzen, wünscht Evensen, daß das Gericht entscheide, ob eine dauernde Verwahrung nicht zu hart sei.

Jedenfalls muß man bei der Entlassung von Alkoholisten und Epileptikern äußerst vorsichtig sein. Man ist nur zu leicht geneigt, gerade Alkoholisten gehen zu lassen, da sie sich in der Anstalt fast immer gut halten. Die Entlassung hat aber oft böse Folgen, wie aus Fall 88 und 89 hervorgeht, wo J. und T. ihre Frauen immer wieder schwer mißhandelten. Andererseits gibt es genug Fälle, in denen sich die Trinker nachher gut gehalten haben, besonders dann, wenn sie längere Zeit in einer Anstalt abstinent gelebt haben, so hatte X. in Fall 44 keinen Rückfall, nachdem er über ein Jahr interniert gewesen war. Im allgemeinen wird man mindestens e i n m a l eine Entlassung versuchen müssen. Nach unseren Krankengeschichten macht es mir den Eindruck, daß die Alkoholisten, die an Eifersuchtswahn leiden, sich später besser draußen halten, als die, welche bei jedem Rausch in die heftigste Erregung geraten. Die eifersüchtigen Trinker scheinen noch etwas mehr Widerstandskraft zu besitzen und nicht selten sich wieder emporzuarbeiten, wenn sie sich von ihrer Frau trennen, worauf ich noch zurückkommen werde.

Recht schwierig war die Entlassungsfrage in Fall 57; die Angehörigen traten sehr energisch auf und versprachen E. bei einem Arzte unterzubringen. Infolgedessen wurde die Entlassung genehmigt. Es war aber nicht möglich, E. länger als 14 Tage draußen zu halten. Fall 58 und 102 wurde die Unterbringung in einer offenen Anstalt versucht, aber ohne Erfolg.

Bei Selbstmordgefährlichen muß man besonders vorsichtig sein, vor allem dann, wenn sie ein heiteres Gesicht machen; der Wille zum Selbstmord sitzt bei den meisten Kranken erschreckend fest. E. in Fall 75 hatte schon vor der Aufnahme gesagt, er werde sich doch erschießen, und tat es auch kurz nach der Entlassung. Leider geben nicht alle Bestimmungen, wie wir im I. Abschnitt gesehen haben, den Anstaltsleitern das Recht, selbstgefährliche Kranke wie gemeingefährliche zu behandeln.

In allen Fällen ist bei der Entlassung von Kranken, die früher gemeingefährlich waren, große Vorsicht geboten; Aschaffenburg (1909), Schultze

(1910 und 1911) und Wilmanns (1910) haben vorgeschlagen, daß die Entlassung nur auf Widerruf erfolgen solle. Keraval wünscht vor der definitiven Entlassung die Unterbringung in einem offenen Hause oder in Familienpflege. Dannemann (1905) sagt: „Allen diesen Kranken, welcher Gruppe sie auch angehören mögen, wohnt genau genommen, eine latente Gemeingefährlichkeit inne“ und Näcke (1913) erklärt: „Wir müssen beurlauben und entlassen, trotzdem wir wissen, daß jeder entlassene oder beurlaubte Geisteskranke draußen gefährlich werden kann. Auf dem Direktor der Anstalt ruht also eine furchtbare Verantwortlichkeit!“ Um diese Verantwortung wenigstens zum Teil vom Direktor abzunehmen, haben wir zwei Mittel: den eingangs dieses Kapitels erwähnten Revers und die Mitwirkung der Verwaltungsbehörde.

Im Reverse übernehmen die Angehörigen die Verantwortung; meines Erachtens können sie es aber nur dann, wenn sich die Angriffe des Kranken nur gegen sie selbst richten, wie in Fall 44, 45 und 53. In diesen Fällen sollte man bei der Entlassung auch keine Schwierigkeiten machen, es sei denn, daß man annehmen muß, daß die Gemeingefährlichkeit nicht auf das enge Gebiet beschränkt bleibt. Anders liegt es schon, wenn minderjährige Kinder auch bedroht werden. In diesem Falle müßte man genau so, wie in den Fällen, in denen Fremde bedroht werden, sich mit einem einfachen Reverse nicht zufrieden geben. Was haben denn Fremde davon, wenn der Ehegatte die Verantwortung für den Kranken übernommen hat und er wird nachher erschossen? In solchen Fällen hat, genau genommen, der, welcher den Revers unterschrieben hat, eine fahrlässige Tötung begangen. Nehmen wir beispielsweise Fall 58, in dem der Vater des Kranken ausdrücklich auf die Gemeingefährlichkeit und Überwachungsbedürftigkeit des Kranken hingewiesen wurde. Hätte der Vater ihn nicht in eine andere Anstalt untergebracht, wie er vorhatte, und wäre durch den Kranken ein Unglück geschehen, so hätte man den Vater dafür verantwortlich machen sollen. Zivilrechtlich würde man die Angehörigen auf Grund des § 832 B.G.B. haftbar machen können. Rittershaus möchte dem Staatsanwalt eine gesetzliche Handhabe geben für solche Fälle, in denen Angehörigen gegen den ärztlichen Rat selbstmordgefährliche Kranke mit nach Hause nehmen, und diese dann Selbstmord begehen.

Die Mitwirkung der Verwaltungsbehörden bei der Entlassung gemeingefährlicher Geisteskranker ist in den einzelnen Staaten verschieden. In Preußen müssen die Anstaltsdirektoren der Verwaltungsbehörde Gelegenheit zur Äußerung geben und auf diese 3 Wochen warten, bevor sie die Entlassung vornehmen. Bei der definitiven Entlassung soll der Verwaltungsbehörde nochmals eine Mitteilung zugehen. Die Anstaltsdirektoren bzw. Landesdirektoren sind aber nicht an die Erwiderung der Verwaltungsbehörde gebunden. Eine Bestimmung, die nach Moelis Ansicht (1913) in einem zukünftigen preußischen Irrengesetz geändert wird. Vor kurzem hat Bresler bei einer Reihe von Anstalten angefragt, welche Erfahrungen bei Anwendung des preußischen Ministerial-Erlasses vom 15. VI. 01 betreffend das Verfahren bei der Entlassung gefährlicher Geisteskranker gemacht worden seien. Die Antworten lauteten durchweg günstig. Nur selten erheben die Behörden Einspruch gegen eine in Aussicht genommene Entlassung; sie erfolgte dann in der Regel durch Verfügung des Landesdirektors. Ähnlich wie in Preußen liegen die Verhältnisse in Sachsen und Hessen; nur ist in diesen beiden Staaten eine Entscheidung des Ministeriums möglich, wie sie auch in unserem Falle 101 erfolgt ist, die dahin lautete, daß die Staatsanwaltschaft die Entmündigung einleiten solle. Das Ministerium stellte sich somit auf den Standpunkt, daß in erster Linie das Zivilrecht maßgebend sein soll, was auch in der Verfügung der Medizinalkommission des Senats von Bremen zum Ausdrucke kommt: „Kommt beim Widerstreben des Kranken seine zwangsweise Internierung in Frage, so entscheiden in erster Linie die Bestimmungen des bürgerlichen Rechts". Wir werden später noch darauf zurückkommen.

Wenn es möglich ist, wird man bei der Frage der Entlassung den Verwaltungsbehörden entgegenkommen, sowohl wenn diese sich dagegen, als auch wenn sie sich dafür ausspricht. So wurde N. in Fall 52, 54 und T. in Fall 82 auf Ersuchen der Bürgermeisterei entlassen. C. in Fall 101 wurde schließlich auch, nachdem er entmündigt worden war, auf Drängen des Vaters, des Vormundes und der Bürgermeisterei von seinen Angehörigen abgeholt. Wenn eine Verwaltungsbehörde die Verantwortung mitübernimmt, wird der Anstaltsdirektor dadurch selbstverständlich mehr entlastet, als wenn nur die Angehörigen einen Revers unterschreiben. Natürlich kann man von dem Vorstande einer Bürgermeisterei auch keine psychiatrischen Kenntnisse verlangen; leider glauben sie aber selbst zuweilen, solche zu besitzen, wie aus der Antwort der Bürgermeisterei in Fall 62 hervorgeht, in der es heißt: „Irrsinnig ist er nicht, aber ein Querulant", obwohl aus unserer Krankengeschichte und den anderen Sätzen des behördlichen Schreibens hervorgeht, daß es sich um eine paranoide Erkrankung handelt.

Zu sehr darf man auf die Wünsche der Verwaltungsbehörden allerdings auch nicht eingehen, wenigstens in Preußen nicht, wo die Provinzialverwaltung allein die Verantwortung trägt. Hübner erwähnt ein Schreiben eines Landesdirektors an den zuständigen Oberpräsidenten, aus dem hervorgeht, daß in einem Falle, in dem ein Kranker, der entlassen werden sollte, auf Einspruch der Polizeibehörde hin zurückbehalten wurde, die Staatsanwaltschaft eine Untersuchung wegen Freiheitsberaubung einleitete.

Schultze (1912) vertritt die Ansicht, daß es am besten sei, wenn die Heimatbehörde oder die Behörde des Ortes, an den sich der Kranke begeben will, die Entlassungsfrage entscheide. „Dem Arzte kann es nur erwünscht sein, wenn ihm die Verantwortung abgenommen wird." In den meisten Staaten, wie Bayern, Württemberg, Baden, Braunschweig, Anhalt, Sachsen-Altenburg, Hamburg und Lübeck, besteht jetzt schon die Bestimmung, daß die Verwaltungsbehörde die Entscheidung über die Entlassung gemeingefährlicher Geisteskranker zu treffen hat. Daß die Ärzte nicht gern auf die Verwaltungsbehörden angewiesen sind, ist selbstverständlich; andererseits muß man sagen, daß die Verwaltungsbehörde sich am besten über die Umgebung, in die der zur Entlassung kommende gebracht werden soll, unterrichten kann, und darauf kommt doch sehr viel an.

In einigen Staaten, wie in Mecklenburg und Bremen, gibt die Medizinalbehörde den Ausschlag; in Sachsen-Meiningen darf der Anstaltsdirektor die Entlassung nicht zulassen, wenn nicht anderweitig sichere Vorkehrungen getroffen und ihm dieses nachgewiesen ist.

Vielleicht bekommen wir später noch einmal ein einheitliches Sicherungs- und somit auch Entlassungsverfahren, worauf ich noch bei Besprechung der Entmündigung zurückkommen werde.

In der Schweiz sind die Bestimmungen in den einzelnen Kantonen auch verschieden, so ist in Basel nur die rechtzeitige Anzeige der Entlassung erforderlich, während in Zürich die Verwaltungsbehörde entscheidet. In Niederösterreich muß die Anzeige der Entlassung erstattet und, falls der Gemeingefährliche gegen den Willen der Anstaltsleitung entlassen werden soll, ein Revers der Verwaltungsbehörde eingefordert werden.

Es sei hier nur noch der Vorschlag von Pollitz erwähnt, daß jede Entlassung und Beurlaubung eines geisteskranken Verbrecher von einem ebenso eingehenden Gutachten abhängig gemacht werde, wie die Aufnahme in eine Anstalt, ferner der Rat Moelis (1913), man solle dem als geisteskrank Eingewiesenen eine möglichst weitgehende selbständige Mitwirkung bei dem die Aufhebung der polizeilichen Verfügung bezweckenden Verfahren gewähren und ihm das Recht geben, falls er zu verständigen Äußerungen fähig ist, das erforderliche Rechtsmittel selbst einzulegen.

In Kliniken, die nur eine sehr geringe Anzahl Betten haben und zum dauernden Halten der Kranken nicht verpflichtet sind, kommt es vor, daß sie die zuständige Behörde benachrichtigen, sie solle ihren Kranken abholen und anderweitig unterbringen. Leider muß man hie und da die Erfahrung machen, daß solche Mitteilungen nicht berücksichtigt werden, wie z. B. in Fall 61, indem dann der Kranke der Heimatbehörde zugeführt werden mußte, die ihn in ihrem Krankenhause unterbrachte, was sicher auch nicht am zweckmäßigsten war.

In Hessen beanspruchen die Anstalten die Behörden nicht nur dafür, daß diese ihre Ansicht über die Entlassung äußeren, sondern auch, daß sie durch Vernehmung von Zeugen den Anstaltsdirektoren Material geben, damit diese selbst sich ein Bild von den Verhältnissen und dem Leben des Kranken außerhalb der Anstalt machen können. Wie vorteilhaft dieses für den Anstaltsdirektor ist, geht aus folgenden Beispielen hervor. In Fall 3 dissimulierte der Kranke, so daß die Feststellung der Erkrankung nicht leicht war; die Zeugenvernehmungen aber unterrichteten uns gut über das Vorleben und gaben genügend Anhaltspunkte zur sicheren Beurteilung der Geisteskrankheit und Gemeingefährlichkeit. In Fall 18 und 86 waren die Vernehmungen erforderlich, weil der Kranke alles bestritt, in Fall 20 und 21, weil im kreisärztlichen Zeugnis die Gemeingefährlichkeit bescheinigt war, wir selbst uns aber nicht davon überzeugen konnten, in Fall 44 bis 46 sowie 88 und 89, weil wir den Angaben der Ehefrau nicht unbedingt glauben konnten; auch in Fall 99 durften wir nicht allzu großen Wert auf die Erklärungen der Angehörigen legen, da finanzielle Angelegenheiten mitspielten. Q. in Fall 47 war freiwillig gekommen, er machte aber Angaben, die ihn als gemeingefährlich und eine gründliche Klärung der Verhältnisse als erforderlich erscheinen ließen.

Die Aussagen der Angehörigen sind natürlich nicht immer einwandfrei, wie aus Fall 33 hervorgeht, in dem sich sogar nachher die Kinder der Überführung der Mutter widersetzten. Andererseits kann man nicht immer auf sie verzichten, besonders wenn, wie bei der letzten Handlung in Fall 89, die Angehörigen allein Auskunft geben können.

Nur in den seltensten Fällen, wie in Fall 2, werden die Protokolle über die Zeugenvernehmungen gleich bei der Aufnahme mitgeschickt; daß dieses geschieht, ist nicht nötig, da sie erst bei Prüfung der Entlassungsfrage von besonderem Wert sind.

Leider muß hier auch ein Punkt berührt werden, der recht unerfreulich ist: die Kostenfrage; die Kostenlast ist für die kleinen Gemeinden und selbstzahlenden Familien — wie in Fall 89 — oft sehr bedeutend, worauf unter anderem Hübner und Näcke (1913) hingewiesen haben; es wird daher auf Entlassung der Kranken gedrängt. Manche Angehörigen wollen auch die Überführungskosten sparen, wie in Fall 4 und 27. Sicher besteht bei der Fahrt eines Geisteskranken mit seinen Angehörigen eine viel größere Gefahr, als wenn geschulte Pfleger mitgehen; außerdem lassen sich die Angehörigen gewöhnlich dazu überreden, den Kranken noch einige Tage zu Hause zu halten.

Auch die Landarmenverbände sind froh, wenn sie einen Kranken nicht zu übernehmen brauchen; zu welchen Folgen das führen kann, zeigt Fall 120: K. hatte am 14. VIII. 01 ein Mädchen auf bayerischem Gebiete überfallen und war auf preußischem Gebiete verhaftet worden. Er wurde der bayerischen Behörde überwiesen; diese verweigerte aber die Annahme, da K. sich geisteskrank stellte und angab, aus einer Irrenanstalt entsprungen zu sein; daraufhin ließ ihn die preußische Behörde laufen. Am 21. VIII. wurde er in Hessen bei einem Einbruchsdiebstahl überrascht. Soll hier entgültige Abhilfe gebracht werden, so muß ein Reichsarmenverband geschaffen werden.

b) Entlassung aus Sicherungsanstalten.

Daß eine große Anzahl der Verbrecher, über die berichtet worden ist, nicht in die Freiheit hätte entlassen werden dürfen, geht aus den Ausführungen des III. und dieses Abschnittes zur Genüge hervor, wenn auch die Behauptung Kauffmanns jeder entlassene Zuchthausgefangene könne als gemeingefährlich bezeichnet werden, übertrieben ist. Leider haben wir bis jetzt noch nicht die Möglichkeit, geistesgesunde Verbrecher zurückzuhalten.

In Fall 129, vielleicht auch in Fall 116, hätte meines Erachtens nach der Entlassung aus der Strafanstalt die Internierung in eine Irrenanstalt erfolgen müssen, da zweifellos K. während des Strafvollzuges Zeichen geistiger Störung gezeigt hatte. Leppmann (1912) verlangt, daß kein Strafanstaltsarzt einen Gefangenen nach der Strafverbüßung auf freien Fuß kommen läßt, dessen Geisteszustand ein derartiger ist, daß er bei einer neuen Straftat nicht verantwortlich zu machen wäre.

Leider bringen uns die neuen Gesetze und Entwürfe keine Sicherungshaft von unbestimmter Dauer, was auch von Hentig (1914) sehr bedauert. Nur in Amerika gibt es nach Stammer in einigen Staaten eine unbestimmte Verurteilung. Ebenso falsch, wie eine Sicherungshaft, die keine Aufhebung zuläßt, ist eine solche, die nach einer ganz bestimmten Anzahl Jahre ein Zurückhalten nicht mehr gestattet, wie sie unser V.E. vorschlägt und die Strafgesetzbücher von Norwegen und der Schweiz schon enthalten. Clement weist darauf hin, daß gerade die bei uns vorgesehene Gemeinschaftshaft die allerschwersten Verbrecher noch schlimmer macht, als sie schon sind. Aber entlassen werden müssen sie nach der festgesetzten Zeit.

Kräpelin ist schon 1880 für die Abschaffung des Strafmaßes eingetreten und Aschaffenburg hat auf der I. K. V. (1905) erklärt: „Der Arzt wird sagen: so wird die Krankheit voraussichtlich verlaufen. Aber er wird sich hüten, sich auf einen ganz bestimmten Termin und Ausgang festzulegen. Ich möchte raten, das auch bei unseren Verbrechern zu tun". „Ich glaube, wir kommen

nicht um die unbestimmte Strafurteile in irgend einer Form herum", eine Ansicht, die er in seinem Buche „Das Verbrechen und seine Bekämpfung", ferner,
auf der Versammlung der I. K. V. 1910 sowie auf dem 28. D. I. T. (1907) wiederholte und die auch Kahl teilte und von der Versammlung des D. I. T. zum Beschluß erhoben wurde. Auf den gleichen Standpunkt hat sich Moravcsik
auf einer Versammlung des Kgl. ungarischen Ärztevereins gestellt. Auch
Garçon und Torp haben auf der 12. Versammlung der I. K. V. 1913 sich dahin
ausgesprochen, daß für die Sicherungshaft kein Höchstmaß bestimmt werden
solle, im Gegensatz zu Nabakoff; der Kongreß neigte mehr zur Auffassung
Garçons und Torps.

Auch den zuerst erwähnten Punkt: die Sicherungshaft ohne Aufhebungs-
möglichkeit bringt uns leider unser Vorentwurf. Mittermaier sagt sehr
richtig: „Wir dürfen uns nicht scheuen, einen Menschen, der für „unverbesserlich" erklärt wurde, unter Umständen nach einiger Zeit wieder unter die sozial-
brauchbaren einzureihen". Dieses gilt um so eher für die gemeingefährlichen,
die ja nicht unverbesserlich zu sein brauchen. Als Beispiel sei nur Fall 84 ange-
führt, in dem C. viele Jahre hindurch Delikt auf Delikt beging und schließlich
doch zu einem geordneten Leben zurückkehrte. Auch in Fall 85 hatte man keine
Besserung mehr erwartet.

In den von v. Hentig mitgeteilten englischen Entwürfen zur Verwahrung
geistig Minderwertiger wird bestimmt, daß die Notwendigkeit der Verwahrung
von Zeit zu Zeit durch eine neue ärztliche Untersuchung festgestellt werden
müsse, und daß von einer Verwahrung Abstand genommen werden kann, wenn die
Angehörigen nachweisen, daß sie die gleiche Aufsicht wie in der Anstalt ausüben
werden.

Das gleiche gilt natürlich auch für Trinker, was Aschaffenburg (1908)
näher ausgeführt hat.

Zum Schlusse sei noch auf Fall 130 hingewiesen, in dem der Strafanstaltsdirektor in einer in den Akten befindlichen Bemerkung darauf hinweist, daß
es nicht immer angebracht ist, einen Verbrecher nach seiner Entlassung aus der
Strafanstalt in eine fremde Gemeinde zu verpflanzen. Zweifellos hatte der
Hilfsverein den besten Willen, dem Manne zu helfen. In seiner Heimatgemeinde aber wäre er sicher unter besserer Aufsicht gewesen; außerdem ist es
ein Unrecht der fremden Gemeinde gegenüber, ihr einen Menschen zuzuführen,
von dem man annehmen konnte, daß er rückfällig werden würde.

2. Kapitel.

Die Entmündigung und Beaufsichtigung.

Nach unserem geltenden Zivilrecht können Geistesgestörte nur dann
entmündigt werden, wenn sie ihre Angelegenheiten nicht zu besorgen vermögen.
Die Entmündigung erfolgt in erster Linie zu ihrem eigenen Schutze.

Etwas anders liegt die Sache bei Trinkern, worauf Sommer (1914) erst
kürzlich wieder hingewiesen hat; nach § 6 Abs. 3, wird wegen Trunksucht auch
der entmündigt, welcher die Sicherheit anderer gefährdet. Im Anschlusse daran
verlangen viele, Juristen und Psychiater, daß auch Geisteskranke, die anderen
gefährlich sind, entmündigt werden sollen. Hoche (1909) hält die verschiedene
Behandlung der Geisteskranken und Trunksüchtigen direkt für unlogisch.

Dieser Forderung parallel geht eine andere, welche bei jeder Einweisung eines gemeingefährlichen Geistesgesunden und Geisteskranken ein besonderes Verfahren vorsieht zum Schutze des Eingewiesenen und der Allgemeinheit, ganz unabhängig von einem strafrechtlichen Verfahren.

Wir wollen zunächst auf die Entmündigung als solche näher eingehen. Das Schweizerische Recht läßt sie wegen Gemeingefährlichkeit zu, worauf Aschaffenburg (1912) ausdrücklich aufmerksam macht. Das deutsche und österreichische Recht vertritt diesen Standpunkt nicht. Das Reichsgericht hat schon in seinem Urteil vom 17. XI. 96 die Entmündigung abgelehnt, solange Geschäftsfähigkeit besteht; Cramer (1903) und Hübner haben die Entscheidung wörtlich wiedergegeben; es heißt in ihr, daß so wenig Gemeingefährlichkeit an sich ein Grund der Entmündigung sei, so wenig könne sie selbst in Verbindung mit einer krankhaften Störung der Geistestätigkeit für sich allein die Entmündigung rechtfertigen. Auf dem gleichen Standpunkte steht das preußische Justizministerium, wie wir bei Dannemann (1912) lesen und der österreichische oberste Gerichtshof, wie Bischoff berichtet. Aus diesem Grunde wurde auch die Entmündigung in Fall 119 sowie 125 abgelehnt und in Fall 129 aufgehoben. Auch der Bescheid des Staatsanwalts in Fall 82 dürfte darauf zurückzuführen sein, allerdings mit Unrecht; denn es lag eine Geistesstörung vor und T. konnte seine Angelegenheiten nicht besorgen. Auf Grund des § 646 Z.P.O. hätte der Staatsanwalt das Recht gehabt, die Entmündigung zu beantragen.

Einer der eifrigsten Vorkämpfer für die Entmündigung Gemeingefährlicher ist Dannemann. Er hat, wie wir aus seinem auf dem VII. internationalen Kongreß für Kriminalanthropologie gehaltenen Vortrage (1912) entnehmen, sich mit einer großen Zahl Gefängnisärzten in Verbindung gesetzt und von diesen erfahren, daß alle mit ihm übereinstimmten, daß es angebracht sei, der Entmündigung zum Zwecke der Sicherung das Wort zu reden; manche allerdings versprechen sich nicht allzuviel von der Maßnahme, aber weniger wegen der Eigenschaften der zu Bevormundenden, als vielmehr wegen der Schwierigkeit tatkräftige, verständnisvolle Vormünder zu finden.

Auch andere Autoren sind für diese Entmündigungsmöglichkeit eingetreten, so Crasemann, der eine Berufsvormundschaft verlangt, von Hessert und Mittermaier (1908). Der Verband deutscher Berufsvormünder hat sich wie Dannemann (1912) berichtet, im Anschluß an ein Referat von Weygandt unumwunden für eine weit häufigere Verhängung der Kuratel bei bestehender psychischer Minderwertigkeit und dadurch bedingtem unsozialem Verhalten ausgesprochen. Heilbronner hat vorgeschlagen, bei Unfähigkeit zur selbständigen Lebensführung (zivilrechtlicher Schutzbedürftigkeit) die Entmündigung oder eine andere Form des Schutzes einzuführen, auch ohne Nachweis einer speziellen krankhaften Veranlagung. Wie ich schon vorher mitteilte, steht die Medizinalkommission des Senats von Bremen auf dem Standpunkte, daß bei Zwangsmaßregeln gegen Geisteskranke in erster Linie die Bestimmungen des bürgerlichen Rechts in Betracht kommen; diese Ansicht hat das hessische Ministerium in unserem Falle 101 praktisch durchgeführt dadurch, daß sie den Staatsanwalt anwies die Entmündigung einzuleiten. Ob eine Verwaltungsbehörde diesen Weg einschlagen will oder nicht, steht natürlich ganz bei ihr; nach dem geltenden Rechte ist an sich überhaupt kein Zusammenhang zwischen Entmündigung und Anstaltsbehandlung, was auch Moeli (1906) ausdrücklich betont. Schultze

(1911) verlangt für alle vermindert Zurechnungsfähigen einen Fürsorger oder Pfleger.

Manche Autoren haben sich gegen die Entmündigung Gemeingefährlicher ausgesprochen, so Hübner und Schultze (1912). Sie begründen ihre Stellung damit, daß die Entmündigung an sich die Wiederholung verbrecherischer Handlungen nicht zu hindern vermag und daß eine Internierung ohne Entmündigung mit Hilfe der Polizei durchgeführt werden könne. Dannemann (1912) sagt dagegen: „Was schadet es, wenn es nicht in allen Fällen glückt, das angestrebte Ziel zu erreichen, und wenn der Nutzen in manchen anderen illusorisch erscheint. Darf man darum prinzipiell gegen diese Maßnahmen sein? . . . Warum, frage ich, sollen wir den § 6 B.G.B. also nicht auf so manchen ruhig anwenden, den seine Geistesbeschaffenheit eben hindert, eine der wichtigsten Angelegenheiten, die dem Staatsbürger obliegt, die korrekte Einführung in die Gesellschaftsordnung, selbst wahrzunehmen?"

Sicher hindert die Entmündigung durchaus nicht immer an der Vornahme gemeingefährlicher Handlungen; so machte C. in Fall 26, was er wollte, trotzdem er entmündigt war. Auch in Fall 68 war kein Erfolg zu erkennen. In beiden Fällen mußte später die Internierung erfolgen. In Fall 114 wurde X. schon 1887 entmündigt, machte aber trotzdem andauernd Schulden und bediente sich dabei Mittel die ihn gemeingefährlich erscheinen lassen mußten; die Internierung erfolgte erst, als er mit Selbstmord gedroht und seinen Hauptgläubiger zum Selbstmord verleitet hatte. Erst nachdem X. $5^1/_2$ Jahre in einer Irrenanstalt gewesen war, wurde er entlassen. Hierher gehört auch Frau H., die interniert werden mußte, trotzdem sie entmündigt war, später aber sich gut durcharbeitete. Ich glaube, daß gerade für die Fälle die Entmündigung am Platze ist, die probeweise aus der Irrenanstalt — und auch aus Sicherungsanstalten — entlassen werden. Der Vormund muß dann von dem Leiter der Anstalt auf die Eigentümlichkeiten des zu Entlassenden aufmerksam gemacht und ihm Verhaltungsmaßregeln mitgegeben werden. Man muß ferner davon überzeugt sein, daß er gewissenhaft die Aufsicht über sein Mündel ausübt. Daß man nicht einen Verwandten, mit dem der zu Entmündigende stets Streit hatte, zum Vormund wählen soll, wie in Fall 43, ist selbstverständlich. Daß die Entmündigung bei der Entlassung aus der Anstalt berechtigt war, ersehen wir aus Fall 66, 101 und 13, ebenso scheint sich der Bruder des S. von Fall 42, der auch früher in einer Anstalt war, jetzt gut zu Hause zu halten.

Zuweilen ist es nicht ungefährlich, wenn man einen Kranken, der sich in der Freiheit aufhält, entmündigt, wie in Fall 39; N. wollte ihren Schwager, welcher die Entmündigung beantragt hatte, erschießen, und es hätte nicht viel gefehlt, daß sie es ausgeführt hätte.

Selbst in Fällen, in denen keine Gemeingefährlichkeit im engeren Sinne vorliegt, wie in Fall 104, ist es besser die Entmündigung während des Aufenthaltes in einer Anstalt vorzunehmen, da man vor Erregungen, die das Verfahren mit sich bringt, nie sicher ist.

Ich glaube, daß gerade für entlassene Geisteskranke und Gefangene die Entmündigung besonders dann sehr gute Dienste leisten würde, wenn der Vormund seinem Mündel einen bestimmten Aufenthaltsort anweist und sofort wieder die Internierung beantragt, wenn es ohne seine Erlaubnis sich entfernt hat. Von diesem Gesichtspunkte wäre eine Entmündigung in sehr vielen vorn mitgeteilten Fällen angebracht gewesen; ich nenne nur Fall 19; wir wissen genau, daß C. sich bald hier bald dort aufhält, so daß eine Beaufsichtigung ausgeschlossen ist; hier könnte ein energischer Vormund sicher einen günstigen Einfluß ausüben. B. in Fall 31 hätte auch entmündigt und auf diese Weise von seinem alten Wohnort ferngehalten werden müssen.

In allen Fällen muß man sich fragen: Zu was ist der Vormund imstande? Hat er die Macht sein Mündel genügend zu beaufsichtigen und hat er die Fähigkeiten dazu?

Liegen zur Zeit der Entlassung noch Wahnideen vor, wie in Fall 23—27, sind neue Depressionen zu erwarten, wie in Fall 70—74, sind die ersten Zeichen einer Paralyse festgestellt wie in Fall 95, usw., so wird der Vormund nicht früh genug entscheiden können, wann neue gemeingefährliche Handlungen zu erwarten sein werden. Da wäre eine besondere Aufsicht am Platze, eine Art Gesundheitsaufsicht, wie Bleek es nennt. Ich glaube, daß in Fall 12, in dem die Angehörigen so lange mit der Internierung gewartet haben, der Angriff des X. auf seinen Vater verhindert worden wäre, wenn psychiatrische Aufsicht bestanden hätte. Auch bei S. in Fall 19 würde neben der Vormundschaft noch fachmännische Aufsicht zu empfehlen sein, da der Vormund sicher nicht beurteilen kann, wann sich das Leiden so verschlimmert hat, daß eine Internierung erforderlich erscheint.

Für Baden ist ausdrücklich bestimmt, daß die außerhalb der Anstalten befindlichen Geisteskranken der Beaufsichtigung der Bezirksärzte unterstehen, während im Württembergischen Statut nur steht, daß bei Entlassung Geisteskranker die für nötig erachtenden ärztlichen Ratschläge dem Oberamtsphysikat mitzuteilen seien, und im hessischen Regulativ, daß bei Entlassung gemeingefährlicher Kranke das Kreisgesundheitsamt unter Darlegung des Krankheitszustandes rechtzeitig zu benachrichtigen sei. Daraus geht wohl hervor, daß die Kreisärzte die Beaufsichtigung übernehmen.

Cramer (1905) will psychiatrisch gebildeten Medizinalbeamten die Aufsicht über die sich frei bewegenden Geisteskranken übertragen. Auch Crasemann und Keraval treten für eine derartige Schutzaufsicht ein; Leppmann (1901) spricht von einer Staatskontrolle und führt ein Beispiel an von einem alten Kriegsinvaliden, der lange in einer Irrenanstalt gesessen, dann aber als harmlos entlassen worden war; niemand kümmerte sich mehr um ihn, bis er sich plötzlich nach 18 Jahren gegen § 176[3] St.G.B. verging und bestraft wurde. In der Strafanstalt stellte sich heraus, daß der Mann geisteskrank und vor 18 Jahren aus einer Irrenanstalt entlassen worden war. Leppmann glaubt, daß gerade in diesem Falle eine Beaufsichtigung von großem Vorteil gewesen wäre. Eine diskrete Beaufsichtigung wünscht auch Dannemann (1905); er hält es für zweckmäßig, daß die in Frage kommenden Personen einer Zentrale namhaft gemacht werden und die Kreisärzte die Aufsicht führen. Selbstverständlich verwirft er den in Preußen üblichen Modus, daß die Polizeibehörde die Kranken beaufsichtigt. Einen Meldezwang der Ärzte, wie bei Infektionskrankheiten, hält Dannemann für nicht geeignet, da hierdurch das Publikum voraussichtlich in vielen Fällen abgehalten würde, einen Arzt um Rat zu fragen. In Württemberg sind die Ortsvorsteher verpflichtet, alle ihnen zur Kenntnis gelangenden Fälle von Geistesstörung untersuchen zu lassen; die Stuttgarter Polizei führt eine Liste über alle ihr bekannten Fälle. Von Hessert verlangt

die Beaufsichtigung aller Geisteskranken, die sich außerhalb der Staatsanstalten
befinden, durch eine besondere ärztliche Behörde, analog dem in Zürich bestehenden Kantonalirreninspektorat. Eine solche könnte auch den Kreisärzten bei-
stehen, wenn, wie in Fall 54 und 61, die Anträge des Kreisarztes unberücksichtigt
bleiben; sie könnte auch mit Ratschlägen helfen, wenn, wie in Fall 51, Behörden
und Ärzte uneinig sind.

Der Entwurf zum niederländischen Psychopathengesetze kennt eine Bestimmung, nach der sich der zu Entlassende, wenn es von ihm verlangt wird,
in ärztliche Behandlung begeben muß. Van der Torren wünscht, daß dieses
Sich-zur-Verfügungstellen auch auf Geisteskranke angewandt werden solle.
Erhardt ist auch auf dem D. J. T. von 1912 und van Hamel auf der I. K. V.
von 1910 für eine Überwachung der entlassenen Verbrecher eingetreten.

Kommen wir nunmehr auf die Vormundschaft zurück, so muß man sagen,
daß in vielen Fällen, besonders bei Entlassungen aus Anstalten eine Vormundschaft am Platze ist, daß aber nebenher eine staatliche Aufsichtsbehörde bestehen
muß, die den Vormund unterstützt, wenn es nötig ist, aber auch selbständig
durch Vermittlung der Verwaltungsbehörde eingreifen kann. Daß weder Vormund noch Verwaltungsbehörde allein die Aufsicht über Geisteskranke führen
können, geht aus der schon früher erwähnten Auskunft einer Bürgermeisterei
über einen Geisteskranken in Fall 62 hervor: „Irrsinnig ist er nicht, aber ein
Querulant".

Bisher war stets von der Zweckmäßigkeit der Entmündigung und Beaufsichtigung die Rede, falls die Gemeingefährlichen draußen leben. Wir wollen
nun noch kurz die Ansichten mitteilen, die über das bei der Aufnahme und Entlassung der Gemeingefährlichen in und aus Irren- und Sicherungsanstalten
einzuschlagende Verfahren herrschen.

Nach dem geltenden Recht, was sich natürlich nur auf die Irrenanstalten
bezieht, weist die Verwaltungsbehörde ein, auch dann, wenn ein Strafverfahren
vorhergegangen ist. Bei der Entlassung ist, wie wir im vorigen Kapitel gesehen
haben, auch die Verwaltungsbehörde, sei es beratend, sei es bestimmend tätig.
Neuerdings gehen die Wünsche dahin, daß die Gerichte zur Regelung der Sicherungsmaßnahmen herangezogen werden.

Darüber scheint kein Zweifel zu bestehen, daß bei Einstellung eines Straf-
verfahrens oder Freisprechung zunächst der Strafrichter die Überführung in
eine Anstalt anzuordnen hat; so bestimmen es auch die Entwürfe von Deutschland, Österreich und der Schweiz und so ist es in England schon seit dem Gesetze
vom 28. VII. 1800, wie uns Aschaffenburg mitteilt (1912). Dagegen gehen
die Ansichten auseinander über das, was weiter geschehen soll. Verhältnismäßig
einfach liegt die Sache bei Geistesgesunden; für sie haben Aschaffenburg
und Mayer auf dem 28. D. J. T. eine Strafvollzugskommission vorgeschlagen,
die über ihr ferneres Geschick entscheiden soll.

Schwieriger ist die Entscheidung bei den gemeingefährlichen Geisteskranken und geistig Minderwertigen. Unser V. E. und der G. E., natürlich
mit ihm Kahl, überweisen diese zur Sicherung der Verwaltungsbehörde, während
Bleek, Mittermaier (1911) und Philipsborn, sowie der österreichische
und schweizerische Entwurf, über welche Dreyer ausführlich berichtet hat,
den Strafrichter weiter walten lassen wollen und in Schottland sogar der Staatsanwalt maßgebend ist, worauf Pandy hingewiesen hat. Die Psychiater möchten

lieber dem Strafrichter, nachdem er vorläufig entschieden hat, alles andere entziehen und auch die Verwaltungsbehörde ausschalten. Sie halten das strafrechtliche Hauptverfahren für ungeeignet und den Strafrichter für voreingenommen; andererseits genügt ihnen eine verwaltungsbehördliche Entscheidung bei einer so einschneidenden Maßnahme nicht. Nur Leppmann hält eine Feststellungsbehörde, die aus Ärzten, Juristen und Laien bestehen soll für geeignet. Die meisten anderen Autoren wollen die Aufnahme- und Entlassungsfrage dem Zivilrichter zur Entscheidung übergeben, die einen in einem Entmündigungsverfahren, die anderen in einem diesem ähnlichen Feststellungsverfahren, wie Aschaffenburg, oder Sicherungsverfahren, wie Schultze. Auch einige Juristen teilen diesen Standpunkt in erster Linie Hoegel, v. Liszt und Oetker, sowie die deutsche Landesversammlung der I. K. V. 1905, endlich auch der Entwurf zu einem niederländischen Psychopathengesetze. Diejenigen, welche das Entmündigungsverfahren selbst verwerfen und lieber ein analoges an seiner Stelle hätten, wollen damit bezwecken, daß unser jetziges Entmündigungsverfahren nicht verquickt wird mit strafrechtlichen Sachen, die ihm doch recht fern liegen; deswegen hat auch Kleinfeller in seinen Thesen auf dem 27. D. J. T. verlangt, daß das neue Verfahren grundsätzlich von den Voraussetzungen und dem Verfahren der Entmündigung freizuhalten ist. Levis hat auf der Versammlung der I. K. V. (1905) gesagt: „Gerade die Gesichtspunkte, die ich bei der Entmündigung zu beobachten habe, gerade die Gesichtspunkte darf ich nachher nicht berücksichtigen. Dort bei der Entmündigung die wesentlich individuelle Seite und hier bei der verminderten Zurechnungsfähigkeit die wesentlich soziale Seite." — Damit ist natürlich nicht gesagt, daß deswegen der Strafrichter dauernd bestimmen soll; es kann natürlich ein eigener Zivilrichter für diese Angelegenheiten bestellt werden.

Diejenigen, welche ein Entmündigungsverfahren vorschlagen, wollen damit erreichen, daß dem Gemeingefährlichen für die Zeit seiner Internierung eine Person zur Seite gestellt wird, die ihm hilft und den Verkehr mit der Außenwelt vermittelt. Aschaffenburg verlangt für alle, mögen sie geistesgesund oder geisteskrank sein, einen Berufsvormund. Die Aufstellung einer solchen Hilfsperson könnte natürlich auch in einem dem Entmündigungsverfahren analogen Verfahren vorgesehen werden.

Meines Erachtens haben alle diese Verfahren den einen Nachteil, daß mit der Entlassung aus der Anstalt alles erledigt ist. Ist eine Hilfsperson dem Internierten beigegeben worden, so sollte sie ihm als Hilfs- und Aufsichtsperson nach der Entlassung in der Regel zunächst beigegeben bleiben. Wir kommen also wieder zu der im Anfange dieses Kapitels erörterten Frage zurück: zu der Entmündigung ohne Internierung. Unter Schutz und Aufsicht muß der Entlassene zunächst bleiben! Aschaffenburg hat für Trinker vorgeschlagen, daß die durch die Einweisung in eine Trinkerheilanstalt ex officio eintretende Entmündigung nach dem Austritte aus der Anstalt bestehen bleiben sollte. Diesen Vorschlag müßte man auf alle die anwenden, welche auf Grund eines Entmündigungs- oder ihm ähnlichen Verfahren wegen Gemeingefährlichkeit interniert worden sind.

Auf Einzelheiten wollen wir hier nicht eingehen; wir finden sie bei Aschaffenburg (1912) und Weber gut zusammengestellt, ferner in der vom Reichs-Justizamt herausgegebenen Zusammenstellung der gutachtlichen Äußerungen über den Vorentwurf zu einem deutschen Strafgesetzbuch. Die Entlassungsfrage Geisteskranker im allgemeinen ist sehr ausführlich von Moeli (1906) behandelt.

3. Kapitel.

Andere Mittel zur Behandlung und Bekämpfung der Gemeingefährlichen.

Die Internierung soll, da sie am tiefsten in das Recht der persönlichen Freiheit einschneidet, das äußerste Mittel sein, welches gegen die Gemeingefährlichen angewendet wird. Der Altmeister auf dem Gebiete des Gefängniswesens Krohne hat einmal bei einer Diskussion über die Bekämpfung der Unverbesserlichen gesagt: „Halten sie den Gedanken fest, nicht um der Sicherheit willen allein . . . . sondern um der Barmherzigkeit willen". Besteht die Möglichkeit, vor der Internierung noch ein anderes Mittel zu versuchen, ohne daß man dadurch eine zu große Verantwortung übernimmt, oder stellt sich während der Internierung heraus, daß die Gemeingefährlichkeit durch andere Mittel genügend gemindert oder beseitigt werden kann, so soll man natürlich zu diesen Mitteln greifen. Je geringer der Grad der Gemeingefährlichkeit ist, desto eher kann man natürlich den Versuch machen, ohne Internierung auszukommen, so vor allem bei den gemeinlästigen und gemeinschädlichen Individuen.

Auf die Umstände, welche eine Verminderung oder Aufhebung der Gemeingefährlichkeit bewirken können, habe ich im 3. Kapitel des III. Abschnittes hingewiesen. Man muß sich vor allem fragen, ob irgend ein Reiz vorhanden ist, welcher den Geisteskranken oder Verbrecher zu einer gemeingefährlichen Handlung verleitet und dann, ob dieser Reiz von dem Kranken oder Verbrecher abzuhalten ist.

Wer draußen im Leben steht, wird dauernd Reizen begegnen, die ihn zu dieser oder jener Handlung veranlassen oder veranlassen möchten. Das Strafgesetz kann verlangen, daß ein gesunder Mensch den schlechten Reizen widersteht. Wir müssen, wie v. Hentig (1914) sagt, ein bestimmtes Maß von psychischer Widerstandsfähigkeit beim normalen Menschen erwarten. Auf besonders starke Reize nimmt das Strafgesetz aber doch Rücksicht; so sind nach § 51 St.P.O. die nächsten Angehörigen eines Angeklagten berechtigt, das Zeugnis zu verweigern; ferner dürfen nach § 56 St.P.O. die Personen, welche möglicherweise an der Tat beteiligt waren, nicht vereidigt werden. Ein Hauptgrund dafür, daß diese Bestimmungen getroffen sind, war wohl der, die Beteiligten vor einer Straftat zu schützen. Dementsprechend läßt § 161 St.G.B. den nicht mehr zum Eide zu, welcher einen Meineid geschworen hat. Darin ist wohl nicht nur eine Nebenstrafe, sondern auch ein Vorbeugungsmittel zu erblicken.

Das Prinzip, nicht nur zu strafen, sondern in erster Linie das Verbrechen zu bekämpfen, hat Thomsen in seinem Grundriß des deutschen Verbrechensbekämpfungsrechtes und seinen neueren Arbeiten streng durchgeführt. Er weist in seinem letzten Aufsatze (1911) darauf hin, daß schon solche Gesetze bestehen, z. B. der Vertrag der an der Nordseefischerei beteiligten Staaten zur Unterdrückung (nicht zur Bestrafung!) des Branntweinhandels auf hoher See. In derselben Arbeit stellt er möglichst viele Mittel und Methoden auf, die zur Bekämpfung von Verbrechen anwendbar sind, natürlich zum Teil auch schon

in den Strafgesetzbüchern enthalten sind.   Vor kurzem ist v. Hentig (1914) warm
für das Sicherungsrecht eingetreten.

Im Grunde genommen sagen hier Juristen nichts anderes als was die
Naturwissenschaftler, vor allem die Ärzte, schon lange erstreben: mehr Sicherung
als Vergeltung! Ich verweise nur auf Aschaffenburgs bekanntes Buch „Das
Verbrechen und seine Bekämpfung" und die Arbeit Lobedanks, der besonderen
Wert auf die Friedensbürgschaft verbunden mit einer Geldstrafe und natürlich
auch auf die Abschaffung des Strafmaßes legt.

Unser geltendes Strafrecht steht bekanntlich noch ganz und gar auf dem
Vergeltungsstandpunkt.   Der V. E. nimmt eine Mittelstellung ein, trotzdem
die klassische Schule, an ihrer Spitze Birkmeyer und Nagler, eine Verquickung
von Strafe und Sicherung in einem Gesetzbuche energisch bekämpft haben.
Ein reines Sicherungs- oder Bekämpfungsrecht einzuführen, wäre zurzeit wohl
kaum möglich, da der Wille des Volkes eine Sühne, in Gestalt einer der Schwere
des Verbrechens entsprechenden Strafe verlangt.   Selbst bei den Geisteskranken,
die ein schweres Delikt begangen haben, verlangt die Allgemeinheit Internierung;
ob sich der Zustand des Kranken ändert oder nicht, ist ihr gleichgültig.   So
hätte F. in Fall 43 sicher dauernd interniert bleiben müssen, wenn er bei dem
Angriff auf seine Frau diese getötet hätte; die Zukunft hat gelehrt, daß er nach
der Ehescheidung ein ordentlicher, fleißiger Mann geworden ist.

Welche Mittel zur Bekämpfung der Gemeingefährlichkeit im einzelnen
Falle am zweckmäßigsten sind, muß natürlich sehr genau von Fall zu Fall
geprüft werden.   Im folgenden wollen wir nur die wichtigsten Mittel kurz besprechen.

1. Aufenthaltsbeschränkung und Ortswechsel ohne Internierung.

Eine der wichtigsten Fragen ist die nach dem Milieu, in dem ein Mensch,
mag er gesund oder krank sein, lebt, worauf schon viele, u. a. Bonger, Gruhle,
Hübner, Puppe, Sommer (1912) hingewiesen haben. Siefert meint, der
Kampf gegen das soziale Milieu sei wenig aussichtsvoll; man müsse künstlich ein
Milieu schaffen, in dem die schädlichen Reize ausgeschaltet und die Lebensbedingungen derartig seien, daß das Individuum ohne sich und anderen zu schaden,
darin zu existieren vermöge; er verlangt ländliche Kolonien, die Anschluß an eine
Zentralanstalt haben.   Mittermeier (1908) spricht von Arbeitskolonien oder
zwangsweise Einweisung in eine bestimmte Arbeitsstelle.   v. Hentig (1914)
sagt: „Die Strafanstalten stellen ein solches Minimum an Versuchung dar, daß
sie ungeeignet sind den Sträfling praktisch zu erziehen.   Wir müßten versuchen,
Abbilder der Wirklichkeit, des freien Lebens, von Arbeit und Lohn, Umgang
mit Menschen und Gütern innerhalb der Anstalt bei Besserungsfähigen herzu-
stellen, eine Art abgeschlossener Freiheit . . ." Keller hebt die großen Vor-
züge einer Kolonie auf einer Insel hervor, wie sie sich für antisoziale geisteskranke Männer auf der Insel Livö im Limfjord befindet.   Dahin gehört auch
die im Anschluß an viele Irrenanstalten eingeführte Familienpflege, auf die
auch Oetker hinweist, als geeignet für gemeingefährliche Geisteskranke.   Sie hat
sich am freiesten auf dem Mecklenburgschen Gute Schwarzenhof entwickelt.
Eichstedt berichtet darüber, daß dort auch entlassene, früher gemeingefährliche Geisteskranke mit ihren Familien zusammen wohnen und arbeiten können.

Der Kreisarzt sehe monatlich einmal nach; die Verabreichung von Alkohol sei verboten.

Diese Art der Aufenthaltsbeschränkung ist natürlich verhältnismäßig leicht durchzuführen. Viele Kranke eignen sich auch nur für eine Freiheit, die sich in engen Grenzen hält, z. B. B. in Fall 123, bei dem mehrfach der Versuch gemacht wurde, ihn in einer geeigneten Stelle unterzubringen, was aber jedesmal fehlschlug. In der Krankengeschichte ist ausdrücklich darauf hingewiesen, daß B. in eine psychiatrische Kolonie, wie sie in Altscherbitz bestehe, gehöre, wo die Möglichkeit gegeben sei, den oft pathologisch gesteigerten Arbeitstrieb zur Geltung kommen zu lassen.

Oft liegt es auch an den äußeren Verhältnissen, daß ein Ortswechsel nicht möglich ist, oft auch an dem fehlenden guten Willen und dem mangelnden Zwang; so hatte in Fall 21 der Kreisarzt J. dazu veranlassen wollen, zu seinem Bruder zu gehen, da er besonders gegen seine Frau paranoisch eingestellt war, aber ohne Erfolg. In Fall 34 und 67 blieben die Kranken viel zu kurze Zeit von Hause fort. In Fall 69 hatten wir bei der Bürgermeisterei angefragt, ob es nicht möglich sei, T. ein Unterkommen außerhalb seiner Familie zu beschaffen; sie lehnte es aber ab. In Fall 21 und 34 mußte die Internierung erfolgen, womit natürlich nicht gesagt sein soll, daß ein Ortswechsel sie unnötig gemacht hätte; über Fall 69 konnte leider nichts mehr in Erfahrung gebracht werden. In Fall 3 und 17 scheint mit dem Ortswechsel ein guter Erfolg erzielt worden zu sein. Auch in Fall 4 hätte eine Entlassung sicher nicht stattfinden können, wenn M. von seinen Eltern nicht aufgenommen worden, sondern in seine alte Stelle zurückgekehrt wäre. Ein sehr gutes Beispiel ist Fall 18. B. hatte eine derartige Abneigung gegen eine Anzahl Einwohner seines Ortes und war derart paranoid gegen sie eingestellt, daß es voraussichtlich die schwersten Verwicklungen gegeben hätte, wenn B. seinen Wohnsitz nicht verlegt hätte.

In vielen von den mitgeteilten Fällen hätte ein Ortswechsel sicher gute Dienste getan; so in Fall 100, in dem X. sich nur mit seinen Eltern nicht verstehen konnte, im übrigen aber gut fortkam und verträglich war. In Fall 88 hätte ein Ortswechsel vielleicht den Selbstmord des J. verhütet.

Leider können wir bis jetzt einen Kranken zu einem Ortswechsel und der Wahl eines bestimmten Aufenthaltsortes nicht zwingen, während laut §§ 38 und 39 St.G.B. die Möglichkeit besteht, einen Verurteilten unter Polizeiaufsicht zu stellen, was u. a. zur Folge hat, daß ihm der Aufenthalt an einem bestimmten Orte untersagt werden kann, eine Bestimmung, die Bleek und Erhardt auch fernerhin beibehalten wissen wollen. § 53 V. E. bestimmt, daß bei gewissen Strafen auf Zulässigkeit der Beschränkung des Aufenthalts erkannt werden kann, wenn mit Rücksicht auf die Art der verübten strafbaren Handlung oder die Person des Verurteilten anzunehmen ist, daß dessen Aufenthalt an bestimmten Orten mit einer besonderen Gefahr für einen anderen oder für die öffentliche Sicherheit verbunden sein würde. Für gemeingefährliche Geisteskranke würde es zweckmäßig sein, zu bestimmen, daß sie sofort interniert werden, wenn sie ohne Erlaubnis des Kreisarztes, je nach dem, was ihnen oder ihren Angehörigen aufgetragen worden war, entweder ihren alten Wohnort wieder aufsuchen oder den ihnen angewiesenen Aufenthaltsort verlassen. In dem Entwurf zum niederländischen Psychopathengesetze ist eine Entlassung „mit Vorbehalt" vorgesehen; ein solcher Vorbehalt ist u. a. auch die Verlegung des Wohnsitzes.

Daß natürlich nicht in jedem Falle ein Ortswechsel angebracht ist, haben wir an Fall 130 gesehen; J. wäre in der alten Heimatgemeinde sicher besser beaufsichtigt worden, als in der neuen.

2. Berufswechsel und Herbeiführung günstiger Arbeitsbedingungen.

Seltener wie der Ortswechsel wird der Berufswechsel dazu führen, die Gemeingefährlichkeit zu heben.   Hier kommen in erster Linie die Lehrer in Betracht, welche sich an ihren Schülern vergehen, wie X. in Fall 133.   Er ist seit 9 Jahren als Landwirt tätig und hat sich gut geführt.   In Fall 95 wurde dem S. dadurch daß er seinen Beruf als Eisenbahnbeamter aufgab, ermöglicht, noch einige Zeit draußen zu leben, da er sich zunächst nur im Bahnbetriebe als gemeingefährlich erwiesen hatte.   Als dritten haben wir den Friseurgehilfen von Fall 20 zu nennen.   Er hatte zwar nicht ganz unbedenkliche Äußerungen getan; doch konnte man aus ihnen nur deswegen den Schluß auf Gemeingefährlichkeit des Täters zulassen, weil L. als Friseur mit Rasiermesser und ähnlichem umgehen mußte.   Er hat sich noch 7 Jahre draußen gehalten und wurde dann wegen Pflegebedürftigkeit einer Anstalt überwiesen.   Auch bei dem Arzte in Fall 18 hätte man an einen Berufswechsel denken dürfen, da ein Arzt viel mehr als andere Gelegenheit hat, Schaden anzurichten.   Es scheint jedoch, daß man mit einem Ortswechsel auskommt, wenn auch der Ärzteverein sich nicht so günstig über ihn ausgesprochen hat, wie die Bürgermeisterei.   Bei Pensionierungen muß man in der Regel recht vorsichtig sein, da sie, wie in Fall 46, in der ersten Zeit leicht eine Verschlimmerung des Zustandes herbeiführen.

Bei Verbrechern liegt die Sache natürlich viel ungünstiger.   Krohne antwortete auf die Frage: Wie können wir die Menschen wieder in das soziale Leben einführen?   halb scherzhaft 1. „Ist er unverheiratet, so gebt ihm eine ordentliche Frau."   2. „Geben Sie ihm eine Pension und zahlen Sie ihm alle Tage aus mit der ganz bestimmten Aussicht, daß er, wenn er sich davon betrinkt, am nächsten Tage nichts bekommt".   Mit anderen Worten: günstige Lebensbedingungen für Verbrecher zu schaffen ist außerordentlich schwer; nur wenige kommen in die glückliche Lage, wie J. in Fall 65, welcher das Geschäft seines Vaters übernehmen konnte.

3. Wirtshausverbot.

Etwas läßt sich vielleicht noch mit dem Wirtshausverbote erreichen. Nur muß es streng durchgeführt und mit einem Ausschankverbot verbunden sein.   Es ist natürlich nicht angängig, wenn ein Trinker, der in Hessen wohnt, sich in Preußen Schnaps verschafft, wie T. in Fall 89 es sehr wahrscheinlich gemacht hat.   Erhardt, Mittermaier, Sternberg und Stier sind der Ansicht, daß das Wirtshausverbot beibehalten werden solle.   In Fall 81, in dem es sich um einen alkoholintoleranten Exhibitionisten handelt, haben wir seine Anwendung ausdrücklich empfohlen.   Will man das Wirtshausverbot auch gegen die schweren Trinker erlassen, wie sie in Fall 82 und den folgenden beschrieben sind, so wird man sich nur dann einen Erfolg versprechen dürfen, wenn man bei einer Übertretung sofort zur Internierung schreitet.   Wartet man, so muß man darauf gefaßt sein, daß der Trinker eine gemeingefährliche Handlung begangen hat, ehe man sichs versieht; in Fall 89 hat die Gendarmerie

ausdrücklich betont, daß sie nicht in der Lage sei, die plötzlich auftretenden
Wutanfälle des T. zu verhindern. — Wird das Wirtshausverbot so lax gehandhabt, wie in Fall 43, so hat es gar keinen Zweck.

Ließe sich eine derartig strenge Ahndung durchführen, so würde dies auch
zur Folge haben, daß man mit der Entlassung von Trinkern nicht gar so vorsichtig sein müßte; denn es würde damit eine gewisse Garantie gegeben sein,
daß nicht erst eine gemeingefährliche Handlung oder Bedrohung abgewartet
wird, bevor die Überweisung in eine Anstalt erfolgt. Sind Trinker im Rausche
gemeingefährlich, so hat man zweifellos auch das Recht, einzuschreiten, sobald
sie sich Alkohol geben lassen, sei es in einer Wirtschaft oder Verkaufsstelle.

4. Heirat und Trennung der Ehegatten.

Im vorletzten Kapitel habe ich schon Krohnes Ausspruch über den
günstigen Einfluß der Ehe erwähnt. Hübner berichtet bei Besprechung der
geistig Minderwertigen von den günstigen Eheschließungen, die eine Wendung
im Leben der Kriminellen herbeiführten. An Hand unserer Fälle können auch
wir nachweisen, daß selbst schwere Verbrecher durch die Ehe zu einer geordneten
Lebensführung veranlaßt wurden, wie C. in Fall 85, der früher dauernd zwischen
Straf- und Irrenanstalt hin- und herpendelte und vor allem C. in Fall 84. Hier
merkt man deutlich den Unterschied, den eine gute und eine schlechte Frau
auf einen Mann ausüben kann. Während der ersten Ehe war C. ganz verkommen;
soviel aus der Krankengeschichte zu erkennen ist, hat der Einfluß der zweiten
Frau wesentlich dazu beigetragen, C. wieder emporzuheben. Auch in Fall 78
darf man annehmen, daß die Frau den N. vom Alkoholgenusse abgehalten
hat und auf diese Weise die Wiederholung der Dämmerzustände vermieden
wurde. Bei dem Dienstmädchen E. in Fall 145 besteht zwar noch ein schlechter
Leumund, doch scheint sie die Ehe von der Vornahme strafbarer Handlungen
abgehalten zu haben. Welchen günstigen Einfluß die Ehegatten auch auf Kranke
ausüben können, ist aus Fall 11 ersichtlich, in dem der Bürgermeister ausdrücklich schrieb, daß nur die Nachgiebigkeit der Ehefrau einen Aufenthalt außerhalb
der Anstalt möglich mache.

Im Gegensatze hierzu stehen die Fälle, in denen die Ehegatten sich nicht
verstehen und keine Rücksicht aufeinander nehmen. Ein vorzügliches Beispiel
dafür ist Fall 88, in welchem der Frau und den Kindern des J. jedes Verständnis
für das Wesen und die Eigenart des Mannes abging, was schließlich zum Selbstmord des J. führte. In anderen Fällen brachte die Ehescheidung die Erlösung,
wie in Fall 43 und 44. Bei beiden Fällen handelt es sich um Alkoholismus mit
Eifersuchtswahn. Da in solchen Fällen die Wahnideen sich nur gegen die Frau
richten, ist es erklärlich, daß die Zuneigung der Frau zum Manne abnimmt,
besonders auch deswegen, weil alkoholische Geistesstörungen vom Volke nicht
als Krankheit angesehen werden. Eine Trennung der Ehegatten wird daher
vielfach ratsam sein. Diese Lösung ist selbstverständlich stets das beste, wenn
die Eifersuchtsideen begründet sind. Auch in Fall 53 wäre wohl von der Ehescheidung Erfolg zu erwarten, da nach Mitteilung der Heimatbehörde, die
Frau sehr viel Schuld an den ungünstigen häuslichen Verhältnissen trägt. In
Fall 45 soll die Ehescheidung eingeleitet sein; sicher wäre es besser, wenn G.
während der Dauer des Prozesses in einer Anstalt untergebracht wäre, da die

Aufregungen, die jeder Prozeß, besonders aber ein Ehescheidungsprozeß, mit sich bringt, nur noch mehr zum Trinken verleitet.

5. Sterilisation (Kastration).

Die Ansichten, ob man zur Sicherung der Gesellschaft, die Sterilisation vornehmen soll oder nicht, gehen weit auseinander; auf dem VII. internationalen anthropologischen Kongresse ist darüber debatiert worden. Maier hat uns dort unter Bezugnahme auf die vorhandene Literatur eine gute Übersicht gegeben über die Erfahrungen, die man mit ihr in Nordamerika und der Schweiz gemacht hat. Er hofft, daß auf diese Weise die kommenden Generationen von einem Teile der antisozialen Elemente befreit werden, ferner, daß der Gechlechtstrieb der Verbrecher und Kranken gemindert werde. Kinberg ist der Ansicht, daß die Sterilisation aus allgemeinen rassehygienischen Gründen für gesetzgeberische Maßnahmen noch nicht reif ist. Rosenfeld lehnt sie ab, weil das Verbrechen als solches nicht vererblich sei. Auch Sommer hat sich auf Grund seiner Erfahrungen auf dem Gebiete der Vererbungslehre dagegen ausgesprochen, was in der Versammlung lebhafte Zustimmung hervorrief.

Betrachten wir diese Frage nicht vom Standpunkte der Eugenik, sondern von dem des einzelnen Individuums aus, so liegt die Sache etwas anders. Wir müssen uns fragen: Können wir im Interesse eines Internierten mit dessen Einwilligung eine Sterilisation gutheißen? Können wir dadurch eine lange, vielleicht lebenslängliche Internierung verhindern? In unserem Falle 129 würde ich die Sterilisation für angebracht halten, da B. sich immer wieder an Kindern verging. Bei J. in Fall 130 wäre sie einstweilen abzulehnen trotz der Schwere des Verbrechens, weil J. bei der Begehung des letzten Delikts erst 21 Jahre alt war. Vor kurzem war ein homosexuell veranlagter Lehrer zur Begutachtung in unserer Klinik; er hatte sich 5 Jahre lang an seinen Schülern vergangen und wurde dafür zu 3 Jahren Gefängnis verurteilt. Er wünscht dringend, daß bei ihm die Sterilisation vorgenommen werde.

Zweifellos wäre es ein großer Vorteil, wenn wir durch Sterilisation nur das eine erreichen könnten, daß wir nämlich bei einigen gemeingefährlichen Individuum von einer Internierung absehen könnten.

6. Jugendschutz und -aufsicht.

In vielen Fällen erstreckt sich, wie wir gesehen haben, die Gemeingefährlichkeit nur auf die nächsten Angehörigen, oft nur auf die eigenen Kinder. Dann muß man sich fragen, ob es nicht, um mit Thomsen zu reden, genügt, die Person des Opfers der gefährlichen Sphäre zu entziehen. Die Zivilgesetze geben uns das Recht dazu, so § 1680 B.G.B. und § 126a der Gewerbeordnung. Bei Frau H. in Fall 126, die ihre Kinder vernachlässigte und ihnen ein recht schlechtes Beispiel gab, wäre es sicher am zweckmäßigsten gewesen. Anton hat erst kürzlich wieder darauf hingewiesen, wie beeinflußbar Jugendliche sind und wie schädlich für sie der Umgang mit Degenerierten ist; er erwähnt vor allem die bekannten gefährlichen Frauentypen und die frühreifen Kinder. Besonders gefährlich für die Seele des Kindes sind die Alkoholisten, worauf ich im III. Kapitel des vorigen Abschnittes aufmerksam gehabt habe.

Leider kommen bei uns, wie wir von Mönkemöller hören, die meisten Kinder erst dann in die Fürsorgeerziehung, wenn sie kriminell geworden sind; die vornehmste Aufgabe des Fürsorgeerziehungsgesetzes, die Verhütung der Verwahrlosung, wird somit sehr oft nicht erfüllt. In den vereinigten Staaten von Nordamerika scheint nach Stammer die Jugendfürsorge früher einzugreifen, nämlich dann, wenn schon Gefahr besteht, daß durch irgend ein Unglück der Eltern den Kindern ein Unglück erwachse.

Wenn wir Kinder dem Machtbereich eines Menschen, der sie seelisch und körperlich zugrunde richtet, also mindestens gemeinschädlich ist, entziehen, so erreichen wir damit erstens, daß der Reiz, den die Kinder auf das Individuum, dem sie unterstellt waren, ausüben, aufhört, die Gemeingefährlichkeit desselben also — wenigstens in vielen Fällen — gemindert wird, zweitens, daß wir die Kinder, soweit es in unserer Macht steht, davor schützen, selbst kriminell, eventuell gemeingefährlich zu werden. Damit soll natürlich nicht gesagt sein, daß die Kinder stets in einer Anstalt untergebracht werden sollen, oft wird eine geeignete Familie sie aufnehmen können.

Sehen wir, daß unsere Macht, auf die Kinder günstig einzuwirken, nicht ausreichend war, daß Fürsorgezöglinge, wenn sie aus der Anstalt entlassen würden, sicher auf die Bahn des Verbrechens geraten würden, so müssen wir das Recht haben, sie zu halten. Cramer bedauert sehr, daß im V. E. eine derartige Bestimmung nicht aufgenommen worden ist. Auch Mönkemöller verlangt, daß man bei diesen Elementen nicht erst einen Schiffbruch abwarten, sondern ihnen eine Anstaltsbehandlung zugänglich machen solle, die ihrer Unselbständigkeit und kriminellen Neigung entspreche.

Von Interesse ist noch die von Mittermaier (1908) und Thomsen erwähnte Bestimmung des norwegischen Strafgesetzbuches, welche verbietet, Untergebene und anvertraute Jugendliche Verhältnissen auszusetzen, welche ihre Sittlichkeit gefährden.

7. Allgemein wirkende Mittel zur Bekämpfung der Gemeingefährlichkeit.

Bei Besprechung der Aufnahme in die Anstalten wurden schon einige allgemein wirkende Mittel erwähnt, vor allem die Hebung des Interesses für die Irrenanstalten in der Allgemeinheit. Dahin gehört auch die Einrichtung und der Ausbau der Hilfsvereine für entlassene Geisteskranke und Gefangene. Wenn auch nicht immer Erfolge erzielt werden, so dürfen die Mitarbeiter den Mut nicht verlieren. Schon mancher ist vor einem Rückfall geschützt worden, dadurch daß ihm von einem Hilfsverein Arbeit und somit ein Auskommen verschafft worden ist. Dannemann (1905) hat ferner die Errichtung von Pflegerschulen befürwortet, damit nicht zuviel ungeschultes Personal in die Anstalten kommt.

Vocke (1911) hat die Frage geprüft, ob es nicht berechtigt sei, die Bestrafung solcher Personen zu verlangen, welche zwangsweise Internierte befreien. Er kommt im Gegensatz zum V. E. und seiner Begründung zur Bejahung dieser Frage; er schlägt vor, diejenigen zu bestrafen, welche Geisteskranke, Trinker und körperlich Kranke, die wegen Gefährdung der Allgemeinheit auf gerichtliche oder behördliche Anordnung in einer Anstalt untergebracht sind, aus der Fürsorge und Obhut der Aufsichtsberechtigten befreien. Er ist gegen eine Verquickung dieses Paragraphen mit den Vorschriften über die Gefangenenbefreiung. Dreyer und Schultze (1910) teilen Vockes Ansicht. Das Reichsgericht hat auf Grund des geltenden Strafrechts entschieden, daß unter Gefangenen alle die Personen zu verstehen sind, welche in gesetzlich gebilligter Form aus Gründen der öffentlichen Sicherheit als gemeingefährlich ihrer persönlichen Freiheit beraubt sind.

Endlich gehören hierhin alle die Mittel, die das Übel an der Wurzel anfassen, die beispielsweise die Armut und Wohnungsnot, den Mißbrauch des Alkohols im allgemeinen, die unkontrollierbare Prostitution, das Glücksspiel usw. bekämpfen, vor allem auch die Mittel, die zur Hebung der Rasse dienen, worauf hier natürlich nicht näher eingegangen werden kann.

Zusammenfassung.

Die Behandlung und Bekämpfung der Gemeingefährlichkeit richtet sich nach den im III. Abschnitte dargelegten Umständen.

Die dort angegebene Einteilung in gemeingefährliche im engeren Sinne, gemeinschädliche und gemeinlästige Individuen ist bei der Bekämpfung in soweit zu verwerten, als gegen gemeinschädliche und vor allem gemeinlästige Individuen im allgemeinen ein weniger energisches Vorgehen angebracht ist.

Die Mittel, die uns zur Bekämpfung zur Verfügung stehen, sind für alle drei Gruppen gleich. Das wichtigste und einschneidenste Mittel ist die Internierung; sie soll nur da angewandt werden, wo alle anderen versagen und nur solange dauern, als es unbedingt nötig ist. Es muß daher für alle, die zur Sicherung der Allgemeinheit interniert sind, die Möglichkeit der Entlassung gegeben sein.

Wir brauchen unbedingt eine Internierungsmöglichkeit von unbestimmter Dauer für gemeingefährliche Verbrecher und geistig Minderwertige.

Die Internierung der Gemeingefährlichen hat nicht immer in festen Häusern zu geschehen; je nach ihrer Art wird jede, selbst die freieste Form, angebracht sein können. Zur Unterbringung gemeingefährlicher Individuen sind unter Umständen auch Trinkerheilanstalten und Arbeitshäuser geeignet.

Die Aufnahme in die Irrenanstalt erfolgt sehr oft zu spät. In der Regel tragen daran die Angehörigen schuld, in einzelnen Fällen auch Ärzte und Verwaltungsbehörden, ferner die ungünstige Lage der Anstalt, der Mangel an geeigneten Aufnahmestationen und endlich die umständlichen Aufnahmeverhandlungen. In dringenden Fällen sollten die Anstalten die Kranken ohne weiteres aufnehmen dürfen.

Solange im Volke noch Vorurteile gegen die Irrenanstalten bestehen, ist bei einer Internierung wider Willen des Kranken eine amtsärztliche Untersuchung vor oder gleich nach der Aufnahme zweckmäßig.

Bei Geisteskranken, die auf Grund des § 51 nicht bestraft werden konnten, muß der Strafrichter die Überführung in eine Anstalt wenigstens vorläufig verfügen können.

Entlassung muß erfolgen, wenn sich der Zustand des Kranken oder die Gesinnung des Geistesgesunden gebessert hat. Auch äußere Momente können sie veranlassen, da Gemeingefährlichkeit und Krankheit nicht identisch ist. Wann die Möglichkeit einer Entlassung gegeben ist, ist oft sehr schwer zu beurteilen, da die Übergänge natürlich fließende sind.

Eine besondere Vorsicht ist bei Alkoholisten am Platze, weil diese sich in den Anstalten in der Regel sehr gut führen, draußen aber doch wieder rückfällig werden. Ferner bei allen Kranken, welche dissimulieren, vor allem bei Melancholikern. Alle Entlassungen sollten nur auf Widerruf erfolgen.

Ein Revers hat nur den Zweck, den Angehörigen ihre Verantwortung zum Bewußtsein zu bringen und vom Arzt abzuwälzen, letzteres aber nur in ganz beschränktem Maße. Von Bedeutung ist er nur dann, wenn der, welcher ihn unterschreibt, allein der Bedrohte ist. Eltern können für ihre Kinder auf diese Weise die Verantwortung nicht übernehmen.

Die Mitwirkung der Verwaltungsbehörde oder des Gerichts bei der Internierung und Entlassung gemeingefährlicher Individuen ist sehr zweckmäßig, da auf diese Weise die äußeren Verhältnisse besser festgestellt werden können, und dem Arzt eine große Verantwortung abgenommen wird. Die meisten Autoren wünschen die Heranziehung eines Zivilrichters.

Die an der Gießener Klinik und in Westpreußen geltende Bestimmung, daß auf Wunsch des Anstaltsleiters Zeugen über die Gemeingefährlichkeit eines Kranken vernommen werden müssen, hat sich zur Klärung der Verhältnisse als sehr nützlich erwiesen.

Zur Vermeidung von Aufnahmeverweigerungen und vorzeitigen Entlassungen ist die Schaffung eines Reichsarmenverbandes zu befürworten. Die Gemeinden sollten entlastet werden.

Die Entmündigung der außerhalb der Anstalt lebenden Gemeingefährlichen wird die Begehung strafbarer Handlungen nicht immer verhindern, sie ist aber empfehlenswert, da mit ihr immer eine gewisse Aufsicht verbunden ist.

Entlassene Gemeingefährliche sollten stets entmündigt sein. Die Entmündigung internierter empfiehlt sich schon in ihrem eigenen Interesse. Über das einzuschlagende Verfahren, mit dem die Bestellung eines Vormundes oder Fürsorgers verknüpft sein könnte, herrscht noch keine Einigkeit.

Neben der Aufsicht über die entlassenen Geisteskranken, welche der Vormund ausübt, sollte eine staatliche Aufsicht eingeführt werden, die am besten einem Psychiater übertragen wird.

Statt der Internierung wird man in vielen Fällen mit der Aufenthaltsbeschränkung, der Entfernung aus der Familie, der Unterbringung der Kinder in eine fremde Familie oder Erziehungsanstalt, dem Berufswechsel, dem Wirtshausverbote auskommen. Nur muß man speziell bei der Aufenthaltsbeschränkung und dem Wirtshausverbote dafür sorgen, daß sie ausgeführt werden, und bei der ersten Übertretung gleich zur Internierung schreiten, bevor Bedrohungen und strafbare Handlungen erfolgt sind.

Dazu kommen noch die Mittel, die das Irrenwesen im allgemeinen heben sollen, und die zur Besserung der Allgemeinheit dienen.

Zum Schlusse sei noch einmal darauf hingewiesen, daß jeder Fall eine eigene Beurteilung und eine dementsprechende Behandlung verlangt, die zwar durchaus nicht immer in einer Internierung bestehen muß, aber auch nicht von Weichherzigkeit dem einzelnen gegenüber zum Schaden der Allgemeinheit geleitet sein darf.

Literaturverzeichnis.

Anton, Über gefährliche Menschentypen. Vierteljahrsschr. f. gerichtl. Med. 1914. 47.
1. Suppl.-H. S. 236 u. Arch. f. Psych. 1914. 54. S. 89.
Aschaffenburg, Diskussion, Mitteil. der I. K. V. 1906. 13. S. 448 u. 497.
Aschaffenburg, Das Verbrechen und seine Bekämpfung. Heidelberg 1906.
Aschaffenburg, s. Liepmann, Der Gerichtssaal 1907. 70. S. 44.
Aschaffenburg, Die Behandlung gemeingefährlicher Geisteskranker und verbrecherischer
Gewohnheitstrinker. Vergleichende Darstellung des deutschen und ausländischen
Strafrechts. Allg. Teil. Berlin 1908. 1.
Aschaffenburg, Der Vorentwurf zu einem deutschen Strafgesetzbuch. Deutsche med.
Wochenschr. 1909. 35. S. 2067.
Aschaffenburg, Zurechnungsfähigkeit. Maßregeln bei Trinkern, s. Bemerkungen zum
Vorentwurf.
Aschaffenburg, s. Philipsborn, Zeitschr. f. d. ges. Strafrechtswissenschaft 1911. 31.
S. 239. (Diskuss.)
Aschaffenburg, Die Sicherung der Gesellschaft gegen gemeingefährliche Geisteskranke.
Berlin 1912.
Aschaffenburg, Geisteskranke Verbrecher und verbrecherische Geisteskranke. Bericht
über den VII. internat. Kongr. f. Kriminalanthr. Heidelberg 1912. S. 381.
Aschaffenburg, Referat. Psychiatr.-neurol. Wochenschr. 1914. 15. S. 95.
Auer, Die Behandlung der gemeingefährlichen Arbeitsscheuen nach dem ungarischen
Strafrecht. Arch. f. Kriminalanthr. u. Kriminalistik 1914. 56. S. 233.
Begründung zum Vorentwurf zu einem Deutschen Strafgesetzbuch. Berlin 1909.
Bemerkungen zum Vorentwurf des Strafgesetzbuchs. Herausgeg. v. d. Justizkommission
d. deutsch. Vereins f. Psychiatrie. Jena 1910.
Beschlüsse der strafrechtlichen Abteilung d. 31. Deutschen Juristentages 1912. Der Ge-
richtssaal 1913. 80. S. 160.
Birkmeyer, v., Beitrag zur Kritik des Vorentwurfs zu einem Deutschen Strafgesetzbuch.
2. Beitrag. Leipzig 1910.
Birkmeyer, v., Schuld und Gefährlichkeit. Kritische Beiträge zur Strafrechtsreform.
Leipzig 1914. 16.
Birnbaum, Die psychopathischen Verbrecher. Berlin 1914.
Bischoff, Lehrb. d. gerichtl. Psychiatrie. Berlin u. Wien 1912.
Bleek, Das Verfahren zur Durchführung sichernder Maßnahmen. Zeitschr. f. d. ges.
Strafrechtswissensch. 1914. 35. S. 446.
Bleuler, Zur Behandlung Gemeingefährlicher. Monatsschr. f. Kriminalpsychol. u. Straf-
rechtsreform 1904. 1. S. 92.
Bonger, Diskuss., Ber. über den VII. internat. Kongr. f. Kriminalanthr. Heidelberg
1912. S. 378.
Bonhöffer, Diskuss., Psychiatr.-neurol. Wochenschr. 1914. 15. S. 96.
Bresler, Erfahrungen bei Anwendung des preußischen Min.-Erlasses vom 15. Juni 1901
betr. Verfahren bei der Entlassung gefährlicher Geisteskranker. Rundfrage. Psychiatr.-
neurol. Wochenschr. 1913. 15. S. 235.
Clement, Die Behandlung des Rückfalls und der gewerbs- und gewohnheitsmäßigen Verbrecher. Blätter f. Gefängniskunde 1909. 43. S. 709.
Cramer, Gerichtliche Psychiatrie. Jena 1903.

Cramer, Über Gemeingefährlichkeit vom ärztlichen Standpunkte aus. Juristisch-psychiatr. Grenzfragen. 1905. 3. 4. Heft.

Cramer, Bemerkungen zum Vorentwurf zu einem Deutschen Strafgesetzbuch. Münch. med. Wochenschr. 1910. Nr. 7.

Cramer, Strafvollzug, s. Bemerkungen zum Vorentwurf.

Crasemann, Berufsvormundschaft und die volljährigen geistig Minderwertigen. Monatsschr. f. Kriminalpsychol. u. Strafrechtsreform. 1911. 8. S. 465.

Crasemann, Diskuss., Zeitschr. f. d. ges. Neurol. u. Psychiatr. Referatenbd. 1913. 7. S. 487.

D. J. T. = Deutscher Juristentag, s. Beschlüsse (1912), Finger (1908), Liepmann (1906), Sternberg (1912).

Dannemann, Stadtasyle. Halle 1901.

Dannemann, Die Gemeingefährlichkeit bei Geisteskranken und ihre Bekämpfung. Deutsche med. Wochenschr. 1905. 31. S. 546.

Dannemann, Die Entmündigung chronisch krimineller als Mittel zur Verbesserung der sozialen Hygiene. Ber. über den VII. internat. Kongr. f. Kriminalanthr. Heidelberg 1912. S. 313.

Delaquis, s. Pfenniger, Sichernde Maßnahmen gegenüber verbrecherischen Unzurechnungsfähigen usw.

Delbrück, Über die vermindert Zurechnungsfähigen und deren Verpflegung in besonderen Anstalten. Mitteil. d. I. K. V. 1902. 10. S. 628.

Dreyer, Der Schutz der Gesellschaft vor den gemeingefährlichen Irren. Monatsschr. f. Kriminalpsychol. u. Strafrechtsreform. 1910. 7. S. 1.

Eichstedt, Zur Frage der Gemeingefährlichkeit bei Geisteskranken. Inaug.-Dissert. Rostock 1909. Zit. n. Boas, Arch. f. Kriminalanthr. u. Kriminalistik. 1910. 37. S. 18.

Engelberg, v., Diskuss., Mitteil. d. I. K. V. 1906. 13. S. 451.

Engelen, Diskuss., Mitteil. d. I. K. V. 1905. 13. S. 442.

Englische Entwürfe zur Verwahrung geistig Minderwertiger, s. v. Hentig.

Entscheidung des Reichsgerichts über Gefangenenbefreiung. Zit. n. Psychiatr.-neurol. Wochenschr. 1911. 12. S. 415.

Erhardt, Referat, Der Gerichtssaal. 1913. 80. S. 160.

Erläuternde Bemerkungen zum österreichischen Strafgesetz-Entwurf. v. 1912, s. v. Birkmeyer 1914.

Evensen, Über Sicherungsmaßnahmen gegen gemeingefährliche periodische Irre mit freien Intervallen. Ber. über den VII. internat. Kongr. f. Kriminalanthr. Heidelberg 1912. S. 205.

Feuerbach, Revision II. 1800, s. v. Birkmeyer, Schuld und Gefährlichkeit.

Finger, Verhandl. d. 3. Abt. d. 27. D. J. T. Der Gerichtssaal. 1904. 65. S. 133.

Finger, Die 12. internat. Versamml. d. I. K. V. zu Kopenhagen 1913. Zeitschr. f. d. ges. Strafrechtswissenschaft. 35. S. 222.

Finkelnburg, Diskuss., Mitteil. d. I. K. V. 1906. 13. S. 445.

Gakkebusch, Frage der Gesetzgebung über kriminelle Geisteskranke. Zit. n. Zeitschr. f. d. ges. Neurol. u. Psychiatr. Refbd. 1914. 9. S. 253.

Garçon, Bericht, Mitteil. d. I. K. V. 1910. 17. S. 185.

Garçon, s. Finger, Die 12. internat. Versamml. d. I. K. V. 1913.

Gaupp und Wollenberg, Zur Psychologie des Massenmords. Verbrechertypen. Berlin 1914. 1. H. 3

G. E. = Gegenentwurf zum Vorentwurf eines Deutschen Strafgesetzbuches von Kahl, v. Lilienthal, v. Liszt, Goldschmidt. Berlin 1911.

Griesinger, s. Schubart.

Groß, Bemerkungen, Arch. f. Kriminalanthr. u. Kriminalistik. 1913. 51. S. 47.

Gruhle, Die Ursachen der jugendlichen Verwahrlosung und Kriminalität. Studien zur Frage: Milieu oder Anlage. Berlin 1912.

Hamel, van, Diskuss., s. Mitteil. d. I. K. V. 1906. 13. S. 453 u. 506.

Hamel, van, Diskuss., s. Mitteil. d. I. K. V. 1910. 17. S. 449.

Hamel, van, s. auch Schermers.

Heilbronner, Die Versorgung der geisteskranken Verbrechcr. Zeitschr. f. Kriminalpsych.
u. Strafrechtsreform. 1904. 1. S. 284.
Heilbronner, Reichsirrengesetz und Entmündigungsfrage, Recht und Wirtschaft 1913.
2. S. 168. Zit. n. Zeitschr. f. d. ges. Neurol. u. Psychiatr. Referatebd. 9. S. 483.
Hentig, v., Sichernde Maßnahmen vor den Verbrechen. Monatsschr. f. Kriminalpsych.
u. Strafrechtsreform. 1912. 9. S. 277.
Hentig, v., Strafrecht und Auslese. Berlin 1914.
Hessert, v., Schutz der Gesellschaft vor gefährlichen Geisteskranken. Monatsschr. f.
Kriminalpsychol. u. Strafrechtsreform. 1912. 9. S. 65.
Hoche, Handb. d. gerichtl. Psychiatr. Berlin 1909.
Hoche, Diskuss., Psychiatr.-neurol. Wochenschr. 1914. 15. S. 96.
Hoegel, Die Einteilung der Verbrecher in Klassen Kritische Beiträge zur Strafrechts-
reform. Leipzig 1908. 2.
Hübner, Lehrb. d. forensischen Psychiatrie. Bonn 1914.
I. K. V. = Internationale kriminalistische Vereinigung, s. Finger, Kitzinger, Mitteil.
d. I. K. V., Philipsborn.
Jaspar, Diskuss., s. Mitteil. d. I. K. V. 1910. 17. S. 451.
Kahl, Die geminderte Zurechnungsfähigkeit. Vergleichende Darstellung des deutschen
und ausländischen Strafrechts. Allg. Teil. Berlin 1908. 1.
Kauffmann, Die Psychologie des Verbrechens. Berlin 1912.
Keller, Was bezweckt eine Insclanstalt für antisoziale geistesschwache Männer? Monats-
schr. f. Kriminalpsychol. u. Strafrechtsreform. 1904. 1. S. 1.
Keraval, L'interment des aliénés dangereux. Ber. ü. d. VII. internat. Kongr. f. Kriminal-
anthr. Heidelberg 1912. S. 169.
Kielhorn, Die geistige Minderwertigkeit vor Gericht. Monatsschr. f. Kriminalpsychol.
u. Strafrechtsreform. 1907. 4. S. 165.
Kinberg, Diskuss., Ber. ü. d. VII. internat. Kongr. f. Kriminalanthr. Heidelberg 1912.
S. 377.
Kitzinger, Die I. K. V. München 1905.
Kleinfeller, Referat, s. Finger, Verhandl. d. 27. D. J. T.
Kronecker, Diskuss., Mitteil. d. I. K. V. 1905. 13. S. 426.
Krohne, Diskuss. zu Mittermaier, Die Behandlung der unsozialen Elemente.
Kraepelin, Die Abschaffung des Strafmaßes. Stuttgart 1880.
Kraepelin, Diskuss., Psychiatr.-neurol. Wochenschr. 1914. 15. S. 96.
Kullmann, s. Lenhard.
Kundt und Rüdin, Über die zweckmäßigste Unterbringung der irren Verbrecher und ver-
brecherischen Irren in Bayern. Zeitschr. f. d. ges. Neurol. u. Psychiatr. 1910. 2. S. 375.
Kunowski, v., Nochmals zur Frage der Unterbringung geisteskranker Verbrecher. Psychi-
atr.-neurol. Wochenschr. 1904. 5. S. 532.
Landerer, Diskuss., Allgem. Zeitschr. f. Psychiatr. 1910. S. 955.
Lenhard, Dannemann, Oßwald, Kullmann, Die Fürsorge für gefährliche Geistes-
kranke. Jurist.-psychiatr. Grenzfragen. 1908. 6.
Leppmann, Die Eigenart des heutigen gewerbsmäßigen Verbrechertums. Mitteil. d.
I. K. V. 1901. 9. S. 149.
Leppmann, Die strafrechtliche Behandlung geistig Minderwertiger. Ärztl. Sachverständ.-
Ztg. 1904. S. 341.
Leppmann, Die Bestimmungen über Unzurechnungsfähigkeit und verminderte Zurech-
nungsfähigkeit im Vorentwurf eines Deutschen Strafgesetzbuches. Ärztl. Sach-
verständ.-Ztg. 1910. S. 96.
Leppmann, Der Minderwertige im Strafvollzuge, Veröffentl. a. d. Gebiete d. Medizinal-
verwaltung 1912. 1. H. 15.
Levis, Diskuss., Mitteil. d. I. K. V. 1906. 13. S. 512.
Liepmann, Die strafrechtlichen Verhandlungen des 28. D. J. T. Der Gerichtssaal. 1907.
70. S. 44.
Liszt, v., Schutz der Gesellschaft gegen gemeingefährliche Geisteskranke und vermindert
Zurechnungsfähige. Monatsschr. f. Kriminalpsychol. u. Strafrechtsreform. 1904.
1. S. 8.
Liszt, v., Referat, Mitteil. d. I. K. V. 1905. 12. S. 265.

Liszt, v., Referat, Mitteil. d. I. K. V. 1906. **13.** S. 436 u. 471.

Liszt, v., Referat. Mitteil. d. I. K. V. 1910. **17.** S. 423, s. auch Philipsborn.

Lobedank, Rechtsschutz und Verbrecherbehandlung. Wiesbaden 1906.

Maier, Erfahrungen über die Sterilisation Krimineller in der Schweiz und Nordamerika als Mittel der sozialen Hygiene. Bericht über den VII. internat. Kongr. f. Kriminalanthr. Heidelberg 1912. S. 322 u. 393.

Michaelis, v., Erfahrungen und Lehren aus 31 jähriger Strafvollzugspraxis. Arch. f. Kriminalanthr. u. Kriminalistik 1914. **57.** S. 40.

Mittermaier, Die Behandlung unverbesserlicher Verbrecher. Vergleichende Darstellung des deutschen und ausländischen Strafrechtes. Allg. Teil. Berlin 1908. **3.**

Mittermaier, Bestrafung oder Sicherheitsmaßregeln gegen Gewohnheitsverbrecher. Vortrag. 80. Jahresber. d. rhein.-westf. Gefängnisgesellsch. u. Zeitschr. f. d. ges. Strafrechtswissenschaft. 1910. **30.** S. 483.

Mittermaier, Die Behandlung der unsozialen Elemente im V. E. Mitteil. d. I. K. V. 1911. **18.** S. 335.

Mitteilungen der I. K. V. Berlin 1905 u. 1906. **13,** Berlin 1910. **17,** über 1913 s. Finger.

Mitteilungen der I. K. V. 1905. **12.** S. 265. (Deutsche Landesversammlung).

Moeli, Die in Preußen gültigen Bestimmungen über die Entlassung aus den Anstalten für Geisteskranke. Samml. zwangl. Abhandl. a. d. Gebiete d. Nerven.- und Geisteskrankh. 1906. **7.** Heft 2.

Moeli, Über die strafrechtliche Zurechnungsfähigkeit. Neurol. Zentralbl. 1910. S. 331.

Moeli, Einige Bemerkungen über die Regelung der Rechtsverhältnisse der in Anstaltsbehandlung oder in Pflege fremder Personen befindlichen Geisteskranken in Preußen. Monatsschr. f. Kriminalpsychol. u. Strafrechtsreform. 1913. **10.** S. 449.

Moeli, Diskuss., Psychiatr.-neurol. Wochenschr. 1914. **15.** S. 96.

Mönkemöller, Zur Kriminalistik des Kindesalters. Arch. f. Kriminalanthr. u. Kriminalistik. 1911. **40.** S. 246.

Morawcsik, Der Schutz der Gesellschaft vor den Verbrechern. Monatsschr. f. Kriminalpsychol. u. Strafrechtsreform. 1911. **9.** S. 529.

Nabakoff, s. Finger, Die 12. internat. Versamml. d. I. K. V. 1913.

Nagler, Verbrechensprophylaxe und Strafrecht. Kritische Beiträge zur Strafrechtsreform. Leipzig 1911. **14.**

Näcke, Einteilung der (habituell) Antisozialen und der mehr oder minder moralisch Defekten. Zeitschr. f. d. ges. Neurol. u. Psychiatr. 1912. **10.** S. 387.

Näcke, Gefährlichkeit der Geisteskranken. Arch. f. Kriminalanthr. u. Kriminalistik. 1913. **53.** S. 373.

Nemeth, Die Frage der Gemeingefährlichkeit vom forensisch-psychiatrischen Standpunkte. Budapesti orvosi ujság 1908. Zit. nach Jahresber. über die Leistungen u. Fortschritte a. d. Gebiete d. Neurol. u. Psychiatr. f. 1908. S. 1217.

Niederländisches Psychopathengesetz, s. Schermers und van Hamel, sowie van der Torren.

Nordostdeutsche Psychiaterversammlung, s. Puppe, Allg. Zeitschr. f. Psychiatr. 1908. **65.** S. 689.

Oba, Unverbesserliche Verbrecher und ihre Behandlung. Arch. f. Strafrecht u. Strafprozeß. 1908. **55.** S. 170.

Österreichischer Strafgesetzentwurf von 1912. Regierungsvorlage.

Oetker, Entwurf eines Reichsgesetzes betr. die vorläufige Verwahrung und Internierung gemeingefährlicher Geisteskranker und die Bestrafung, vorläufige Verwahrung und Internierung im Falle gemilderter Schuldfähigkeit. Mitteil. d. I. K. V. 1905. **12.** S. 58.

Pandy, Die Irrenfürsorge in Europa, deutsch v. Engelken. Berlin 1908.

Pelman, Die verminderte Zurechnungsfähigkeit. 75. Jahresber. d. rhein.-westf. Gefängnisgesellschaft. Zeitschr. f. d. ges. Strafrechtswissenschaft. 1906. **26.** S. 314.

Pfenninger, Sichernde Maßnahmen gegenüber verbrecherischen Unzurechnungsfähigen und vermindert zurechnungsfähigen Verbrechern. (Verhandl. d. schweiz. Juristentages.) Zeitschr. f. d. ges. Strafrechtswissenschaft **35.** S. 263.

Philipsborn, Die I. K. V. in Brüssel. Zeitschr. f. d. ges. Strafrechtswissenschaft. 1911. **31.** S. 239.

Pollitz, Ein Beitrag zur Beurteilung geisteskranker Verbrechcr. Ärztl. Sachverständ.-
Ztg. 1899. 1. H.
Prins, Die Gemeingefährlichen. Mitteil. d. I. K. V. 1905. 13. S. 81.
Prins, Referat, Mitteil. d. I. K. V. 1906. 13. S. 426.
Puppe, Einweisung, Festhaltung und Entlassung von gemeingefährlichen, bzw. nach
§ 51 St.G.B. freigesprochenen Geisteskranken in Anstalten. Referat. Allg. Zeitschr.
f. Psychiatr. 1908. 65. S. 689.
Rittershaus, Irrsinn und Presse. Jena 1913.
Rosenfeld, Über den Zusammenhang zwischen Rasse und Verbrechen. Bericht über den
VII. internat. Kongr. f. Kriminalanthr. Heidelberg 1912. S. 83.
Rothamel, Soziale Leistungsfähigkeit gemeingefährlicher Geisteskranker. Monatsschr.
f. Kriminalpsychologie und Strafrechtsreform. 1905. 2. S. 67.
Rüdin, s. Kundt.
Salgó, Die Personen von sog. beschränkter Zurechnungsfähigkeit Gyógyászat 1905.
Nr. 46. Zit. n. Jahresber. über die Leistungen und Fortschritte auf dem Gebiete der
Neurol. u. Psychiatr. f. 1913. S. 1169.
Schermers, Die neuen niederländischen Gesetzentwürfe für die Psychopathen. Psychiatr.-
neurol. Wochenschr. 1912. 14. S. 171.
Schermers und van Hamel, Besprechung der Gesetzentwürfe bezüglich der Übertreter
des Strafgesetzes, die an einer Störung oder mangelhaften Entwicklung ihres Geistes-
vermögens leiden. Vorträge. Zeitschr. f. d. ges. Neurol. u. Psychiatr. 1912. Refe-
ratenbd. 4. S. 190.
Schubart, Das freie Aufnahmeverfahren in öffentlichen Irrenanstalten. Zeitschr. f. d.
ges. Neurol. u. Psychiatr. 1913. 15. S. 8.
Schultze, Wie ist das in § 65 des Vorentwurfs in Aussicht genommene Verfahren bei Ver-
wahrung und Entlassung zu gestalten? s. Bemerkungen zum Vorentwurf.
Schultze, Die Sicherung der Gesellschaft gegen gemeingefährliche Geisteskranke und der
Vorentwurf zu einem Deutschen Strafgesetzbuch. Arch. f. Psychiatr. 1911. 48. S. 1.
Schultze, Das Irrenrecht. Handb. d. Psychiatr. herausgeg. von Aschaffenburg.
Allg. Teil, 5. Abt. Leipzig und Wien 1912.
Siefert, Über die unverbesserlichen Gewohnheitsverbrecher und die Mittel der Fürsorge
zu ihrer Bekämpfung. Halle 1906.
Sommer, Kriminalpsychologie und strafrechtliche Psychopathologie. Leipzig 1904.
Sommer, Diskuss., Bericht über den VII. internat. Kongr. f. Kriminalanthr. Heidel-
berg 1912. S. 387.
Sommer, Das Verhältnis der psychiatrischen Begriffe im Strafgesetzbuch und bürger-
lichen Gesetzbuch. Deutsche Strafrechtszeitung. 1914. 1. S. 208.
Staiger, Die Behandlung psychopathisch minderwertiger Strafgefangener jetzt und nach
dem V. E. Allg. Zeitschr. f. Psychiatr. 1912. 69. S. 458.
Stammer, Bemerkungen über amerikanische Strafpolitik. Arch. f. Kriminalanthr. u.
Kriminalistik. 1912. 47. S. 79.
Stier, Trunksucht und Trunkenheit in dem Vorentwurf zu einem Deutschen Strafgesetz-
buch. Arch. f. Psychiatr. 1910. 47. S. 278.
Sternberg, Die Beratungsergebnisse der Abteilung für Strafrecht auf dem 31. D. J. T.
Monatsschr. f. Kriminalpsychol. u. Strafrechtsreform. 1912. 9. S. 482.
Thomsen, Grundriß des deutschen Verbrechensbekämpfungsrechtes. Berlin 1905 u. 1906.
Thomsen, Gesetzgeberische Bekämpfung neuzeitlicher Delikte. Heidelberg 1911.
Torp, s. Finger, die 12. internat. Versamml. d. I. K. V. 1913.
Torren, van der, Der Entwurf der neuen Psychopathengesetze für die Niederlande.
Zeitschr. f. d. ges. Neurol. u. Psychiatr. 1912. 9. S. 100.
Ungarisches Gesetz über die Bestrafung gemeingefährlicher Arbeitsscheuer, s. Auer.
V. E. = Vorentwurf zu einem Deutschen Strafgesetzbuch. Berlin 1909.
Vorentwurf zu einem schweizerischen Strafgesetzbuch (1908), s. Pfenninger.
Vocke, Befreiung von Kranken aus Anstalten, s. Bemerkungen zum Vorentwurf.
Vocke, Vorsätzliche Befreiung gemeingefährlicher Geisteskranker. Psychiatr.-neurol.
Wochenschr. 1910/11. 12. S. 450.
Weber, Die Unterbringung geisteskranker Verbrecher und gemeingefährlicher Geistes-
kranker. Ergebn. d. Neurol. u. Psychiatr. Jena 1912. 1. S. 497.

Weygandt, s. Dannemann, Die Entmündigung chronisch Krimineller.
Wilmanns, Zur Psychopathologie des Landstreichers. Leipzig 1906.
Wilmanns, Psychiatrische Bemerkungen zum Vorentwurf des Deutschen Strafgesetzbuchs. Zeitschr. f. d. ges. Neurol. u. Psychiatr. 1910. 1. S. 171.
Wilmanns, Die praktische Durchführbarkeit der Bestimmungen über die verminderte Zurechnungsfähigkeit im Vorentwurf. Monatsschr. f. Kriminalpsychol. u. Strafrechtsreform. 1911. 8. S. 136.
Wilmanns, Referat, Psychiatr.-neurol. Wochenschr. 1914. 15. S. 95.
Wollenberg, s. Gaupp.
Zusammenstellung der gutachtlichen Äußerungen über den Vorentwurf zu einem Deutschen Strafgesetzbuch, gefertigt im Reichs-Justizamt. Als Manuskript gedruckt. Berlin 1911.